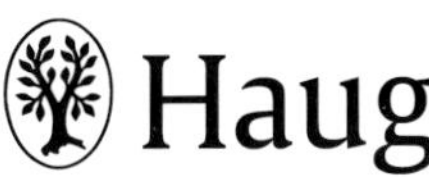
Haug

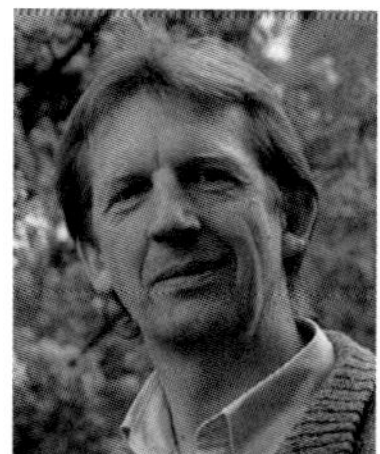

Arpana Tjard Holler, geb. 27.02.1957, schloss seine Ausbildung zum Heilpraktiker 1989 ab. Danach lebte er drei Jahre in Indien, wo er eine Ausbildung in Psychotherapie und Tiefengewebsmassage (Rebalancing) absolvierte. Über 1,5 Jahre arbeitete er in einer indischen Arztpraxis mit und eignete sich Kenntnisse der praktischen Medizin an.

Zwischen 1994 und 2005 unterrichtete er als Privatdozent an verschiedenen Heilpraktikerschulen in Deutschland. Seit 1994 erstellt er Manuskripte und veröffentlicht regelmäßig Bücher, die sich durch seine langjährigen praktischen Erfahrungen in der Ausbildung von Heilpraktikern auszeichnen.

Im Februar 2005 eröffnete er seine eigene Heilpraktikerschule in Gummersbach (www.arpana-tjardholler.de).

Arpana Tjard Holler

Die mündliche Heilpraktikerprüfung

6., aktualisierte Auflage

Karl F. Haug Verlag · Stuttgart

Bibliografische Information
der Deutschen Nationalbibliothek

Die Deutsche Nationalbibliothek verzeichnet diese Publikation in der Deutschen Nationalbibliografie; detaillierte bibliografische Daten sind im Internet über http://dnb.d-nb.de abrufbar.

Anschrift des Autors:
Arpana Tjard Holler
Bunsenstr. 5
51647 Gummersbach

1. Auflage 2002
2. Auflage 2006
3. Auflage 2008
4. Auflage 2011
5. Auflage 2013

1.–3. Auflage Sonntag Verlag in MVS Medizinverlage Stuttgart GmbH & Co. KG

Rüdigerstr. 14
70469 Stuttgart
Deutschland

www.haug-verlag.de

Printed in Germany

Umschlaggestaltung: Thieme Gruppe
Verwendetes Foto von: AdobeStock©mimagephotos
Satz: L42 AG, Berlin
gesetzt in: Arbortext Advanced Print Publisher
Druck: Westermann Druck Zwickau GmbH, Zwickau

DOI 10.1055/b-006-149394

ISBN 978-3-13-241917-9 1 2 3 4 5 6

Auch erhältlich als E-Book:
eISBN (PDF) 978-3-13-241918-6
eISBN (ePub) 978-3-13-241919-3

Wichtiger Hinweis: Wie jede Wissenschaft ist die Medizin ständigen Entwicklungen unterworfen. Forschung und klinische Erfahrung erweitern unsere Erkenntnisse, insbesondere was Behandlung und medikamentöse Therapie anbelangt. Soweit in diesem Werk eine Dosierung oder eine Applikation erwähnt wird, darf der Leser zwar darauf vertrauen, dass Autoren, Herausgeber und Verlag große Sorgfalt darauf verwandt haben, dass diese Angabe dem Wissensstand bei Fertigstellung des Werkes entspricht.
Für Angaben über Dosierungsanweisungen und Applikationsformen kann vom Verlag jedoch keine Gewähr übernommen werden. Jeder Benutzer ist angehalten, durch sorgfältige Prüfung der Beipackzettel der verwendeten Präparate und gegebenenfalls nach Konsultation eines Spezialisten festzustellen, ob die dort gegebene Empfehlung für Dosierungen oder die Beachtung von Kontraindikationen gegenüber der Angabe in diesem Buch abweicht. Eine solche Prüfung ist besonders wichtig bei selten verwendeten Präparaten oder solchen, die neu auf den Markt gebracht worden sind. Jede Dosierung oder Applikation erfolgt auf eigene Gefahr des Benutzers. Autoren und Verlag appellieren an jeden Benutzer, ihm etwa auffallende Ungenauigkeiten dem Verlag mitzuteilen.

Vorwort zur 6. Auflage

Das Buch „Die mündliche Heilpraktikerprüfung" hat sich etabliert und findet sich – nach Erzählungen von ehemaligen Prüflingen – auf dem Tisch einiger Prüfer, was mich sehr freut. Für die 6. Auflage habe ich den gesamten Text wieder durchgesehen, verbessert und ergänzt.

Die teilweise negative Diskussion über den Beruf der Heilpraktiker in der Presse hat dazu geführt, dass sich das Niveau der schriftlichen wie auch der mündlichen Prüfung gesteigert hat. Ich bin seit fast 25 Jahren hauptberuflich damit beschäftigt, Heilpraktikeranwärtern das medizinische Wissen zu lehren, das erforderlich ist, um bei der Tätigkeit des Heilens keine Gefahr für die Allgemeinheit zu sein. Das schließt neben dem Verständnis über die Anatomie, Physiologie und Pathologie des menschlichen Körpers vor allem das Erkennen von gefährlichen Erkrankungen mit ein. Beispiele sind das Erfragen von zurückliegenden Traumen bei starken Kopfschmerzen, um eine Sub- oder Epiduralblutung auszuschließen, das Erkennen einer Epiglottitis bei Säuglingen oder Kleinkindern, das Erkennen einer zweizeitigen Milzruptur bei einem Kind und das Erkennen noch vieler anderer lebensgefährliche Erkrankungen, die ein Heilpraktiker kennen muss – so wie auch der Arzt diese kennen muss.

In der schriftlichen und vor allem in der mündlichen Heilpraktikerprüfung wird das Vorliegen dieser Kenntnisse überprüft. Ein Heilpraktikeranwärter, der diese Prüfungen besteht, ist keine Gefahr für die Allgemeinheit. Er ist sich seiner Verantwortung den Patienten gegenüber bewusst. Ein Heilpraktiker besitzt eine Sorgfaltspflicht, so wie der Arzt sie auch besitzt. Aus dieser Sorgfaltspflicht heraus wird er seinen Patienten vor der Heilbehandlung medizinisch untersuchen lassen. Er lässt sich den medizinischen Befund zeigen und informiert sich über den körperlichen Zustand. Meiner Meinung nach ergänzen sich Ärzte und Heilpraktiker sehr gut, weil der Heilpraktiker Dinge leisten kann, die ein Arzt nicht leisten kann und umgekehrt ein Arzt Dinge leisten kann, die ein Heilpraktiker nicht leisten kann. Zum Beispiel hat ein Heilpraktiker mehr Zeit, mit dem Patienten zu reden. Dem Arzt fehlt sie oft. Andererseits kann der Arzt wichtige Medikamente verschreiben und apparative Untersuchungen oder Operationen durchführen. Dem Heilpraktiker sind diese Maßnahmen verwehrt.

Nümbrecht November 2017

Arpana Tjard Holler

Vorwort zur 1. Auflage

Die mündliche Heilpraktiker-Überprüfung durch den Amtsarzt des zuständigen Gesundheitsamtes erfolgt erst nach erfolgreicher Teilnahme der schriftlichen Überprüfung. Der Zeitraum vom Erreichen des positiven Prüfungsergebnisses der schriftlichen bis zum Termin für die mündliche Prüfung variiert je nach Gesundheitsamt sehr stark. Dem zuständigen Gesundheitsamt ist es überlassen, die Termine je nach Auslastungsmöglichkeit festzulegen. Dabei entstehen Zeiträume von 2 Wochen bis 6 Monaten. Der in etwa zu erwartende Termin ist in der Regel bei den zuständigen Gesundheitsämtern oder bei den örtlichen Heilpraktikerschulen zu erfragen.

Der mündliche Prüfungstermin ist vor allem abhängig von der Zahl der Prüflinge, die die schriftliche Prüfung bestanden haben sowie von der möglichen Prüfungskapazität des Gesundheitsamtes und meist auch von dem Anfangsbuchstaben des Familiennamens. In vielen Gesundheitsämtern wird nach Alphabet geprüft, von A bis Z, manchmal auch in umgekehrter Reihenfolge, manchmal ist es sogar möglich, einen Terminwunsch zu äußern. Letztlich ist zu raten, die endgültige Vorbereitung für die Mündliche schon **vor der Schriftlichen** anzugehen, es sei denn, die Erfahrung mit dem zuständigen Gesundheitsamt zeigt, dass genügend Zeit nach der schriftlichen Prüfung zur Verfügung steht, um sich detailliert auf die mündliche Prüfung vorzubereiten, wie z. B. in Heilbronn, wo seit Jahren erst 4–6 Wochen nach dem Termin der schriftlichen mit der mündlichen Überprüfung begonnen wird. Das kann sich allerdings jederzeit ändern.

Die mündliche (wie auch die schriftliche) Amtsarztprüfung ist in der Durchführungsverordnung zum „Gesetz für die berufsmäßige Ausübung der Heilkunde ohne Bestallung“ (Heilpraktikergesetz) geregelt. Diese sind je nach Bundesland unterschiedlich ausgelegt, unterscheiden sich jedoch im Inhalt nur geringfügig. So sind die Prüfungsthemen, auf die sich die Überprüfung erstreckt, in allen Bundesländern gleich: Gesetzeskunde, grundlegende Kenntnisse der Anatomie und Physiologie, grundlegende Kenntnisse der allgemeinen Krankheitslehre und der Pathophysiologie, Erkennung und Erstversorgung akuter Notfälle und lebensbedrohlicher Zustände, Praxishygiene (Desinfektion, Sterilisation), Grundkenntnisse der Diagnostik (IPPAF), Injektionstechniken, Kenntnisse wichtiger Laborwerte.

In der mündlichen Prüfung sind in der Regel ein Amtsarzt als Vorsitzender und ein oder zwei Beisitzer, meist vom örtlichen Heilpraktikerverband, zugegen. Die Prüfung sollte während der Sitzung aufgezeichnet werden (in der Durchführungsverordnung festgelegt). In meiner mündlichen Prüfung 1989 in Essen hat der Amtsarzt nur die Begrüßung und die Fragen zur Gesetzeskunde auf sich genommen und anschließend das Feld den beiden Heilpraktikerinnen überlassen, die mir dann die entscheidenden Fragen zur Anatomie, Physiologie und Pathologie stellten. Das scheint aber inzwischen die Ausnahme zu sein. In den meisten Gesundheitsämtern ist der Amtsarzt die bestimmende Kraft und stellt auch die Fragen.

Der **Amtsarzt** hat den Auftrag zu überprüfen, ob der Heilpraktiker-Anwärter eine Gefahr für die Volksgesundheit (allgemeine Bevölkerung) darstellt. Dies ergibt sich nicht nur aus den Antworten der ihm gestellten Fragen, sondern auch aus dem Benehmen, Verhalten und Auftreten des Anwärters. An erster Stelle ist die **Selbstsicherheit** des zu Prüfenden zu nennen, die vom Amtsarzt erwartet wird, die allerdings begleitet werden kann von der Aufregung und Nervosität, die durch die enorme Anspannung entsteht, das in Jahren gesammelte Wissen auf Knopfdruck parat haben zu müssen.

Die Überprüfung „ist keine Prüfung im Sinne einer Leistungskontrolle zur Feststellung einer bestimmten Qualifikation“ (Originalsatz aus den Durchführungsverordnungen). Der Amtsarzt will vielmehr durch seine Fragen und die darauf erbrachten Antworten eine Bestätigung erhalten, ob er ruhigen Gewissens dem Prüfling die Erlaubnis zur Ausübung der Heilkunde erteilen kann. Das gelingt nur, wenn der Prüfling in der Lage ist, dem Amtsarzt durch sein **Auftreten** zu vermitteln, dass er die Pflichten und Grenzen eines im medizinischen Bereich Handelnden kennt. Dazu gehört nicht so sehr das Abspulen des erlernten Wissens, sondern eher das Aufzeigen sicherer Kenntnisse zur Anatomie und Pathologie. Ein vergessenes Symptom oder eine Ursache einer Krankheit, die einem nicht mehr einfallen will, wird daher kaum ein Grund sein, die Prüfung nicht zu bestehen. Letztendlich ist auch der Behandelnde in der Praxis nicht davor gefeit, Informationen zu vergessen bzw. nicht zur Hand zu haben, dafür sind Wörter- bzw. Lehrbücher oder Checklisten geeignet.

Hinsichtlich des Auftretens des Prüflings in der mündlichen Amtsarztprüfung möchte ich an zweiter Stelle **Demut** nennen. Damit ist nicht die von vielen unterstellte Unterwürfigkeit gemeint, sondern Bescheidenheit und Fügsamkeit. Wer nicht in der Lage ist, diese Eigenschaften vor dem Amtsarzt zu zeigen, kann nicht erwarten, von diesem die Erlaubnis zur Ausübung der Heilkunde zu erhalten. Denn diese Eigenschaften sind genauso unentbehrlich im Umgang mit Menschen in der Praxis. Abgesehen davon ist der Amtsarzt in der mündlichen Überprüfung der „Boss“ und es ist daher völlig unangebracht, in dieser Situation eine gewisse Kampfbereitschaft zu zeigen oder über übliche Grenzen hinauszugehen. Das Zeigen eines rebellischen Widerstands gehört definitiv nicht in die Prüfungssituation sondern in eine Therapiesitzung. Wer trotzdem anderer Meinung ist, wird die Prüfung nicht bestehen.

An dieser Stelle sei auch die „entsprechende“ **Kleidung** erwähnt, der sicherlich eine Bedeutung zukommt. Das Tragen einer schwarzen Lederhose in der Prüfung, wie sich das einer meiner männlichen Schüler in Stuttgart zutraute, wird meist als Provokation aufgefasst und ist nicht geeignet. Dieser Schüler bekam nicht die Erlaubnis, obwohl er einen Wissensstand aufwies, der dem eines Lehrers gleich kam. Ebenso ist von einer übermäßig betonten Aufmachung abzuraten.

Vom Gesetzgeber wird in den letzten Jahren der Versuch unternommen die Heilpraktikerprüfung immer mehr zu zentralisieren, so bei der schriftlichen Prüfung, die zurzeit in zehn Bundesländern zum gleichen Termin zweimal im Jahr stattfindet (Baden-Württemberg, Bayern, Berlin, Bremen, Hamburg, Hessen, Nordrhein-Westfalen, Rheinland-Pfalz, Saarland, Sachsen-Anhalt). Auch bei der mündlichen Überprüfung gibt es die Bestrebung den Fragenkatalog zu vereinheitlichen. Praktisch sieht das so aus, dass dem Amtsarzt die Fragen und Antworten auf einer Liste vorliegen und diese für die Prüfung relevant sind. Jedoch wird noch in vielen Gesundheitsämtern nach eigener Nase geprüft und hier ist es wichtig, die **„Eigenarten“ des Prüfers** zu kennen. So prüft z. B. ein ehemaliger Dermatologe gerne Hauterkrankungen und zeigt z. B. Bilder mit bestimmten Hauterscheinungen, die vom Prüfling kommentiert werden müssen. Von einigen Amtsärzten werden nach wie vor nummerierte Anatomiezeichnungen zur Bezeichnung und zum Kommentieren vorgelegt, andere wiederum fragen nach der Durchführung von Injektionen oder Details zur Blutsenkungsgeschwindigkeit und stellen dementsprechend Material zur Verfügung. Beim „Spritzen“ erhält man bspw. einen Apfel, oder wenn vorhanden einen Plastikarm, in den unter Berücksichtigung der Hygiene hineingespritzt werden muss, und es gibt sogar Fälle, in denen ein menschlicher Proband zur Verfügung stand! Die Informationen über Prüfungseigenheiten der verschiedenen Amtsärzte liegen den örtlichen Heilpraktikerschulen vor.

Das bekannte Nord-Süd-Gefälle in Deutschland besteht nach wie vor. So wird z. B. im Norden viel mehr zur Anatomie gefragt, während im Süden fast nur noch Pathologie und Untersuchungsmethoden gefragt werden. Trotz allem kristallisiert sich in den letzten Jahren immer mehr heraus, welcher Schwerpunkt in der mündlichen Heilpraktikerprüfung gesetzt wird. Dieser Entwicklung kann ich in diesem Buch gerecht werden. Ich habe einen Pool von mündlichen Fragen gesammelt, die aus Aufzeichnungen von Schülern aus ganz Deutschland stammen und die meiner Meinung einem Basiswissen entsprechen und die den Anforderungen der mündlichen Amtsarztprüfung standhalten. Jedoch ist es immer ratsam, die schriftlichen Aufzeichnungen von Schülern aus vorhergegangenen mündlichen Überprüfungen des jeweiligen Gesundheitsamtes zu lesen, um auf die „Eigenarten“ der Prüfer vorbereitet zu sein.

In vielen Gesundheitsämtern werden meist zu Beginn die **gesetzlichen Grundlagen** gefragt (HPG, IFSG, Verbote des Heilpraktikers), und vom Prüfling wird erwartet, dass er diese ausnahmslos weiß und sie auch mit Entschlossenheit darlegt. Diesen Part habe ich nicht mit im Fragenkatalog eingeschlossen, da die Gesetze in jedem Lehrbuch

aufgelistet zu finden sind und ohnehin auswendig gelernt werden müssen.
Im nachfolgenden Fragenkatalog sind die **wichtigen Begriffe** in den Antworten **fett gedruckt** hervorgehoben, um das minimal geforderte Wissen aufzuzeigen. Um der Realität der Prüfung gerecht zu werden, habe ich die Fragen nicht nach Themen geordnet, sondern sie so dargestellt, wie sie von den Schülern aus dem Gedächtnis aufgeschrieben worden sind, jedoch um der Ordnung willen in drei Themen unterteilt: in Anatomie und Physiologie, in Pathologie und in Untersuchungen.
Zu guter Letzt möchte ich noch den **Ablauf der mündlichen Amtsarztprüfung** vorstellen:
Die Prüfung dauert **40 bis maximal 60 Minuten** und in den meisten Fällen herrscht eine freundliche Atmosphäre. Nach Begrüßung durch den Amtsarzt bzw. Amtsärztin erfolgt die Vorstellung der anwesenden Personen. Häufig beginnt die Fragerei mit der Bitte, etwas über den eigenen beruflichen Werdegang und den Entschluss, Heilpraktiker zu werden, zu berichten. Danach wird das Abfragen des erlernten Wissens in Angriff genommen. In der Regel ist der Prüfer hilfsbereit; wird eine von ihm erwartete Antwort nicht erbracht, so wird meist über weitere Fragen versucht, diese vom Prüfling zu erhalten. Jedoch ist nicht immer mit positivem oder negativem „Feedback" zu rechnen. Sind die Antworten immer richtig, kann es schon mal sein, dass der Prüfer die Wissensgrenze testen möchte und „tiefer" fragt und erst durch ein „weiß ich nicht" befriedigt ist.
Tipp: Nicht zu arg auftrumpfen, eher bescheiden und ehrlich bleiben. In vielen Gesundheitsämtern wird nach Beendigung der Befragung der Antragsteller gebeten, einen Moment aus dem Raum herauszugehen und die Beratung des Prüfungsvorsitzenden mit den Prüfungsbeisitzern abzuwarten. Nachdem der Prüfling erneut hereingerufen wurde, wird er meist befragt wie er sich selber einschätze. Danach wird die (positive) Entscheidung mitgeteilt.
Bei plötzlicher Erkrankung, Auftreten eines akuten Pflegefalls oder plötzlichem Tod der Angehörigen kann durch Nachweise, z. B. bei Krankheit durch ein ärztliches Attest, der Termin zur mündlichen Überprüfung durch den Amtsarzt verschoben werden.
Ich wünsche allen ein angenehmes Prüfungserlebnis!

Köln, Frühjahr 2002
Arpana Tjard Holler

Inhaltsverzeichnis

Teil 1
Anatomie, Physiologie und Hygiene

Fragen zu Anatomie, Physiologie und Hygiene

Frage 1

Wie ist die Funktion und Aufgabe der Venenklappen?

Antwort

Die Venenklappen sind ähnlich wie die Taschenklappen im Herzen aufgebaut und befinden sich in den meisten Venen, v. a. aber in der **unteren Körperpartie**.
Die Venenklappen wirken wie **Einwegventile** und sorgen so, zusammen mit der **Muskelpumpe** und der **arteriellen Pulsation**, für den **Rücktransport des venösen Blutes** zum rechten Herzen.

Frage 2

Wie wirkt die Muskelpumpe?

Antwort

Die Muskeln befinden sich zusammen mit den Venen in einem **nicht dehnbaren Muskelsack**, so dass die Venen bei **Kontraktion der Muskeln** zusammengepresst werden und das Blut aufgrund der sich nur nach oben öffnenden Venenklappen in Richtung Herz befördert wird.

Frage 3

Wirkt die Muskelpumpe auch im Stehen?

Antwort

Nein. Die erhöhte Kontraktion der Wadenmuskulatur führt nicht zur Pumpbewegung des Blutes. Das entsteht bei den tiefen Beinvenen durch die **arterielle Pulsation**, da die Beinvenen parallel zu den jeweiligen Arterien verlaufen und die arterielle Pulswelle die benachbarte Venenwand eindrückt und so zur Pumpbewegung verhilft.

Frage 4

Was sind Herztöne?

Antwort

Herztöne sind Laute der **mechanischen Herzaktion**.
Zu unterscheiden ist der erste und der zweite Herzton.
Der erste Herzton entsteht als **Anspannungston** des Kammermyokards zu Beginn der Kammersystole. Der zweite Herzton entsteht als **Klappenschlusston** der beiden Taschenklappen, der Aorten- und Pulmonalklappe. Er leitet die Kammerdiastole ein.

Antwort

Frage 5

Wo sind die beiden Herztöne am deutlichsten zu hören?

Der erste Herzton ist mittels der Auskultation am deutlichsten über der **Herzspitze** zu hören. Diese liegt im 5. ICR innerhalb der Medioklavikularlinie.
Der zweite Herzton ist mittels der Auskultation am deutlichsten über der **Herzbasis** zu hören. Diese liegt an der Oberseite des Herzens.

Antwort

Frage 6

Was sind essenzielle Fettsäuren?

Essenzielle Fettsäuren sind **lebensnotwendige Fette**, die vom Körper nicht hergestellt werden können und daher **von außen zugeführt** werden müssen. Sie sind in hoher Konzentration in pflanzlichen Ölen zu finden, z. B. in Sonnenblumenöl, Leinöl oder Sojaöl.
Es handelt sich um **mehrfach ungesättigte Fettsäuren.** Gesättigte und einfach ungesättigte Fettsäuren können von der Leber selbst hergestellt werden.

Antwort

Frage 7

Warum werden Fette im Körper als Energiespeicher benutzt?

Die Fette werden als Energiespeicher benutzt, weil der Körper aus den Fettsäuren **doppelt so viel Energie** gewinnen kann wie aus den Glukosemolekülen.

Antwort

Frage 8

Wo befindet sich das Zungenbein?

Das Zungenbein (mit dem lat. Namen Os hyoideum) ist eine relativ kleine **U-förmige Knochenspange**, die sich im oberen **Halsbereich zwischen Unterkiefer und Kehlkopf** befindet und den Gesichtsknochen zugeordnet wird. Das Zungenbein besitzt keine gelenkige Verbindung mit den anderen Knochen und ist nur durch Muskeln und Bänder mit Unterkiefer und Kehlkopf verbunden.

Antwort

Frage 9

Welche Aufgabe übernimmt das Zungenbein?

Das Zungenbein dient als Ansatz und Ursprung vieler kleiner Muskeln, die das Zungenbein mit Kehlkopf, Unterkiefer, Schläfenbein (Griffelfortsatz), Schulterblatt und Brustbein verbinden. Daraus ergibt sich eine Mitwirkung am **Schluck- und Kauakt und beim Sprechen.**

Frage 10

Wo befindet sich die Hypophyse?

Antwort

Die Hypophyse, auf Deutsch **Hirnanhangsdrüse**, ist eine im Zwischenhirn befindliche Hormondrüse, die zusammen mit dem Hypothalamus das Hypothalamus-Hypophysen-System bildet und so Hormondrüsen steuert. Sie liegt in einer **knöchernen Grube** des **Keilbeinknochens** im Zentrum der **Schädelbasis**, dem sog. **Türkensattel**. Sie wird unterteilt in einen Hypophysenvorderlappen und in einen Hypophysenhinterlappen.

Frage 11

Welche Hormone werden im Hypophysenvorderlappen produziert? Schildern Sie deren Funktion im Körper!

Antwort

Im Hypophysenvorderlappen werden die folgenden Hormone gebildet:

- **TSH** (thyreoideastimulierendes Hormon), welches die Produktion und Freisetzung von Schilddrüsenhormonen (T_3, T_4) und das Follikelwachstum in der **Schilddrüse** stimuliert.
- **ACTH** (adrenokortikotropes Hormon), welches zur Produktion und Freisetzung von Hormonen in der **Nebennierenrinde**, im Wesentlichen der Glukokortikoide (Kortison, Kortisol) führt.
- **STH** (somatotropes Hormon), das Wachstumshormon, welches für das **Körperwachstum** verantwortlich ist.
- **MSH** (melanozytenstimulierendes Hormon), welches eine Produktion von **Melanin** bewirkt und so zur verstärkten **Pigmentierung** der Haut führt.
- **Prolaktin**, welches bei Schwangeren das Brustdrüsenwachstum und die Milchproduktion bewirkt.
- **FSH** (follikelstimulierendes Hormon), welches in den Eierstöcken auf die Östrogenbildung und die Follikelreifung und in den Hoden auf die Spermatogenese wirkt.
- **LH** (luteinisierendes Hormon), welches bei der Frau v. a. auf den Eisprung und die Bildung des Gelbkörpers und beim Mann auf die Leydig-Zwischenzellen zur Androgenproduktion wirkt.

Frage 12

Was sind Eigen- und Fremdreflexe? Unterscheiden Sie!

Antwort

Ein Reflex ist eine unwillkürliche und automatische Reaktion eines Muskels oder einer Drüse auf einen Reiz hin.

Es werden Eigenreflexe und Fremdreflexe unterschieden.

Beim Eigenreflex erfolgen die **Reizaufnahme** und die **Reizantwort** am **selben Muskel**. Der Reflexbogen eines Eigenreflexes besteht aus nur einer Nervenschaltstelle, daher auch der Name „**monosynaptischer** Reflex". Er besitzt eine **kurze Reflexzeit**, funktioniert **unabhängig von der Reizintensität** und zeigt **keine Ermüdbarkeit**, d. h. er ist beliebig oft wiederholbar.
Beim Fremdreflex erfolgt die **Reizaufnahme** und **Reizantwort** in **unterschiedlichen Organen**. Der Reflexbogen eines Fremdreflexes besteht aus vielen verschiedenen Nervenschaltstellen, daher auch der Name „**polysynaptischer** Reflex". Er besitzt eine **lange Reflexzeit**, funktioniert **abhängig von der Reizintensität** (je stärker der Reiz, desto stärker der Fremdreflex) und zeigt **eine Ermüdbarkeit**, d. h. je öfter er wiederholt wird, desto schwächer wird der Reflex.

Frage 13

Welche Eigenreflexe kennen Sie?

Antwort

Den Achillessehnenreflex, den Patellarsehnenreflex, den Bizepssehnenreflex und den Trizepssehnenreflex, den Radius-Periost-Reflex und den Bauchdeckenreflex.

Frage 14

Finden Sie Natrium außerhalb oder innerhalb der Zelle?
Was hat das mit der Spannung an der Zellmembran zu tun?

Antwort

Natrium-Ionen befinden sich größtenteils **außerhalb der Zelle**. Durch den Konzentrationsunterschied von Natrium-Ionen außerhalb der Zelle und Kalium-Ionen innerhalb der Zelle wird das **Ruhemembranpotenzial** von ca. −90 mV geschaffen. Dieses wird durch Ionenpumpen in der Zellmembran aufrechterhalten. Diese negative Spannung wird bei Nervenzellen durch einen plötzlichen Einstrom von Natrium in die Zellen depolarisiert, d. h. das Ruhepotenzial kehrt sich kurzfristig um und wird so zum Aktionspotenzial. Dadurch wird ein Reiz geschaffen, der als elektrischer Impuls an der Membran der Nervenzelle entlang läuft und so dem Körper als Weiterleitung einer Information dient.

Frage 15

Wo wird Erythropoetin hergestellt und welche Bedeutung hat es?

Antwort

Das Hormon Erythropoetin wird größtenteils in der **Niere** gebildet. Es steuert die **Bildung der roten Blutkörperchen** im Knochenmark, wobei ein Mangel an Sauerstoff im Blut die Produktion von Erythropoetin fördert und ein Überschuss von Sauerstoff die Produktion hemmt.
(Pathologie siehe Frage Nr. 358, S. 160)

Frage 16

Erklären Sie die Begriffe Osteoklasten und Osteoblasten!

Antwort

Osteoblasten sind spezialisierte Zellen im Knochengewebe, die die Aufgabe haben, **neues Knochengewebe** zu bilden. Sie stehen im Gleichgewicht mit den **Osteoklasten**, sog. **Knochenfresszellen**, welche bestimmtes **Knochengewebe abbauen**.
Ein Ungleichgewicht von Osteoblasten zu Osteoklasten führt zu der Erkrankung Osteoporose (siehe Frage Nr. 359 (S. 161)).

Frage 17

Was zählt zu den primären Geschlechtsorganen?

Antwort

Zu den primären weiblichen Geschlechtsorganen zählen **Eierstöcke**, **Eileiter**, **Gebärmutter**, **Scheide**, **Schamlippen**, **Scheidenvorhof**, **Schamberg** und **Kitzler**.
Zu den primären männlichen Geschlechtsorganen zählen **Hoden**, **Nebenhoden**, **Samenleiter**, **Spritzgänge**, **Penis**, **Bläschendrüse** und **Prostata**.

Frage 18

Dürfen Sie die Geschlechtsorgane untersuchen?

Antwort

Ja. Seit das Gesetz zur Bekämpfung von Geschlechtskrankheiten am 01.01.2001 außer Kraft getreten ist, darf der Heilpraktiker Geschlechtsorgane untersuchen. Behandeln darf er eine Geschlechtskrankheit nur, wenn diese nicht durch eine sexuelle Übertragung entstanden ist.

Frage 19

Was zählt zu den sekundären Geschlechtsmerkmalen?

Antwort

Die sekundären Geschlechtsmerkmale dienen nicht direkt der Fortpflanzung, sondern sie prägen das **männliche** und **weibliche Erscheinungsbild** eines Menschen. Beim Mann sind dies z. B. der männliche Körperbau, die Körperbehaarung, der Bartwuchs und die tiefe Stimme, bei der Frau der weibliche Körperbau, die Brüste und die hohe Stimme.
Die sekundären Geschlechtsmerkmale entwickeln sich erst in der Pubertät.

Frage 20

Wo liegt die Leber? Welche Organe grenzen an sie?

Antwort

Die Leber ist das größte Organ im Körper und liegt mit der **Hauptmasse** im **rechten Oberbauch** unter der rechten Zwerchfellkuppe. Mit ihr ist die Leber teilweise ver-

wachsen, so dass sie den **Atembewegungen folgen** muss. Mit dem **linken Leberlappen** reicht sie weit **über die Mittellinie des Körpers** hinaus und bedeckt dort teilweise den Magen. Auf der rechten Seite ist die Leber nach **unten** hin **konkav gewölbt** und steht in Berührung mit der **rechten Nierenkapsel** und der **rechten Dickdarmkrümmung**. Der untere Leberrand verläuft in etwa entlang dem Rippenbogen und ist an der Medioklavikularlinie während der Einatmung vor allem bei schlanken Personen als weich elastischer Rand gut zu tasten. Die Leber liegt **intraperitoneal**, d.h. innerhalb des Bauchfells.
(Untersuchung der Leber siehe Frage Nr. 441 (S. 199))

Frage 21

Welche Aufgaben hat die Leber?

Antwort

Die Leber ist das zentrale Stoffwechselorgan des Körpers und vollbringt eine Vielzahl von chemischen Reaktionen, die sich in vier Hauptaufgaben unterteilen lässt:

1. **Stoffwechselfunktionen**: Die Leber ist am **Eiweißstoffwechsel** beteiligt, indem sie die körpereigenen Eiweiße aus den Eiweißbausteinen, den Aminosäuren, unter Mithilfe von Transaminasen aufbaut. Beim Zerfall von Aminosäuren wird das Eiweißabbauprodukt Harnstoff gebildet. Die Leber ist am **Kohlenhydratstoffwechsel** beteiligt, indem sie den Kohlenhydratbaustein Glukose in Glykogen unter Mitwirkung von Insulin speichert. Der Abbau des Glykogens erfolgt durch Glukagon und Adrenalin. Die Leber ist am **Fettstoffwechsel** beteiligt, Fettsäuren werden auf- und abgebaut und können auch in den Leberzellen gespeichert werden. Cholesterine werden größtenteils synthetisiert und zusammen mit Fettsäuren in bestimmte Transportpartikel, den VLDL (Very Low Density Lipoprotein) eingebaut.
2. **Entgiftungsfunktion**: Die Leber baut körpereigene und körperfremde Stoffe ab und überführt sie entweder in eine **wasserlösliche Form**, die über die **Niere** ausgeschieden wird oder in eine **nicht wasserlösliche Form**, die über die **Galle** ausgeschieden wird.
3. **Gallenproduktion**: Die Leberzellen produzieren die Galle. Diese hat die Aufgabe die Fette im Darm zu emulgieren und ihren Transport zu den Resorptionszellen zu ermöglichen.
4. **Speicherfunktion**: Die Leber besitzt die Fähigkeit, verschiedene Stoffe und Substanzen zu speichern, z.B. Vitamin K, Glykogen, Fettsäuren, Eisen, Blut.

Als weitere Aufgabe der Leber sind die Blutbildung in der Fetalzeit und die Phagozytose durch die Kupffer-Sternzellen zu nennen.
(Feinstofflicher Aufbau der Leber: siehe Frage Nr. 83 (S.38))

Frage 22

Was können Sie über den Bilirubinkreislauf erzählen?

Antwort

Bilirubin entsteht als Abbauprodukt bei der Auflösung der roten Blutkörperchen, der **Hämolyse**. Da es wasserunlöslich ist, wird es im Blut an Albumine gebunden. Man nennt es das **unkonjugierte** bzw. **indirekte Bilirubin**. Erst in der **Leber** wird es durch Verbindung mit der Glukuronsäure wasserlöslich gemacht. Jetzt trägt es die Bezeichnung **konjugiertes** bzw. **direktes Bilirubin**. Das Wort Konjugation bedeutet Verbindung. Dieses konjugierte Bilirubin wird als Gallenfarbstoff über die Galle in den Zwölffingerdarm eingebracht. Im Darm verändert sich das Bilirubin durch Bakterienspaltung zu **Urobilinogen** und **Sterkobilin**. Urobilinogen wird im Endstück des Krummdarms, des Ileums, in das Pfortadersystem resorbiert und gelangt so wieder in die Leber. Ein Teil des resorbierten Urobilinogens wird über die Niere ausgeschieden, der größte Teil wird in der Leber abgebaut und erneut für den Aufbau der Galle verwendet.
Das Sterkobilin wird mit dem Stuhl ausgeschieden. Es ist verantwortlich für die braune Färbung des Stuhls.

Frage 23

Welche Sterilisationsmöglichkeiten sind für Sie als Heilpraktiker relevant? Beschreiben Sie bitte diese Techniken!

Antwort

Die hygienische Sterilisation bedeutet die Entfernung aller Keime, auch die der sporenbildenden Keime.
Für den Heilpraktiker ist das thermische Verfahren, der Druckluftsterilisator, der sog. Autoklav, von Bedeutung. Dieser arbeitet mit feuchter Hitze unter Druckluft. Seine Betriebsdauer beträgt 20 Minuten bei 120 °C und einem atü oder 5 Minuten bei 134 °C und zwei atü.
(Fünf Schritte der Sterilisation siehe Frage Nr. 41 (S.25))

Frage 24

Welche Verfahren der Sterilisation außer den Sterilisatoren sind Ihnen noch bekannt?

Antwort

Außer den Sterilisatoren sind noch die **chemischen Verfahren**, wie z. B. Formaldehyd, die **physikalischen Verfahren** anhand energiereicher Strahlung und die **Sterilfiltration** zur Herbeiführung der Keimfreiheit bei Flüssigkeiten und Gasen zu nennen.

Antwort

Frage 25

Wie wird die Funktion des Sterilisators überprüft?

Der Sterilisator muss mindestens einmal im Jahr geprüft werden, ob er einwandfrei funktioniert. Dies kann mit **Sporenpäckchen** oder **Indikatorpapier** kontrolliert werden.

Antwort

Frage 26

Was verstehen Sie unter Desinfektion?

Desinfektion bedeutet die **Entfernung bzw. Verminderung** von **Mikroorganismen**, so dass eine Infektion nicht mehr stattfinden kann. Sporenbildende Keime können jedoch damit nicht entfernt werden, sie vermögen durch Bildung der Sporenform zu überleben.

Antwort

Frage 27

Welche Formen der Desinfektion kennen Sie?

Zu nennen ist die **Hautdesinfektion** beim Patienten, welche notwendig für jeglichen Eingriff in den Körper ist, die **Händedesinfektion** des Untersuchenden, die **chirurgische Händedesinfektion** und die **Flächendesinfektion**, die bei verunreinigten Arbeitsplatten und Fußböden eingesetzt wird.

Antwort

Frage 28

Wie wird bei den jeweiligen Desinfektionsformen desinfiziert?

Desinfiziert wird mit **80 %igem Äthylalkohol** oder **70 %igem Isopropylalkohol** oder mit anderen vom Robert-Koch-Institut **zugelassenen Desinfektionsmitteln**.
Bei der **Hautdesinfektion** des Patienten wird bei sichtbarer Verschmutzung zuerst eine Reinigung mit Wasser und Seife vorgenommen. Dann wird entweder die Wisch- bzw. **Tupfermethode** oder die **Sprühmethode** angewandt. Bei der **Wischmethode** wird ein mit entsprechendem Alkohol oder einer handelsüblichen Lösung getränktem Tupfer in konzentrischen Kreisen um die Punktionsstelle von innen nach außen ca. 30 Sekunden lang gewischt. Bei der Sprühmethode wird die entsprechende Sprühlösung für ca. zwei Minuten aufgetragen.
Die **Händedesinfektion** wird durchgeführt, indem die Hände mit dem entsprechenden Alkohol für ca. 30 Sekunden oder mit einer zugelassenen Desinfektionslösung für ca. **zwei Minuten** eingerieben werden. Die Einwirkzeit wird immer auf dem jeweiligen Desinfektionsmittel genannt. Besondere Sorgfalt ist auf die Desinfektion des Nagelfalzes und der Fingerkuppen zu ver-

wenden. Verschmutzte Hände **dürfen erst nach ihrer Desinfektion mit Wasser und Seife** gereinigt werden.
Bei der **chirurgischen Händedesinfektion** werden die Hände und Unterarme zuerst **zwei Minuten mit Seife und Wasser** gründlich gewaschen und dann **zweimal zweieinhalb Minuten** mit dem entsprechenden **Desinfektionsmittel** eingerieben.
Bei der **Flächendesinfektion** wird das entsprechende Flächendesinfektionsmittel aufgesprüht und dann mit einem Haushaltstuch bzw. einem Mopp abgewischt. Dabei wird die „2-Eimer-Methode" benutzt.

Frage 29

Was sagt Ihnen der Begriff kolloidosmotischer Druck?

Antwort

Der kolloidosmotische Druck wird bestimmt durch die in der Blutflüssigkeit befindlichen Eiweißpartikel, die Albumine. Man könnte auch sagen, es ist die Kraft, mit der Albumine die Wassermoleküle an sich ziehen. Dieser Druck spielt für die Wasserrückresorption im venösen Kapillarschenkel eine wichtige Rolle.

Frage 30

Erklären Sie die Systole bzw. Diastole des Herzens!
Welche Herzklappen sind dabei geöffnet?

Antwort

Die Systole ist die Arbeitsphase des Herzens. Man unterscheidet die Anspannungsphase, in der alle Klappen geschlossen sind, und die Austreibungsphase, in der die Taschenklappen, also die Aortenklappe und die Pulmonalklappe durch den Blutstrom geöffnet werden.
Die Diastole ist die Erschlaffung des Herzmuskels nach der Systole. Man unterscheidet die Erschlaffungsphase, in der alle Klappen geschlossen sind und die Füllungsphase, in der sich die Segelklappen, also die Mitralklappe und die Trikuspidalklappe, durch das aus den Vorhöfen strömende Blut öffnen.

Frage 31

In welcher Arbeitsphase des Herzens fließt Blut in die Koronararterien?

Antwort

In der Diastole fließt das Blut in die beiden Koronararterien, deren Abgang direkt hinter der Aortenklappe liegt. Während der Systole ist die Taschenklappe geöffnet und verschließt so die Eingänge in die Koronararterien. Außerdem kontrahiert sich der Herzmuskel während der Systole und verhindert somit ein Einströmen in die beiden Koronararterien. Erst in der Erschlaffungsphase des Herzens drückt die Blutsäule in der Aorta das Blut in die Koronararterien.

Frage 32

Wie wirkt der Sympathikus und wie der Parasympathikus?
Nennen Sie ein paar Beispiele!

Antwort

Sympathikus und Parasympathikus sind die Nerven des Hypothalamus und repräsentieren das **vegetative Nervensystem**. Sie haben meist entgegengerichtete Wirkungen.
Der Sympathikus **mobilisiert Energie** bei physischen und psychischen Stressreaktionen, er wirkt erregend auf alle Organe, die er zur Stressbewältigung benötigt und hemmend auf die Verdauungsorgane.
Der Parasympathikus wirkt **entgegengesetzt** des Sympathikus und vor allem **in Ruhe**. Er wirkt steigernd auf die **Verdauungsorgane** und abschwächend auf die Herz- und Atemfrequenz. Ein paar Beispiele:

- Sympathikus erhöht die **Herzfrequenz** und die **Kontraktionskraft** des Herzmuskels, Parasympathikus erniedrigt sie.
- Sympathikus erhöht den **Blutdruck**, Parasympathikus führt zur Senkung.
- Sympathikus erweitert die **Gefäße der Skelettmuskulatur**, Parasympathikus erweitert die Gefäße der Verdauungsorgane.
- Sympathikus führt zur Erweiterung der **Bronchien**, Parasympathikus zur Verengung.
- Sympathikus führt zur Erweiterung der **Pupillen**, Parasympathikus zur Verengung.
- Sympathikus führt zur Hemmung der **Magen-Darm-Motorik**, Parasympathikus zur Steigerung.
- Sympathikus führt zur vermehrten **Schweißdrüsensekretion.**

Frage 33

Wie ist das Rückenmark aufgebaut?
Geben Sie uns einen groben Überblick!

Antwort

Am Rückenmark ist, wie im Gehirn auch, die graue und weiße Substanz zu unterscheiden. Jedoch ist die **weiße Substanz** des Rückenmarks **außen** und die **graue Substanz innen** zu finden. Beim Gehirn ist das genau umgekehrt.
Die graue Substanz besteht aus den Zellkörpern der Nervenzellen, während die weiße Substanz aus den markhaltigen Nervenfasern aufgebaut ist.
Die graue Substanz des Rückenmarks weist im Querschnitt eine **schmetterlingsförmige Gestalt** auf. Die hinteren Flügel dieser Gestalt werden als **Hinterhörner** bezeichnet, hier münden die sensiblen Nervenfasern aus der Peripherie in das Rückenmark; die vorderen Flügel der Gestalt werden als **Vorderhörner** bezeichnet, hier

entspringen die motorischen Nervenfasern zur Peripherie.
In den **Seitenfortsätzen** einiger Spinalsegmente befinden sich die **vegetativen Neurone** des Sympathikus (C_8–L_2) und Parasympathikus (S_2–S_4).
Die äußere weiße Substanz um die schmetterlingsähnliche Figur herum besteht aus markhaltigen auf- und absteigenden Nervenfasern und wird in drei Stränge unterteilt: den Vorderstrang, Seitenstrang und Hinterstrang.

Frage 34

Bis wohin erstreckt sich das Rückenmark?

Antwort

Das Rückenmark beginnt direkt hinter dem Hinterhauptsloch und endet ungefähr am ersten bis zweiten Lendenwirbel. Darunter ziehen die restlichen Spinalnerven zu ihrem jeweiligen Zwischenwirbelloch. Man nennt das Bündel dieser Spinalnerven Cauda equina, zu Deutsch „Pferdeschwanz“.

Frage 35

Welche Aufgabe hat das Rückenmark?

Antwort

Das Rückenmark **leitet** die **Nervenimpulse** vom Gehirn zur Peripherie und umgekehrt. Außerdem ist es in der Lage, **Reflexe** zu vermitteln.

Frage 36

Was ist ein Spinalnerv und wie viele gibt es davon?

Antwort

Ein Spinalnerv bezeichnet die Ansammlung von **motorischen, sensiblen und vegetativen Nervenfasern**, welche von einem Rückenmarkssegment stammen und gemeinsam durch ein Zwischenwirbelloch bzw. einer Öffnung im Kreuzbein austreten bzw. eintreten. Es gibt **31** Spinalnervenpaare, 8 zervikale, 12 thorakale, 5 lumbale, 5 sakrale und 1 kokzygeales Spinalnervenpaar.

Frage 37

Können Sie die 12 Hirnnerven nennen?

Antwort

Hirnnerven sind Nervenstränge, die nicht über das Rückenmark zur Peripherie verlaufen, sondern direkt aus dem Gehirn entspringen.

1. Der **erste** Hirnnerv ist der **Riechnerv**, der Nervus **olfactorius**, ein rein sensibler Nerv.
2. Der **zweite** Hirnnerv ist der **Sehnerv**, der Nervus **opticus**, auch ein rein sensibler Nerv.
3. Der **dritte** Hirnnerv ist ein **Augenmuskelnerv**, der Nervus **oculomotorius**, ein hauptsächlich motorischer Nerv mit parasympathischen Anteilen.

4. Der **vierte** Hirnnerv ist wieder ein **Augenmuskelnerv**, der Nervus **trochlearis**, ein rein motorischer Nerv.
5. Der **fünfte** Hirnnerv ist der sog. **Drillingsnerv**, besser bekannt unter den Namen **Trigeminus**. Er teilt sich in drei Hauptäste, den Nervus ophthalmicus, den sog. Augenhöhlennerv, den Nervus maxillaris, den sog. Oberkiefernerv und den Nervus mandibularis, auf Deutsch den Unterkiefernerv.
6. Der **sechste** Hirnnerv ist der dritte **Augenbewegungsnerv**, der Nervus **abducens**, ein rein motorischer Nerv.
7. Der **siebte** Hirnnerv ist der **Gesichtsnerv**, auch besser bekannt unter den Namen **Fazialis** bzw. Nervus **facialis**, ein gemischter Hirnnerv.
8. Der **achte** Hirnnerv ist der **Hör**- und **Gleichgewichtsnerv**, der Nervus **vestibulocochlearis**, ein rein sensibler Hirnnerv.
9. Der **neunte** Hirnnerv ist der **Zungenrachennerv**, der Nervus **glossopharyngeus**, ein gemischter Hirnnerv.
10. Der **zehnte** Hirnnerv ist der „berühmte" **Vagus** bzw. Nervus vagus, der Hauptnerv des **Parasympathikus**. Vagus bedeutet „der Umherschweifende". Er innerviert fast den gesamten Rumpf.
11. Der **elfte** Hirnnerv ist der **Halsnerv** oder auch Beinerv genannt, der Nervus **accessorius**, ein rein motorischer Nerv, der zwei Halsmuskeln innerviert.
12. Der **zwölfte** Hirnnerv ist der **Zungennerv**, der Nervus **hypoglossus**, ein rein motorischer Hirnnerv, welcher die Zungenbewegungen und die Bewegungen des Kehlkopfes innerviert.

Frage 38

Nennen Sie uns die Abschnitte der Wirbelsäule und deren normale Biegungen!

Antwort

Die Wirbelsäule unterteilt sich in die Halswirbelsäule mit **sieben Halswirbeln**, die Brustwirbelsäule mit **zwölf Brustwirbeln** und die Lendenwirbelsäule mit **fünf Lendenwirbeln**. Dann folgen das **Kreuzbein**, welches aus fünf miteinander verschmolzenen Wirbeln besteht, und das **Steißbein**, welches sich aus 3–6 verkümmerten, ineinander verschmolzenen Wirbeln zusammensetzt.

Bei den physiologischen Wirbelsäulenkrümmungen wird die **Kyphose** von der **Lordose** unterschieden. Diese Krümmungen sind am deutlichsten von der Seite zu erkennen. Die Kyphose stellt den normalen Krümmungsverlauf der Wirbelsäule nach hinten dar, so bei den Brustwirbeln als Brustkyphose und beim Steißbein als Sakralkyphose. Die Lordose stellt die Krümmung nach vorne dar, so bei den Lendenwirbeln als Lendenlordose und bei den Halswirbeln als Halslordose.

Frage 39

Welche Besonderheiten kennen Sie an der Halswirbelsäule?

Antwort

Der erste Halswirbel, der **Atlas**, und der zweite Halswirbel, der **Axis**, bilden zusammen ein zapfenartiges Gelenk, das dem Kopf eine Drehung und eine Vor- und Rückbewegung ermöglicht.
Eine Besonderheit der Halswirbel ist, dass sie in ihren **Querfortsätzen** ein Loch enthalten, in denen die Wirbelschlagader, die **Arteria vertebralis** verläuft.
Zu nennen ist noch der siebte Halswirbel, der **Prominens**. Er besitzt einen besonders ausgeprägten Dornfortsatz, der bei gebeugtem Kopf gut fühlbar ist, und an dem die Schultermuskulatur aufgehängt ist.
(Siehe auch Wirbelaufbau Frage Nr. 108 (S.47))

Frage 40

Was ist das Besondere an den Lendenwirbeln?

Antwort

Im Vergleich zu anderen Wirbeln besitzen die Lendenwirbel einen **größeren Wirbelkörper**, denn diese Wirbel müssen ja die ganze Last der oberen Körperpartien tragen. Der **Wirbelkanal** ist im Vergleich wesentlich **kleiner**. Der Grund liegt darin, dass das Rückenmark ausläuft und nur noch die restlichen Spinalnerven hier entlang laufen. Der **Dornfortsatz** ragt wie bei den Halswirbeln horizontal nach hinten, ist aber wesentlich **plumper** und **flacher**.

Frage 41

Nennen Sie die fünf Zeitphasen eines Sterilisators!

Antwort

Zur Inbetriebnahme eines Sterilisators müssen mehrere Schritte beachtet werden.

1. Direkt nach dem Gebrauch werden die benutzten Instrumente für mindestens zwei Stunden in eine 10%-ige Desinfektionslösung eingelegt, man nennt dies **Grobdesinfektion**.
2. Die **Feindesinfektion** erfolgt mit Bürsten und Waschen der Instrumente unter fließendem Wasser.
3. **Abtrocknen** der Instrumente und **Einlegen** in den Sterilisator.
4. Die **Aufwärmzeit** von ca. einer halben Stunde ist zu beachten, bevor dann
5. die **Inbetriebnahme** des Sterilisators erfolgt.

(Dauer der Inbetriebnahme siehe Frage Nr. 23 (S.19))

Frage 42

Erklären Sie den Wandaufbau des Dünndarms!

Antwort

Der Wandaufbau des Verdauungskanals, egal ob Magen, Dünndarm oder Dickdarm, ist immer gleich und wird in vier Schichten unterteilt. Je nach Spezifikation des Organs sind die einzelnen Schichten unterschiedlich aufgebaut, vor allem die Schleimhaut.
Innen befindet sich die **Mukosa**, die Schleimhautschicht. Beim Dünndarm besteht diese aus **Dünndarmzotten**, welche die Aufnahme der Nahrungsbausteine zur Aufgabe haben. Dann folgt die **Submukosa**, eine Verschiebeschicht aus Bindegewebe, die der Wand die Anpassungsfähigkeit gegenüber Volumenveränderungen verleiht. Die **Muskularis**, die Muskelschicht, besteht im Dünndarm aus einer inneren ringförmig verlaufenden Faserschicht und einer äußeren längs verlaufenden Schicht. Die **Serosa** stellt die äußere Bindegewebshülle dar, sie ist das viszerale Blatt des Bauchfells.

Frage 43

Beschreiben Sie, wo die Nieren liegen!

Antwort

Die Nieren befinden sich rechts und links neben der Wirbelsäule am **Übergang** der **Brustwirbelsäule** zur **Lendenwirbelsäule**, ungefähr zwischen dem 11. Brustwirbel und dem 3. Lendenwirbel. Der Nierenhilus ist dabei der Wirbelsäule zugewandt. Die **linke Niere** liegt unterhalb der **Milz**, wobei sie sich etwas höher befindet als die rechte Niere. Diese wird im rechten Oberbauch durch die **Leber** nach unten verdrängt.
Die Nieren sind zur besseren Fixierung in einer **Fett- und Bindegewebskapsel** eingelagert. Die Lage der Nieren im Bauchraum wird als **retroperitoneal** bezeichnet, d. h. sie liegen hinter der vom Bauchfell umschlossenen Bauchhöhle.

Frage 44

Welche Aufgaben der Nieren kennen Sie?

Antwort

Die Nieren dienen dem Körper als **Filter** zum „Reinigen" **des Blutes**. Hier werden **harnpflichtige Stoffe** und von der Leber abgebaute körperfremde Substanzen filtriert und mit dem Harn ausgeschieden. Durch diese Fähigkeit der Niere, Stoffe zu filtrieren und dann wieder in das Blut zu resorbieren, besitzt die Niere die Aufgabe den **Wasser-Salz-Haushalt** zu regulieren, vor allem um die Bilanz von Natrium und Kalium auszugleichen. So wirkt sie auch an der Regulierung des **Säuren-Basen-Gleichgewichts** mit. Außerdem wird im Nierengewebe **Renin**

und **Erythropoetin** produziert. Renin bewirkt über das Renin-Angiotensin-Aldosteron-System eine Erhöhung des Blutdrucks und Erythropoetin führt im roten Knochenmark zur vermehrten Bildung der roten Blutkörperchen. Letzlich ist die Niere auch am Knochenstoffwechsel beteiligt, weil sie am Aufbau des **Vitamin-D-Hormons** mitwirkt.
(Aufbau der Nieren siehe Frage Nr. 78 (S.36))

Frage 45

Was verstehen Sie unter dem Renin-Angiotensin-Aldosteron-System?

Antwort

Das Renin-Angiotensin-Aldosteron-System, kurz auch RAA-System oder RAAS genannt, **erhöht** den **Blutdruck**, um den effektiven Filtrationsdruck bei der glomerulären Filtration zu gewährleisten. Aus Angiotensinogen entsteht durch die Wirkung von Renin **Angiotensin I**, welches durch das Angiotensin-Converting-Enzym, auch kurz ACE genannt, in das aktive **Angiotensin II** überführt wird. Dieses Angiotensin wirkt stark **gefäßverengend**, zudem kommt es zur Ausschüttung von **Aldosteron** in der Nebennierenrinde.

Frage 46

Geben Sie einen kurzen Überblick über die Abschnitte des Gehirns.

Antwort

Zu unterscheiden sind:

- Das **Großhirn**, das durch eine Längsfurche in zwei sog. Hemisphären unterteilt wird,
- das **Zwischenhirn** mit Thalamus, Hypothalamus und Hypophyse,
- das **Mittelhirn** mit größtenteils weißer Substanz und einigen Anteilen der grauen Substanz,
- die **Brücke**, auch genannt Pons, die die Verbindung zwischen Kleinhirn und Großhirn darstellt,
- das **verlängerte Rückenmark**, die Medulla oblongata, in der sich wichtige Reflex- und Schaltzentren befinden,
- und schließlich das **Kleinhirn**.

Frage 47

Welche Funktion besitzt das Kleinhirn?

Antwort

Das Kleinhirn hat die **Koordination** von **Bewegung**, **Muskeltonus** und **Gleichgewicht** zur Aufgabe. Damit der Mensch bei größeren Bewegungen sein Gleichgewicht nicht verliert, muss der Bewegungsablauf so kontrolliert bzw. koordiniert werden, dass gegenläufige automatische Bewegungen anderer Körperteile das Gleichgewicht ausbalancieren.

Frage 48

Zeigen Sie den Weg des Blutes durch das Herz auf!

Antwort

Von der **unteren** und **oberen Hohlvene** gelangt das Blut in den **rechten Vorhof**. Während der Füllungsphase der Diastole öffnet sich unter dem Druck des Blutes die **Trikuspidalklappe**. Das Blut füllt die **rechte Kammer**. Die Trikuspidalklappe wird durch die Anspannungsphase der Systole geschlossen. Während der Austreibungsphase öffnet sich die **Pulmonalklappe**, das Blut gelangt in den **Truncus pulmonalis**, von dort in die **rechte** und **linke Pulmonalarterie**. In den **Lungenkapillaren** wird das Blut mit Sauerstoff angereichert. Von dort gelangt es über die **Lungenvenen** in den **linken Vorhof**. Während der Füllungsphase der Diastole öffnet sich unter dem Druck des Blutes die **Mitralklappe**. Das Blut füllt die **linke Kammer**. Die Mitralklappe wird durch die Anspannungsphase der Systole geschlossen. Während der Austreibungsphase öffnet sich die **Aortenklappe**, das Blut gelangt unter hohem Druck in die **Aorta**.

Frage 49

Wie sind die Arterien und Venen aufgebaut?

Antwort

Arterien sind Gefäße, die vom Herzen wegführen. Sie sind **Hochdruckgefäße**, außer den Pulmonalarterien im Lungenkreislauf. **Venen** sind Gefäße, die zum Herzen hinführen. Sie sind sog. **Kapazitätsgefäße**. Grundsätzlich ist der Schichtaufbau der Arterien und Venen gleich: an der Innenseite die **Intima**, ein einschichtiges Plattenepithel mit einer kleinen Schicht elastischen Bindegewebes, dann die **Media**, die aus glatter Muskulatur und elastischem Bindegewebe besteht und schließlich die **Adventitia**, die als äußere Schicht das Gefäß umschließt und abgrenzt.
Bei den Arterien lassen sich zwei Arten unterscheiden:

1. Die Arterien vom „**elastischen Typ**", die in der Media eine große Anzahl von elastischen Fasern besitzen. Sie befinden sich in der Nähe des Herzens und sind für die Windkesselfunktion geeignet.
2. Die Arterien vom „**muskulären Typ**", die in der Media überwiegend ringförmige Muskelfasern aufweisen. Sie dienen vor allem der Blutdruckregulation bzw. der Regelung der Durchblutung der einzelnen Organe.

Die **Media** der **Venen** ist wesentlich **dünner** als die der Arterien und besitzt auch weniger elastische Fasern, denn in diesen Gefäßen befinden sich 70–80 % des gesamten Blutvolumens. Um eine Fortbewegung des Blutstroms zu gewährleisten, befinden sich in den venösen Gefäßen **Venenklappen**.

Frage 50

Was verstehen Sie unter Windkesselfunktion?

Antwort

Unter Windkesselfunktion versteht man die Eigenschaft der Aorta und der in der Nähe des Herzens befindlichen großen Arterien, einen **fortlaufenden Blutstrom zu erzeugen**. Dieser gleichmäßige Blutfluss geschieht durch die **starke Dehnbarkeit** der großen Arterien infolge der zahlreichen elastischen Fasern in der Arterienwand. Die Arterien nehmen während der Systole einen Teil des Herzschlagvolumens auf und drücken das Blut in der Diastole weiter in die Peripherie.

Frage 51

Was ist ein Dermatom?

Antwort

Ein Dermatom ist ein von einem **Spinalnerv** sensibel innervierter **Hautbezirk**.

Frage 52

Erklären Sie uns grob, wie das Ohr aufgebaut ist!

Antwort

Das Ohr kann unterteilt werden in äußeres Ohr, Mittelohr und Innenohr.

- Das **äußere Ohr** beinhaltet die Ohrmuschel und den äußeren **Gehörgang** und ist für das Auffangen und die Weiterleitung des Schalls zuständig.
- Das **Trommelfell** stellt die Begrenzung zwischen äußerem Ohr und **Mittelohr** dar. Es überträgt die Schwingungen auf die im Mittelohr liegenden **Gehörknöchelchen**, den Hammer, den Amboss und letztlich den Steigbügel, welcher mit dem **ovalen Fenster** verwachsen ist. Der Raum im Mittelohr nennt sich **Paukenhöhle**. Dieser ist mit **lufthaltigen Zellen** im **Warzenfortsatz** des Schläfenbeins verbunden und besitzt über die Ohrtrompete, auch **Eustachi'sche Röhre** genannt, eine Verbindung zum oberen Rachenraum, dem Nasenrachenraum. Diese Verbindung dient als Druckausgleich.
- Das **innere Ohr** liegt in einer Höhlung im **Felsenbein**, einem Teil des Schläfenbeins und beinhaltet das **Hörorgan** in Form einer Schnecke und das **Gleichgewichtsorgan** in Form von Vorhof und Bogengangsapparat.

Frage 53

Welchen normalen Inspektionsbefund erhalten Sie, wenn Sie das Trommelfell mittels eines Otoskops untersuchen?

Antwort

Bei einem normalen Befund ist die Farbe des Trommelfells perlmuttgrau. Die Membran ist vollständig geschlossen, weist eine leichte Wölbung nach innen auf und zeigt sonst keine weiteren Veränderungen, z. B. eine Rötung oder Fibrinauflagerungen. Außerdem lässt sich der durchscheinende Griff des Hammers in der Mitte des Trommelfells erkennen.

Frage 54

Geben Sie uns eine kurze Beschreibung über den Aufbau des Auges!

Antwort

Das Auge besteht aus dem **Augapfel**. Außen lassen sich drei **Augenhäute** unterscheiden: Die **Lederhaut**, die vorne in die **Hornhaut** übergeht, dann die **Aderhaut**, die nach vorne in die **Regenbogenhaut**, genannt Iris, übergeht, und schließlich innen die **Netzhaut**, die für die optische Sinneswahrnehmung zuständig ist.
Die innere Struktur wird durch den **Glaskörper** und die **Augenlinse** bestimmt. Der mit Kammerwasser gefüllte Hohlraum zwischen Linse und Hornhaut wird durch die Regenbogenhaut in die **vordere** und **hintere Augenkammer** unterteilt. In der hinteren Augenkammer wird das **Kammerwasser** vom **Ziliarkörper** produziert, in der vorderen Kammer fließt das Wasser im Kammerwinkel über den **Schlemm'schen Kanal** in das venöse System ab.

Frage 55

Wie ist das Blut aufgebaut?

Antwort

Das Blut ist ein flüssiges Körpergewebe. Es besteht aus den **Blutzellen**, den **Erythrozyten**, **Thrombozyten** und **Leukozyten** und aus dem **Blutplasma**. Das Blutplasma stellt die Flüssigkeit außerhalb der Blutzellen dar. Es besteht zu **90 % aus Wasser**, der Rest enthält **Bluteiweiße**, Nährstoffe, Elektrolyte, Vitamine, Spurenelemente, Abbauprodukte und andere Stoffwechselprodukte.

Frage 56

Nennen Sie den Unterschied zwischen Blutplasma und Blutserum!

Antwort

Das Blutplasma ist der extrazelluläre Anteil des Blutes, also die Flüssigkeit außerhalb der Blutzellen. Das **Blutserum** stellt das **Blutplasma ohne Fibrinogen** dar. Fibrinogen spielt eine Rolle bei der Blutgerinnung.

Frage 57

Welche Bluteiweiße kennen Sie?

Antwort

Zu unterscheiden sind die **Albumine**, die eine **Transportfunktion** ausüben und eine wichtige Rolle in der Erzeugung des **kolloidosmotischen Druckes** spielen. Die **Globuline**, die sich noch weiter in α-1- und α-2-, β- und γ-Globuline unterteilen, üben eine Trägerfunktion aus, außer den **Gammaglobulinen**, die als **Antikörper** benutzt werden.
Unterschieden werden die Bluteiweiße in der klinischen Medizin mit der Hilfe der **Elektrophorese**.

Frage 58

Was ist der Hämatokritwert?

Antwort

Der Hämatokritwert ist der **prozentuale Anteil** der zellulären Bestandteile des Blutes am Gesamtblutvolumen. Er beträgt bei Frauen ca. 37–48 % und bei Männern ca. 40–52 %. Der Hämatokritwert ist stark abhängig von der körperlichen Tätigkeit eines Menschen.

Frage 59

Wie ist das Kniegelenk aufgebaut?

Antwort

Das Kniegelenk ist ein **Drehscharniergelenk**. Daran beteiligt sind der **Oberschenkelknochen**, das **Schienbein** und die **Kniescheibe**.
Im Kniegelenk befinden sich zwei sichelförmige Faserknorpelscheiben, der **Innenmeniskus** und der **Außenmeniskus**. Sie sind mit dem Schienbein und der Gelenkkapsel verwachsen, sind jedoch so beweglich, dass sie dem Oberschenkelknochen eine der jeweiligen Gelenkstellung angepasste Gelenkpfanne bieten. Außerdem dämpfen und verteilen sie die Druckkräfte bei gestrecktem Kniegelenk. Die **Kniegelenkbänder** bestimmen den Bewegungsumfang des Kniegelenks und garantieren die Stabilität. Die **Seitenbänder** verlaufen außerhalb der Gelenkkapsel und verhindern eine Drehbewegung der beiden großen Knochen im gestreckten Knie. **Vorderes** und **hinteres Kreuzband** befinden sich im Gelenkinneren und verhindern eine Verschiebung der beiden Knochen im gebeugten Knie.
(Untersuchung der Kreuzbänder siehe Frage Nr. 456 (S. 205))

Frage 60

Nennen Sie Größe, Lage und die angrenzenden Organe der Bauchspeicheldrüse!

Antwort

Die Bauchspeicheldrüse liegt **quer** im **Oberbauch** und ist ca. 15–20 cm lang. Sie kreuzt die Wirbelsäule in **Höhe** des **ersten** und **zweiten Lendenwirbels**. Sie wird unterschieden in **Kopf**, **Körper** und **Schwanz**. Der Verlauf vom Kopf zum Schwanz erfolgt schräg nach oben links. Der Kopf der Bauchspeicheldrüse liegt in der sog. C-Schlinge des **Zwölffingerdarms**. Davor liegt die **Leber**. Der Körper der Bauchspeicheldrüse liegt hinter dem **Magen**, der Schwanz reicht bis zum **Milzhilus**, die Ein- und Austrittspforte an der Innenseite der Milz. Hinter der Bauchspeicheldrüse befindet sich die **Bauchwand**, mit der sie fest verwachsen ist. Sie liegt daher **retroperitoneal**, d. h. sie liegt hinter dem Bauchfell.

Frage 61

Was sind die Aufgaben der Bauchspeicheldrüse?

Antwort

Die Bauchspeicheldrüse hat zwei Funktionen:

1. Die Produktion des **bikarbonatreichen** Bauchspeichels. Er hat die Aufgabe, den sauren Magenbrei im Zwölffingerdarm auf einen pH-Wert von 7–8 zu führen und zum anderen durch **Enzyme** die **Aufspaltung** der **Nährstoffe** zu beschleunigen.
2. Das Organ auch eine **endokrine Funktion**. In den sog. Langerhans-Inseln werden die Hormone **Insulin** und **Glukagon** produziert. Diese sind an der Regulation des Blutzuckerhaushaltes beteiligt, wobei Insulin zu einer Senkung des Zuckergehalts des Blutes führt und Glukagon zu einer Erhöhung.

Frage 62

Welche Fermente (Enzyme) werden von der Bauchspeicheldrüse produziert?

Antwort

Im Bauchspeichel werden drei Enzymgruppen unterschieden: die **Proteasen**, welche Eiweißmoleküle in ihre molekularen Bausteine, die Aminosäuren aufspalten, die **Amylasen**, die Kohlenhydrate in Monosaccharide (Glukose) aufspalten und die **Lipasen**, welche Triglyzeride in Fettsäuren und Glyzerin aufspalten.

Frage 63

Unterteilen Sie das Nervensystem!

Antwort

Unter Nervensystem versteht man die Gesamtheit des Nervengewebes, das in der Lage ist, Reize aufzunehmen und weiterzuleiten. Man kann das Nervensystem nach der **anatomischen** Lage in **Zentralnervensystem** und **peripheres Nervensystem** unterteilen, wobei das ZNS aus **Gehirn** und

Rückenmark und das periphere Nervensystem aus 31 **Spinalnerven-** und 12 **Gehirnnervenpaaren** bestehen. Eine weitere Unterteilung des Nervensystems wird durch die Funktion bestimmt, nämlich in **willkürliches** bzw. animales und in unwillkürliches bzw. **vegetatives** Nervensystem.

Frage 64

Welche Organe befinden sich im Mediastinum?

Antwort

Das Mediastinum, auf Deutsch Mittelfellraum, bezeichnet den **Raum innerhalb** des **Brustkorbs zwischen** den beiden **Lungenflügeln**. Nach vorn wird es begrenzt durch das Brustbein, nach hinten durch die Wirbelkörper und nach unten durch das Zwerchfell. Folgende Organe befinden sich in diesem Raum: **Herz**, **Thymus**, **Luftröhre**, **Stammbronchien**, **Speiseröhre**, **Milchbrustgang**, **Brustaorta**, **untere Hohlvene** und andere Gefäße, Nerven, Lymphgefäße und Lymphknoten.

Frage 65

Wie funktioniert das Reizleitungssystem des Herzens?
Nennen Sie wichtige Strukturen davon!

Antwort

Das Herzreizleitungssystem ist ein **Leitungssystem** aus **speziellen Herzmuskelfasern**, die selbstständig und **rhythmisch** einen **Erregungsreiz** erzeugen und ihn zu allen Herzmuskelzellen weiterleiten, um schließlich eine Kontraktion zu bewirken. Durch die **Glanzstreifen** des Herzmuskels sind die Herzmuskelfasern mechanisch und elektrisch so miteinander verbunden, dass das Herz nur als eine einzige große Herzmuskelplatte erregt bzw. kontrahiert werden kann. Der **Sinusknoten** ist der sog. **Herzschrittmacher**. Er erzeugt elektrische Reize in einem Takt von 60–80 pro Minute und befindet sich am rechten Vorhof. Von dort werden die Reize zum **AV-Knoten** geleitet, der als sekundäres Erregungsbildungszentrum eine Eigenfrequenz von 40–60 pro Minute aufweist. Dann folgen **His-Bündel**, rechter und linker **Tawara-Schenkel**, **Purkinje-Fasern** und schließlich die Herzmuskelzellen.

Frage 66

Wo liegt die Milz und von welchen Organen ist sie umgeben?

Antwort

Die Milz liegt **intraperitoneal**, d. h. sie befindet sich innerhalb des Bauchfells. Sie liegt im **linken hinteren Oberbauch** unter der Zwerchfellkuppe ungefähr in Höhe der **9.–11. Rippe**. Folgende Organe liegen in der Nähe bzw. berühren die Milz: nach **vorn** der **Magen**, nach **unten** die **Dickdarmkrümmung**, nach **hinten** die **Niere**, am **Milzhilus** der **Schwanz** der **Bauchspeicheldrüse** und nach außen die Rippen.

Frage 67

Ist die Milz im normalen Zustand zu palpieren?

Antwort

Nein, normal ist sie nicht fühlbar. Nur bei einer vergrößerten Milz, einer Splenomegalie.
(Splenomegalie siehe Frage Nr. 405 (S. 179), Palpation der Milz siehe Frage Nr. 443 (S. 199))

Frage 68

Welche Aufgaben hat die Milz?

Antwort

Die Milz ist ein zum **lymphatischen System** gehörendes **Abwehrorgan**. Sie ist in der Lage **Phagozytose** zu betreiben, d. h. schädliche Stoffe können „aufgefressen" werden. Man unterscheidet die **rote Milzpulpa**, in der der größte Teil der **roten Blutkörperchen** nach Beendigung ihrer normalen Lebenszeit durch das Monozyten-Makrophagen-System **abgebaut** wird. In der **weißen Milzpulpa** werden **Lymphozyten gebildet** bzw. spezifiziert. Zusätzlich ist das Milzgewebe in der Lage, **Eisen** und **Blut** zu **speichern**. Beim ungeborenen Kind wird in der Milz Blut gebildet.

Frage 69

Erzählen Sie mir etwas über den Kohlenhydratstoffwechsel, wo findet er statt, welche Enzyme und Hormone sind daran beteiligt?

Antwort

Der Kohlenhydratstoffwechsel fängt schon im Mund an, durch die **Alphaamylase** des Speichels, das **Ptyalin**. Deshalb auch die Empfehlung lange und gut zu kauen. Der enzymatische Abbau der Kohlenhydrate setzt sich durch die Alphaamylase der **Bauchspeicheldrüse** im Zwölffingerdarm weiter fort. Schließlich werden die molekularen Bausteine der Kohlenhydrate, die **Monosaccharide**, über die Dünndarmzotten in den Körper bzw. in das Blut der Pfortader aufgenommen. In der Leber, aber auch in anderen stoffwechselaktiven Geweben, dem Muskelgewebe, der Niere und dem Gehirn, können die molekularen Zuckerbausteine unter Mitwirkung von **Insulin** in den Zellen **gespeichert** werden. Diese Speicherform nennt sich **Glykogen**. Sie wird durch die Hormone **Glukagon**, Adrenalin, Schilddrüsenhormone oder Wachstumshormone in Glukose umgewandelt. Diese Zuckerbausteine werden in den Mitochondrien der Zellen unter Gewinnung von Energie abgebaut. Überschüssige Glukose wird von der Leber in sog. **endogene Fette** umgewandelt und über LDL und VLDL zum Speicherfettgewebe transportiert.

Frage 70

Was gehört zum lymphatischen System und welche Aufgabe besitzt es?

Antwort

Zum lymphatischen System gehören das **Lymphgefäßsystem**, die **Lymphknoten**, **Milz**, **Thymus**, **Mandeln** und lymphatisches Gewebe in vielen Organen, z. B. im **Knochenmark**, im **Wurmfortsatz** des Blinddarms, in den **Peyer-Plaques** im Krummdarm und in der großen Bauchfellschürze, dem Omentum majus.
Das lymphatische System dient der spezifischen und unspezifischen **Abwehr**. Zum einen werden hier **Lymphozyten gebildet**, zum anderen dient es als Filterstation, die Lymphknoten als Filter der Lymphe und die Milz als eine Art Blutfilter.

Frage 71

Wie sind Lymphknoten aufgebaut und welche Aufgabe haben sie?

Antwort

Die Lymphknoten gehören zum lymphatischen System. Sie bestehen aus **retikulärem** Gewebe, d. h. sie enthalten eine Vielzahl von **Hohlräumen**, in deren Wände **Fresszellen** sitzen, die schädliche Stoffe aus der Lymphe aufnehmen und unschädlich machen. Außerdem sind die Lymphknoten der **Vermehrungs**- und **Aufenthaltsort** der **Lymphozyten**.

Frage 72

Was versteht man unter regionären Lymphknoten?

Antwort

Unter regionären Lymphknoten versteht man die **erste Filterstation** für die Lymphe einer bestimmten Region. Bei den inneren Organen liegen diese meist in der Nähe des Organs, während sie bei den Extremitäten in der Achselhöhle bzw. in der Leiste zu finden sind.

Frage 73

Sind Lymphknoten normalerweise zu ertasten?

Antwort

Nein. Gesunde Lymphknoten sind **weich** und nicht abzugrenzen vom übrigen Gewebe. Nur bei Erkrankungen bzw. Infektionen können sie stark anschwellen und fühlbar werden. Als Folge einer Entzündung kann Bindegewebe in den Lymphknoten eingebaut werden. Dann sind diese Lymphknoten zeitlebens als Knoten fühlbar. Bei **bösartigem Befall der Lymphknoten** sind sie als besonders **hart** zu ertasten und mit der Umgebung **nicht zu verschieben**.

Frage 74

Was verstehen Sie unter Lymphe?

Antwort

Die Lymphe ist eine aus dem **Zwischenzellraum** gewonnene **Flüssigkeit**. Sie ähnelt dem Blutplasma, besitzt aber **weniger Eiweiß** und **mehr Fett**. Innerhalb von 24 Stunden werden ca. 2–3 Liter aus dem Zwischenraum der Zellen aufgesogen, von den Lymphknoten filtriert und schließlich über die Venenwinkel zwischen Drossel- und Schlüsselbeinvene dem venösen Blut zugeführt.

Frage 75

Mit welchem Epithel sind die großen Bronchien aufgebaut und welche Aufgabe besitzt es?

Antwort

Die Bronchien sind mit **Flimmerepithel** ausgestattet. Das ist eine Zellschicht, welche an der Oberfläche sog. **Flimmerhärchen** innehat. Durch **schleimproduzierende Becherzellen** besitzen diese Flimmerhärchen die Fähigkeit in der Atemluft enthaltene **Fremdkörper abzufangen** und durch rhythmische Bewegungen nach **außen** zu **transportieren**.

Frage 76

Aus welchen Knochen besteht der Beckengürtel?

Antwort

Das Becken bzw. der Beckengürtel besteht aus drei großen Knochen, dem **Kreuzbein** sowie dem **rechten** und **linken Hüftbein**. Das Kreuzbein ist über das **Ileosakralgelenk**, das Kreuzbein-Darmbein-Gelenk, mit den Hüftbeinen verbunden. Dieses Gelenk ist ein mit einem starken Bänderapparat fest fixiertes und nahezu unbewegliches Gelenk. Nach unten sind beide Hüftbeine durch die **Symphyse** knorpelig miteinander verbunden. Die Hüftbeine selbst bestehen aus drei zusammengewachsenen Einzelknochen: **Darmbein**, **Sitzbein** und **Schambein**.

Frage 77

Welche Unterschiede zwischen dem männlichen und weiblichen Becken kennen Sie?

Antwort

Der Winkel zwischen den beiden Schambeinen des Hüftknochens, genannt **Schambeinwinkel**, ist beim weiblichen Becken **stumpfer** und hat einen **größeren Beckenausgang**. Das weibliche Becken ist **kürzer** und **breiter** und das Gewicht ist **leichter**.

Frage 78

Wie ist die Niere aufgebaut?

Antwort

Die funktionelle Einheit der Niere besteht aus einem **Nephron**, pro Niere gibt es ca. eine Million Nephrone. Bei einem Nephron unterscheidet man die **Nierenkörper-**

chen und die **Nierenkanälchen**, auch Tubulusapparat genannt. In den Nierenkörperchen findet sich ein Knäuel aus Kapillarschlingen, dem **Glomerulusapparat**. Hier findet die **glomeruläre Filtration** statt. Dadurch entsteht der Primärharn, der durch die **Bowman-Kapsel** des Nierenkörperchens aufgefangen und in die Nierenkanälchen weitergeleitet wird. Diese werden in einen **proximalen Tubulus**, der **Henle-Schleife** und einen **distalen Tubulus** unterteilt. Um die Wandung der Nierenkanälchen finden sich Kapillaren, die die bei der glomerulären Filtration in den Primärharn entlassenen Substanzen wieder aufnehmen. Man nennt dies **tubuläre Resorption**. Zusätzlich können harnpflichtige Substanzen vom Blut in den Tubulusapparat gebracht werden, dies wird **tubuläre Sekretion** genannt. Über **Sammelrohre** wird der fertige Harn über Nierenpapillen in das **Nierenbecken** abgegeben.

Schneidet man die Niere auf, so kann man mit bloßem Auge die **Nierenrinde** und das **Nierenmark** erkennen, wobei das Aussehen der rotbraunen körnigen Rinde durch die Strukturen der Nierenkörperchen entsteht.

(Lage und Aufgaben der Niere siehe Frage Nr. 43 (S. 26))

Frage 79

Wie ist die Haut aufgebaut?

Antwort

Die Haut besteht aus **Oberhaut**, Epidermis genannt, und der **Lederhaut**, Dermis genannt. Die Oberhaut besteht aus mehrschichtigem verhornten Plattenepithel **ohne** eigene **Gefäßversorgung**. Die Ernährung erfolgt aus der darunter liegenden Lederhaut durch Diffusion. Folgende Schichten sind ab Lederhaut zu unterscheiden: die **Basalzellschicht**, die **Stachelzellschicht**, die **Körnerzellschicht** und die **Hornschicht**, die aus abgestorbenen miteinander verklebten Deckzellen besteht. Die Lederhaut besteht aus gefäßreichem Bindegewebe mit sehr viel **elastischen** und **kollagenen Fasern**, die der Haut die Qualität der Reißfestigkeit und der elastischen Dehnung verleihen. Die ohne eigentliche Grenze unter der Lederhaut liegende Unterhaut gehört streng genommen nicht mehr zur Haut. Sie dient vor allen der Speicherung von Fett, daher auch der Name „Unterhautfettgewebe“.

Frage 80

Nennen Sie die Aufgaben der Haut!

Antwort

In erster Linie bietet die Haut **Schutz** gegen **mechanische**, **chemische** und **physikalische Reize** durch die Oberhaut bzw. der Hornschicht. Durch die Fähigkeit der Haut, Schweiß zu verdunsten und Strahlen abzugeben, wirkt sie bei der Erhaltung der **Wärmeregulation** mit, außer-

dem hat sie dadurch eine vermittelnde Funktion im Wasserhaushalt. In der Haut und in der Unterhaut liegen verschiedenste **Hautsensoren**, die Reize zur Gefahrenabwendung oder zur Überprüfung von motorischen Handlungen wahrnehmen können, z. B. Schmerzrezeptoren, Thermorezeptoren oder Mechanorezeptoren.
Das Unterhautfettgewebe, genannt Subkutis, speichert Energie und dient gleichzeitig der Wärmeisolierung.

Frage 81

Nennen Sie die Hormone der Nebennierenrinde und deren Wirkung!

Antwort

Die Nebennierenrinde lässt sich in drei Zonen unterteilen, die als Produktionsort unterschiedlicher Hormone dienen:

- In der **äußeren Schicht**, der Zona glomerulosa, werden **Mineralokortikoide** produziert, deren Hauptvertreter das **Aldosteron** ist und die in der Niere den **Wasser**- und **Elektrolythaushalt** regulieren.
- In der **mittleren Schicht**, der Zona fasciculata, werden **Glukokortikoide** produziert, deren Hauptvertreter **Kortisol** bzw. **Kortison** sind. Sie führen zu einem **Anstieg** des **Blutzuckerspiegels** und besitzen unter anderem einen **antientzündlichen Effekt**.
- In der **innersten Schicht**, der Zona reticularis, werden vor allem männliche **Geschlechtshormone**, die **Androgene**, in geringerem Ausmaß auch weibliche Geschlechtshormone, die **Östrogene** produziert.

Frage 82

Was wissen Sie über das Nebennierenmark?

Antwort

Das Nebennierenmark weist eine ähnliche Herkunft auf wie die Nervenzellen des Sympathikus. Es produziert **Adrenalin** und Noradrenalin, welche als sog. Botenstoffe des **sympathischen Nervensystems** Sympathikuswirkung besitzen.

Frage 83

Wie ist der feinstoffliche Aufbau der Leber?

Antwort

Die kleinste anatomische Einheit der Leber ist das **Leberläppchen** mit der räumlichen Gestalt eines **sechseckigen** Zylinders. Zwischen den Leberläppchen an den Eckpunkten verlaufen die Äste der **Pfortader**, der **Leberarterie** und der in der Leber gelegenen **Gallengänge**. Das Blut der Pfortader und der Leberarterie gelangen in die **Lebersinusoide**, welche, von doppelreihigen platten Leberzellen, den **Leberzellbalken**, begrenzt, sternförmig zur Mitte des Leberläppchen verlaufen. Dort fließt das

Blut über eine **Zentralvene** ab. Vor den eigentlichen Leberzellen befinden sich Endothelzellen und **Kupffer-Sternzellen**. Diese gehören zu den Makrophagen und haben „Fresscharakter". Innerhalb des dreidimensionalen Balkenwerks der platten Leberzellen befinden sich die intrahepatischen Gallengänge, welche von der Mitte zur Peripherie verlaufen und die von den Leberzellen produzierte Gallenflüssigkeit aufnehmen.

Frage 84

Nennen Sie die ableitenden Gallengänge!

Antwort

Unterschieden werden die **intrahepatischen** Gallengänge, also die innerhalb der Leber gelegenen Gallenwege, und die **extrahepatischen** Gallengänge, die außerhalb der Leber gelegenen Gallenwege. Diese beginnen an der Leberpforte mit den zwei Lebergängen aus der rechten und linken Leberhälfte, welche die Galle an den großen gemeinsamen Lebergallengang, auch **Ductus hepaticus communis** genannt, abgeben. Der Ductus hepaticus communis geht an der Abzweigung zur Gallenblase in den **Ductus choledochus**, den Hauptgallengang, über. Der Choledochus mündet in vielen Fällen zusammen mit dem Ausführungsgang der Bauchspeicheldrüse, dem **Ductus pancreaticus**, über die **Vater-Papille** in den absteigenden Teil des Zwölffingerdarms. Der Gallenblasengang, genannt **Ductus cysticus**, entspringt am Übergang des Ductus hepaticus communis zum Ductus choledochus.

Frage 85

Was verstehen Sie unter Leberpforte?

Antwort

Die Leberpforte bezeichnet die **Einmündungsstelle** der Pfortader und der Leberarterie bzw. die Austrittsstelle der beiden Lebergallengänge.

Frage 86

Was produzieren die Magendrüsen?

Antwort

Die schlauchförmigen Magendrüsen befinden sich in der Magenschleimhaut und produzieren den **sauren Magensaft**. Zu unterscheiden sind die **Hauptzellen**, welche die unwirksame Vorstufe des einweißspaltenden Enzyms Pepsin produzieren, die **Belegzellen**, welche die Salzsäure bereiten und den Intrinsic-Faktor herstellen und schließlich die **Nebenzellen**, die den schützenden Schleim für die Magenwand produzieren.

Antwort

Frage 87

Wofür ist der Intrinsic-Faktor wichtig?

Der Intrinsic-Faktor ist notwendig zur **Aufnahme** von **Vitamin B_{12}** in den Körper. Er bildet zusammen mit dem Vitamin B_{12} einen Komplex, welche im Krummdarm über die Dünndarmzotten in den Körper aufgenommen wird. Fehlt der Intrinsic-Faktor, kann auch das Vitamin B_{12} nicht aufgenommen werden, es entsteht die **perniziöse Anämie.**
(Siehe Frage Nr. 247 (S. 110))

Antwort

Frage 88

Schildern Sie die Lage des Magens!

Der Magen liegt links im **Oberbauch** zwischen **Leber** und **Milz**. Oberhalb des Magens befindet sich die linke Zwerchfellkuppe, hinter dem Magen die **Bauchspeicheldrüse**, hinten links die Milz. Zur Hälfte wird der Magen von dem linken Leberlappen überlappt. Unterhalb des Magens befindet sich der querliegende **Dickdarm** bzw. Teile des Dünndarms. Der Magen liegt **intraperitoneal**, also innerhalb des Bauchfells.

Antwort

Frage 89

Welche Aufgabe übernimmt der Magen?

Der Magen hat die Aufgabe, die zerkaute **Nahrung aufzufangen** und sie mit dem Magensaft gut zu **durchmischen**. Dabei beginnt die enzymatische **Aufspaltung** der **Eiweiße**. Die Zungengrundlipasen spalten ca. 30% der Fette im Magen. Durch den niedrigen pH-Wert hat der Magen eine **bakterizide Wirkung**. Gleichzeitig schützt sich der Magen durch die Bildung eines zähen Schleims vor der eigenen Magensäure.

Antwort

Frage 90

Schildern Sie kurz den Verlauf der Aorta von der Aortenklappe bis zur Aortenbifurkation!

Die Aorta ist die Hauptschlagader des Körpers. Sie beginnt am Herzen hinter der Aortenklappe und wird unterteilt in einen **aufsteigenden Teil**, den **Aortenbogen** und einen **absteigenden Teil**. Vom Aortenbogen gehen **drei große Gefäße** ab, die den Kopf und den rechten und linken Arm versorgen. Das **Zwerchfell** unterteilt den absteigenden Teil der Aorta in **Brust**- und **Bauchaorta**. Von der Bauchaorta gehen folgende große Arterien ab: der **Truncus coeliacus**, ein Gefäßstamm für die Magen-, Leber- und Milzschlagader, die **obere Gekröseschlagader**, die rechte und linke **Nierenarterie**, die **untere Gekröseschlagader** und die paarig angelegten Hoden- bzw.

Eierstockarterien. Die Aortenbifurkation bezeichnet die **Gabelung** der **Aorta** in die rechte und linke gemeinsame Beckenarterie. Diese Teilungsstelle befindet sich in **Höhe** des **vierten Lendenwirbels** bzw. des Nabels.

Frage 91

Wie ist ein Gelenk aufgebaut?

Antwort

Gelenke sind **Verbindungen** von **Knochen** untereinander, die eine Körperbewegung erst ermöglichen. Bei den an einem Gelenk beteiligten Knochen unterscheidet man meist einen **Gelenkkopf** und eine **Gelenkpfanne**. Ein strapazierfähiger **Gelenkknorpel** überzieht die beteiligten **Gelenkflächen** um das darunter liegende empfindliche Knochengewebe zu schützen. Der Raum zwischen den am Gelenk beteiligten Knochen wird als **Gelenkspalt** bezeichnet und charakterisiert ein **echtes Gelenk**. Innerhalb der Gelenkhöhle hat die **Gelenkflüssigkeit**, genannt Synovia, zum einen die Aufgabe als Gelenkschmiere die Reibung der Gelenkflächen herabzusetzen und zum andern, den Gelenkknorpel zu ernähren, da das Knorpelgewebe keine Blutgefäße enthält. Gelenkspalt und Gelenkflüssigkeit werden von einer **Gelenkkapsel** umschlossen.
Ein sog. unechtes Gelenk weist keinen Gelenkspalt auf, sondern stellt ein Haften von Knochen mit Knochen bzw. Knochen mit Knorpeln dar.

Frage 92

Was ist ein Kornealreflex?

Antwort

Ein Kornealreflex ist ein **Hornhautreflex**, ein Fremdreflex. Durch Berührung bzw. Reizung der Hornhaut kommt es zur automatischen **Schließung** des **Augenlids**.

Frage 93

Was ist ein Pupillenreflex?

Antwort

Der Pupillenreflex bezeichnet die unwillkürliche Veränderung der Pupillenweite. Bei **Lichteinfall** kommt es zur Verengung der Pupille und bei **Dunkelheit** zur Weitstellung. Bei vegetativen Veränderungen führen ein erhöhter Sympathikustonus zur Pupillenerweiterung und ein erhöhter Vagustonus zur Pupillenverengung.

Frage 94

Wie sind die Leukozyten aufgeteilt? Erläutern Sie kurz deren Aufgaben!

Antwort

Leukozyten stellen die **Abwehrzellen** dar. Es werden Granulozyten, Monozyten und Lymphozyten unterschieden. Die **Granulozyten** dienen der **unspezifischen Abwehr**. Nach ihrem Färbeverhalten werden sie in basophile, eosinophile und neutrophile Granulozyten unterteilt. **Basophile** Granulozyten wirken **entzündungsfördernd**, sie enthalten unter anderem Histamin und Heparin. **Eosinophile** Granulozyten sind vermehrt vorhanden bei **Allergien**, **Parasitenbefall**, z. B. Würmern, und vor allem in der letzten Phase des Abwehrgeschehens, die daher auch eosinophile Heilphase oder „Morgenröte der Genesung" genannt wird. Die **neutrophilen** Granulozyten übernehmen die Aufgabe des Unschädlichmachens, der **Phagozytose**, indem sie körperfremde Substanzen „auffressen" und auflösen. Bei einer Entzündung sind sie immer als Erstes am Entzündungsort. Unter dem Mikroskop können **stabkernige** und **segmentkernige** neutrophile Granulozyten wahrgenommen werden. Die Stabkernigen zeigen den Anteil der jungen Granulozyten auf und sind im Normalfall im Differenzialblutbild nur wenig vorhanden. Ein übermäßiges Auftreten von Stabkernigen weist auf eine akute Entzündung hin, dies wird „**Leukozytose** mit **Linksverschiebung**" genannt.

Die **Monozyten**, auch Makrophagen genannt, weil sie so groß sind, bewirken in erster Linie **Phagozytose**. Sie sind jedoch auch an der spezifischen Abwehr beteiligt, da sie durch die Fähigkeit einer Antigenpräsentation an ihrer eigenen Zellmembran die Lymphozyten zur Antikörperbildung anregen können.

Die **Lymphozyten** dienen der **spezifischen Abwehr**, indem sie gegen bestimmte Antigene bestimmte Antikörper bilden und diese so unwirksam machen. Bei den Lymphozyten werden **B-Lymphozyten** und **T-Lymphozyten** unterschieden.

(Siehe auch Frage Nr. 110 (S. 48))

Frage 95

Geben Sie uns Informationen über das Blutbild!

Antwort

Das **rote Blutbild** (▸ Tab. 1.1) ist eine quantitative Bestimmung der Blutbestandteile. Im großen Blutbild werden die **Zahlen** der **Erythrozyten**, der **Thrombozyten** und der **Leukozyten**, bezogen auf einen Mikroliter, bestimmt. Zusätzlich gibt es Auskunft über den **Hämoglobinwert** in Gramm, bezogen auf hundert Milliliter und den **Hämatokritwert**, der in Prozent angegeben wird.

Das **weiße Blutbild** (▶ Tab. 1.2), auch **Differenzialblutbild** genannt, gibt Auskunft über die prozentualen Anteile der einzelnen Leukozytenarten.

▶ **Tab. 1.1** Rotes Blutbild.

Bestandteile	Wert	Einheit
Erythrozyten m	4,4–5,8	Mill./µl
Erythrozyten w	4,0–5,4	Mill./µl
Retikulozyten	ca. 1	% der Erythrozyten
Thrombozyten	150000–340000	µl
Leukozyten	4000–10000	µl
Hämoglobin m	14–18	g/dl
Hämoglobin w	12–16	g/dl
Hämatokrit m	40–52	%
Hämatokrit w	37–48	%

▶ **Tab. 1.2** Weißes Blutbild/Differenzialblutbild.

Bestandteile	Anteile
Stabkernige neutrophile Granulozyten	0–5 % der Leukozyten
Segmentkernige neutrophile Granulozyten	50–70 % der Leukozyten
Eosinophile Granulozyten	0–5 % der Leukozyten
Basophile Granulozyten	0–2 % der Leukozyten
Lymphozyten	25–50 % der Leukozyten
Monozyten	2–6 % der Leukozyten

Frage 96

Was ist das Peritoneum?

Antwort

Das Peritoneum, das **Bauchfell**, hat die Aufgabe, eine Verschieblichkeit der Bauchorgane untereinander zu ermöglichen. Das nach außen gelegene Bauchfellblatt ist mit der Bauchmuskulatur und der hinteren Bauchwand befestigt, das innere Blatt legt sich um die Bauchorgane herum. So wird eine **Fixierung** der **Bauchorgane** bei **gleichzeitiger Bewegungsfreiheit** ermöglicht.

Frage 97

Welche Organe liegen intraperitoneal, welche retroperitoneal?

Antwort

Die im Bauchfell gelegenen Bauchorgane werden als **intraperitoneale** Organe bezeichnet. Dazu zählen **Magen, Leber, Milz, Leerdarm** und **Krummdarm, Blinddarm** mit dem **Wurmfortsatz, querliegender Dickdarm** und **S-förmiger Teil des Dickdarms.** Die hinter dem Bauchfell liegenden Organe werden als **retroperitoneale** Organe bezeichnet. Einige sind mit einem Teil ihrer Oberfläche an dem Bauchfell verwachsen, z. B. **Zwölffingerdarm, Bauchspeicheldrüse, aufsteigender** und **absteigender Teil** des **Dickdarms**, andere liegen völlig frei zwischen Bauchfell und hinterer Bauchwand, z. B. die Nieren, Harnleiter, Aorta, untere Hohlvene, Milchbrustgang.

Frage 98

Beschreiben Sie die Lage des Herzens!

Antwort

Das Herz liegt im **Mediastinum**, im Raum zwischen den beiden Lungenflügeln, **hinter** dem **Brustbein.** Es liegt ungefähr zu **zwei Drittel links** und zu einem Drittel rechts der **Körpermittellinie.** Die **Herzspitze** ist mit dem **Zwerchfell verwachsen** und befindet sich normalerweise im fünften Interkostalraum innerhalb der Medioklavikularlinie.

Frage 99

Wie verläuft die Herzachse?

Antwort

Die Herzachse bezeichnet die **Verbindung** der **Herzbasis**, also der Mitte der Oberseite des Herzens mit der **Herzspitze.** Sie verläuft **diagonal** von **rechts oben hinten** nach **links unten vorne.** Zusätzlich ist das Herz um die Achse so gedreht, dass das rechte Herz vorne und das linke Herz hinten liegt.

Frage 100

Wo ist die Blutbildungsstätte beim Erwachsenen?

Antwort

Die Blutbildung, auch Erythropoese genannt, vollzieht sich beim **Erwachsenen** im **roten Knochenmark**, vor allem in den **Epiphysen**, den Knochenendstücken der langen **Röhrenknochen** und in den kurzen, **platten Knochen**, z. B. dem Brustbein und den Rippen. Sie kann jedoch bei bestimmten **Blutkrankheiten**, z. B. bei Leukämie oder Lymphogranulomatose, auch in **Leber** und **Milz** erfolgen.
Beim **ungeborenen Kind** findet die Blutbildung ebenfalls in **Leber** und **Milz** statt.

Die Bildung der Blutzellen erfolgt aus den Stammzellen. Aus diesen differenzieren sich nach unterschiedlicher Entwicklung die Erythrozyten, die Thrombozyten und die Leukozyten.

Frage 101

Was wissen Sie über Erythrozyten?

Antwort

Die Erythrozyten, auf Deutsch **„rote Blutkörperchen“**, sind kleine, auf beiden Seiten eingedellte **Scheiben**. Sie besitzen **keinen Zellkern** mehr und sind daher auch nicht in der Lage, sich zu teilen oder neues Zellplasma zu produzieren. Nach ungefähr **120 Tagen** verlieren sie ihre Fähigkeit sich zu verformen und werden vor allem in der **Milz abgebaut**. Ihre Aufgabe besteht in der „losen **Bindung**“ der **Sauerstoffmoleküle**, welche in den Lungenkapillaren aufgenommen und im Stoffaustauschgebiet an die Zellen abgegeben werden. Die Bindung des Sauerstoffs erfolgt über das **Hämoglobin**, den roten Blutfarbstoff.

Frage 102

Was ist Hämolyse?

Antwort

Unter Hämolyse versteht man den **Abbau** überalterter **Erythrozyten** im **Monozyten-Makrophagen-System**, vor allem in der Milz, Leber und im Knochenmark. Dabei wird das frei gewordene Globin, ein **Bluteiweiß**, in der Leber neu verwertet. Der aus dem Häm-Molekül frei gewordene Eiweißanteil wird zu Bilirubin umgebaut und im Blutplasma an Albumine gebunden. Dieses Bilirubin nennt sich **unkonjugiertes Bilirubin**. Das beim Abbau des Häm-Moleküls freigewordene **Eisen** wird vor allem in Leber und Milz gespeichert.
(Siehe auch Bilirubinkreislauf Frage Nr. 22 (S. 19))

- Hämoglobin
- Häm-MolekülGlobinanteil (→ Leber)
- FarbstoffanteilEisen (Überführung in die Speicherform)
- unkonjugiertes Bilirubin (→ Leber)

Frage 103

Beschreiben Sie uns den anatomischen Verlauf des Verdauungskanals, angefangen vom Mund bis zum Anus!

Antwort

Der Verdauungskanal bildet ein durchgehendes Rohr vom Mund bis zum Anus. Der Speisebrei gelangt von der **Mundhöhle** durch den Schluckakt in den **Mundrachenraum**, den **Kehlkopfrachenraum**, die **Speiseröhre** und schließlich in den **Magen**. An der Ringknorpelenge befindet sich der obere Ösophagussphinkter und an der Hiatusenge der untere Ösophagussphinkter. Der **Magenpförtner**, genannt Pylorus, trennt den Magen vom

Dünndarm. Dieser ist ein drei bis vier Meter langer Verdauungskanal, der in drei nahtlos ineinander übergehende Abschnitte unterteilt wird: den **Zwölffingerdarm** als kürzesten Abschnitt, den **Leerdarm** und den **Krummdarm**. Der Krummdarm wird durch die Ileozökalklappe, die **Bauhin'sche Klappe**, zum **Dickdarm** abgegrenzt. Dieser beginnt mit dem **Blinddarm** und dem dazugehörigen **Wurmfortsatz**, dem Appendix vermiformis, und dem **aufsteigenden Teil** des Dickdarms. Es folgen die rechte Dickdarmkrümmung unter der Leber, der **querliegende** Dickdarm, die linke Dickdarmkrümmung unter der Milz, der **absteigende** Dickdarm und der **S-förmige** Teil des Dickdarms, der in den **Mastdarm** übergeht. Der **Anus** stellt mit seinen Schließmuskeln die Begrenzung des Verdauungskanals nach außen dar.

Frage 104

Welche Aufgabe hat der Verdauungskanal zu erfüllen?

Antwort

Ziel des Verdauungskanals ist es, die Nahrung durch **Enzyme** in aufnahmebereite **Bausteine** zur spalten und diese in den Körper **aufzunehmen**. Um dies zu ermöglichen, muss die gesamte Nahrung **mechanisch zerkleinert**, **vermischt** und weiter **bewegt** werden. Die nicht vom Körper aufgenommenen Stoffe werden schließlich **eingedickt** und in Form von Kot **ausgeschieden**.

Frage 105

Wo liegt die Gallenblase und welche Funktion hat sie?

Antwort

Die Gallenblase liegt **unterhalb** der **Leber** in einer Längsfurche und ist an der **Oberseite** mit der **Leber verwachsen**. Sie reicht bis zum **unteren Leberrand**. Sie hat die **Speicherung** und **Eindickung** der Gallenflüssigkeit zur Aufgabe.

Frage 106

Welche Aufgabe hat die Galle?

Antwort

Die Galle wird meist während der Nacht von der Leber gebildet, in der Gallenblase gespeichert, konzentriert und bei Bedarf über hormonelle Steuerung abgegeben. Sie hat die Aufgabe, die **Fette** im Speisebrei zu **emulgieren**, d. h. die Fette wasserlöslich zu machen und in einer Lösung zu halten. So werden die von den Lipasen aufgespalteten Fette in kleinsten molekularen Tröpfchen, den **Mizellen**, zu den Dünndarmzellen transportiert.
Die Galle besteht aus ca. 80 % Wasser, Gallensäuren, Cholesterin und Gallenfarbstoffen. Durch ihre Fähigkeit fettlösliche Stoffe aufzunehmen, besitzt sie auch eine **Entgif-**

tungsfunktion. Der Körper kann wasserunlösliche Substanzen über die Galle ausscheiden.
Eine geringe Konzentration von Gallensäuren kann dafür sorgen, dass die Galle mit Cholesterin übersättigt ist und es zur Steinbildung, Cholelithiasis genannt, kommt.
(Cholelithiasis siehe Frage Nr. 298 (S. 134))

Frage 107

Erklären Sie die Begriffe äußere und innere Atmung!

Antwort

Unter **Atmung** versteht man den **Austausch** von **Gasen**, also die Aufnahme von Sauerstoff und die Abgabe von Kohlendioxid. Die äußere Atmung bezeichnet den **Gasaustausch** zwischen der Luft in den **Lungenbläschen** und dem Blut der **Lungenkapillaren**, die innere den **Gasaustausch** zwischen dem **Kapillarblut** und den **Zellen.**

Frage 108

Schildern Sie uns, wie ein Wirbel generell aufgebaut ist!

Antwort

Ein Wirbel besteht aus einem **Wirbelkörper**, einem **Wirbelbogen**, zwei **Querfortsätzen** und einem **Dornfortsatz**. Der Wirbelkörper bildet zusammen mit dem Wirbelbogen das **Wirbelloch**. Die Gesamtheit der Wirbellöcher aller Wirbel ergibt den Wirbelkanal, welcher das Rückenmark enthält. Die Quer- und Dornfortsätze bilden Ansatzpunkte für Muskeln und Bänder. Auf jeder Seite der Querfortsätze befinden sich am Rand des Wirbelbogens zwei kleine **Wirbelbogengelenke** auf **Gelenkfortsätzen**, die zum oberen und zum unteren Wirbel eine bewegliche Verbindung miteinander schaffen.
Zwei Wirbel bilden auf jeder Seite miteinander ein **Zwischenwirbelloch**, durch das der jeweilige Spinalnerv ein- bzw. austritt.
In ihrer Form und Größe unterscheiden sich die einzelnen Wirbel je nach Abschnitt der Wirbelsäule.
(Siehe auch Frage Nr. 38 (S. 24))

Frage 109

Was verstehen Sie unter einem Sesambein?

Antwort

Ein Sesambein ist ein kleiner meist runder **Knochen**, der in Bänder, Gelenkkapseln oder **Sehnen eingelagert** ist. Das bekannteste Sesambein ist die Kniescheibe. Sesambeine sind aber auch in den Sehnen der Finger- und Zehengrundgelenke zu finden.

Frage 110

Erklären Sie uns grob die verschiedenen Funktionsweisen des Abwehr- bzw. Immunsystems!

Antwort

Generell lässt sich eine unspezifische und eine spezifische Abwehr unterscheiden.
Die **neutrophilen Granulozyten** stellen die **unspezifische zelluläre Abwehr** dar, während unter einer **unspezifischen humoralen** Abwehr das **Komplementsystem** verstanden wird. **Humoral** bedeutet in den Körperflüssigkeiten befindlich, also nichtzellulär. Beim Komplementsystem handelt es sich um eine Reihe von Bluteiweißen, die sich gegenseitig aktivieren und schließlich zu einer Zellauflösung bzw. zu einer Anlockung von Fresszellen führen.
Die **T-Lymphozyten** werden dem **spezifischen zellulären** Abwehrsystem zugerechnet, während die **B-Lymphozyten** zum **spezifischen humoralen** System zählen, da diese durch Bildung von Plasmazellen Antikörper gegen bestimmte körperfremde Antigene in die Blutflüssigkeit abgeben.

Frage 111

Welche Wirkung haben das follikelstimulierende Hormon, kurz FSH genannt, und das luteinisierende Hormon, kurz LH genannt, auf die Eierstöcke sowie die Hoden?

Antwort

In der Wachstumsphase, speziell in der Pubertät, wirkt FSH auf das **Wachstum** der **Geschlechtsorgane**. Nach der geschlechtlichen Reife steuert FSH in den Eierstöcken die monatliche **Reifung der Primärfollikel** zum Tertiärfollikel. In den Hoden steuert FSH die **Spermatogenese**, also die Bildung der Spermien in den Hodenkanälchen.
Das LH wirkt am Ende der Follikelreifung mit und **steuert** den **Eisprung** und die **Bildung des Gelbkörpers**. Beim Mann wirkt das Hormon v. a. auf die **Leydig-Zwischenzellen** und steuert somit die **Androgenproduktion**.

Frage 112

Wo kann man überall vergrößerte Lymphknoten palpieren?

Antwort

Am Hals kann ich Lymphknoten vor allem am **Kieferwinkel** und **vor** dem Sternocleidomastoideus, dem **Kopfwender**, nach Vergrößerung und Beschaffenheit palpieren. Am Kopf finde ich Lymphknoten **hinter** den Ohren, **vor** den **Ohren** und am **Hinterkopf** an der Linea nuchea, einer wulstigen Knochenleiste. Weitere Lymphknotenregionen sind hinter dem **Schlüsselbein**, in der **Achselhöhle**, an den **Leistenbeugen** und in der **Kniekehle**.

Frage 113

Welche Knochen gehören zum Sprunggelenk?

Antwort

Das wesentlich mehr beweglichere obere Sprunggelenk besteht aus **Schienbein**, **Wadenbein** und **Sprungbein**. Es handelt sich um ein **Scharniergelenk**. Beim unteren Sprunggelenk geht der Talus, das Sprungbein, eine gelenkige Verbindung mit dem Fersenbein und dem Kahnbein ein.

Frage 114

Erklären Sie den Schilddrüsenregelkreislauf!

Antwort

Im **Hypothalamus**, dem Schaltzentrum des vegetativen Systems, wird die Konzentration der Schilddrüsenhormone (T_3/T_4) im Blut gemessen und mit dem Soll verglichen. Beim Absinken des Schilddrüsenhormonspiegels werden dann vom Hypothalamus sog. **Releasing-Hormone** ausgeschüttet, welche eine Ausschüttung von **TSH**, dem Thyreoidea stimulierenden Hormon, im **Hypophysenvorderlappen** bewirken. TSH wiederum wirkt in der Schilddrüse, der Glandula thyreoidea, auf die **Schilddrüsenproduktion** in den Schilddrüsenfollikeln. Die Schilddrüsenhormone führen zu einem **gesteigerten Grundumsatz**, indem sie u. a. zu einer verstärkten Sauerstoffaufnahme in den Zellen führen. Bei einem Zuviel an Schilddrüsenhormonen im Blut werden vom Hypothalamus sog. Inhibiting-Hormone ausgeschüttet, die eine Ausschüttung von TSH hemmen.

Frage 115

Wo befindet sich die Patella und welche Aufgaben hat sie?

Antwort

Die Patella, auf Deutsch die Kniescheibe, ist in der Sehne des Musculus quadriceps femoris, dem vierköpfigen **Unterschenkelstrecker**, eingebettet. Sie dient zum einen als **Umlenkrolle** über den knöchrigen Strukturen des Kniegelenks und zum anderen **schützt sie das Kniegelenk** während der **Beugung**, indem sie in den Kniegelenkspalt hineinrutscht.

Frage 116

Erklären Sie uns den Fettstoffwechsel, vom Mund beginnend bis zur Leber!

Antwort

Wichtige Fette, die mit der Nahrung aufgenommen werden, sind **Cholesterine** und **Triglyzeride**. Eine enzymatische Aufspaltung erfolgt nur bei Triglyzeriden. Im Mund werden Zungengrundlipasen produziert, welche im Magen ca. 30 % der Triglyzeride spalten. Die von der Pankreas produzierten **Lipasen** spalten die Triglyzeride im Dünndarm. Dafür wird die **Gallenflüssigkeit** benötigt, sie **emulgiert** die Fette. Durch die Gallensäuren entstehen kleinste molekulare Fetttröpfchen, die sog. **Mizellen**. Sie transportieren alle fettlöslichen Substanzen bis zu den Mikrovilli, dem sog. Bürstensaum der Dünndarmresorptionszellen. Dort lösen sich die Mizellen auf und die Fette werden in den Körper resorbiert, in **Chylomikronen** verpackt und größtenteils über den Milchbrustgang, den Ductus thoracicus, in das Blut und somit zu den Zellen gebracht. Die von der Nahrung aufgenommenen Fette werden als **exogene Fette** bezeichnet. Die Leber kann überschüssige Kohlenhydrate in Fette umbauen. Diese **endogenen Fette** werden in **VLDL** und **LDL** transportiert und so zu den einzelnen Zellen gebracht.

Frage 117

Schildern Sie uns den Verlauf der Venen von der Vena poplitea zum Herzen!

Antwort

Die Vena poplitea bezeichnet die **Kniekehlenvene**. Von dort fließt das venöse Blut über die Oberschenkelvene, die Vena femoralis, in die äußere Beckenvene, die Vena iliaca externa. Die **äußere Beckenvene** geht in die **gemeinsame Beckenvene** über, welche dann in die **untere Hohlvene**, die Vena cava inferior, einmündet. Die untere Hohlvene zieht sich durch den ganzen Bauchraum, durch die Leber und mündet oberhalb des Zwerchfells in den **rechten Vorhof**.
Vena poplitea – Vena iliaca externa – Vena iliaca communis – Vena cava inferior – rechter Vorhof.

Frage 118

Wo befindet sich die Schilddrüse und welche Aufgabe hat sie?

Antwort

Die Schilddrüse befindet sich am Hals auf **Höhe des Kehlkopfes**. Sie besteht aus einem rechten und einem linken Schilddrüsenlappen **seitlich am Hals**, die über ein bindegewebiges Mittelstück, dem Isthmus, auf Höhe des Ringknorpels miteinander verbunden sind. In der Schilddrüse befinden sich die Schilddrüsenfollikel, welche die Schilddrüsenhormone T_3, Trijodthyronin, und T_4, Thyroxin, produzieren. Die Schilddrüsenhormone **steigern den Grundumsatz**. Sie beschleunigen den Stoffwechsel in Ruhe, indem sie dazu führen, dass vermehrt Sauerstoff in die Zellen gelangt. Das führt dann zur **beschleunigten Herztätigkeit** mit Erhöhung der Herzmuskelkraft und zur **erhöhten Erregbarkeit der Nerven**. Der systolische Blutdruck erhöht sich leicht, allerdings nicht der diastolische, weil die Schilddrüsenhormone keine Vasokonstriktion der glatten Muskulatur der peripheren Gefäße ausüben. Alle Verbrennungsvorgänge von Kohlenhydraten, Eiweißen und Fetten werden gesteigert und dadurch eine **erhöhte Wärmeproduktion** erzielt. Der Blutzucker steigt. Im Säuglingsalter spielen Schilddrüsenhormone eine entscheidende Rolle bei der **körperlichen und geistigen Reifung**.

In den C-Zellen der Schilddrüsen wird **Kalzitonin** produziert. Kalzitonin wird bei einer Hyperkalzämie ausgeschüttet und **senkt den Kalziumspiegel** im Blut. Der Gegenspieler, Parathormon, wird in der Nebenschilddrüse produziert und wird entsprechend bei einer Hypokalzämie ausgeschüttet und führt damit zur Erhöhung des Kalziumspiegels im Blut.

Frage 119

Was sind Kohlenhydrate und welche gibt es?

Antwort

Kohlenhydrate, auch Saccharide genannt, sind **wichtige Energieträger** im Körper. Sie werden zusammen mit Proteinen und Fetten in Form von kleinen molekularen Bausteinen in den Körper aufgenommen, die Einfach- oder Zweifachzucker.

Einfachzucker oder Monosaccharide sind Traubenzucker, **Glukose,** Fruchtzucker, Fruktose, und der weniger bekannte Schleimzucker, **Galaktose**, die in Milch enthalten ist.

Zweifachzucker oder Disaccharide sind Rohr- und Rübenzucker, **Saccharose**, Malzzucker, **Maltose**, und Milchzucker, **Laktose**.

Vielfachzucker sind Polysaccharide, auch als tierische oder pflanzliche Stärke bekannt.

Teil 2
Pathologie

Fragen zu Pathologie

Frage 120

Was sind Herzgeräusche?
Welche Erkrankungen können dazu führen?

Antwort

Herzgeräusche sind durch **Strömungsturbulenzen** auftretende Geräusche, die zwischen den beiden Herztönen festzustellen sind. **Funktionelle Herzgeräusche** entstehen durch eine erhöhte Strömungsgeschwindigkeit, wie z. B. bei Fieber, Anämie, in der Schwangerschaft oder bei der Hyperthyreose. **Akzidentelle Herzgeräusche** sind vor allem bei Kindern und Jugendlichen zu finden. Sie haben keine krankhafte Bedeutung und sind fast nur in der Systole zu finden. Das Wort „akzidentell“ bedeutet „zufällig“, „unbedeutend, nicht krankhaft“. **Organische Herzgeräusche** entstehen durch **Herzklappenfehler** im Rahmen einer **Endokarditis**, also einer Entzündung der Herzinnenhaut, des Endokards. Organische Herzgeräusche sind im Gegensatz zu funktionellen und akzidentellen Herzgeräuschen nicht **lagerungsabhängig**.

Frage 121

Welche Unterscheidung der Herzgeräusche kennen Sie nach dem zeitlichen Auftreten?

Antwort

Unterschieden werden die Herzgeräusche nach den Arbeitsphasen des Herzens in systolische und diastolische Herzgeräusche. **Systolische Geräusche** treten während der systolischen Herzphase auf und entstehen aufgrund einer **Stenose** der **Taschenklappen** oder einer **Insuffizienz** der **Segelklappen**. **Diastolische Geräusche** treten während der diastolischen Herzphase auf und entstehen aufgrund einer **Insuffizienz** der **Taschenklappen** oder einer **Stenose** der **Segelklappen**.

Frage 122

Erzählen Sie uns kurz etwas über das rheumatische Fieber!

Antwort

Das **rheumatische Fieber** kann ein bis drei Wochen nach einem Infekt mit β-hämolysierenden Streptokokken der Gruppe A auftreten. Die dabei vom Körper gebildeten Antikörper wirken bei diesen Menschen kreuzreaktiv, d. h. dass diese Immunglobuline auf körpereigene Strukturen reagieren und eine Entzündung hervorrufen. Betroffen sind vor allem große Gelenke, Herz, Haut und manchmal auch das Gehirn. Sind die Gelenke betroffen, spricht man von einer **akuten Polyarthritis**. In 50 % der Fälle ist auch das Herz betroffen. Dann spricht man von einer **rheumatischen Karditis**. Sie macht sich meist durch eine Endokarditis bemerkbar. An der Haut können druckschmerzhafte, rötliche bis braune Knötchen entstehen, Erythema nodosum genannt. Seltener wird im Gehirn eine Enzephalitis oder Chorea minor ausgelöst.

Frage 123

Was ist eine Agranulozytose?

Antwort

Die Agranulozytose ist eine innerhalb von Stunden einsetzende **Abnahme** von **Granulozyten** im Blut. Die Ursache liegt in einer **allergischen Reaktion** auf eine bestimmte **Medikamenteneinnahme**, z. B. Antibiotika, Antirheumatika, Diuretika, Schmerzmittel, Beruhigungsmittel und viele andere Medikamente. Die Granulozytenbildung im roten Knochenmark wird so gestört, dass es bis zum völligen Verschwinden der Granulozyten kommen kann. Die Erkrankung tritt meist **plötzlich** aus voller Gesundheit mit **schwerem Krankheitsgefühl** auf. Es besteht anhaltend hohes **Fieber** mit **Schüttelfrost**. An den **Schleimhäuten** entwickeln sich innerhalb kurzer Zeit **Geschwüre**. Die regionalen Lymphknoten sind geschwollen.

Frage 124

Welche Maßnahmen würden Sie einleiten, wenn Sie in Ihrer Praxis einen Patienten mit Verdacht auf Agranulozytose hätten?

Antwort

Eine **sofortige Krankenhauseinweisung** ist notwendig. Der Patient muss unverzüglich die **Medikamenteneinnahme stoppen**. Bis zur Übernahme ins Krankenhaus muss unbedingt darauf geachtet werden, dass der Patient nicht mit pathogenen Keimen in Kontakt kommt.

Frage 125

Nennen Sie die Ursachen und die Symptomatik der Hypoglykämie!

Antwort

Hypoglykämie heißt Unterzucker, in der Regel versteht man darunter den **hypoglykämischen Schock**. Dies ist ein **lebensbedrohlicher** Zustand mit einem Blutzuckerwert unter 50 mg auf 100 ml. Die häufigste **Ursache** ist beim **Diabetiker** die Überdosierung von Insulin, eine gleichbleibende Insulindosis bei verstärkter körperlicher Arbeit oder bei verminderter Nahrungsaufnahme oder ein Zuviel an Alkohol. Andere mögliche Ursachen sind z. B. insulinproduzierende Tumoren, starker **Alkoholgenuss** während einer **Nulldiät**, im Rahmen einer **Nebennierenrindeninsuffizienz** oder einer **Hypophysenvorderlappeninsuffizienz**. Die Symptome beginnen meist **plötzlich**. Es zeigen sich ein starkes **Hungergefühl**, **Unruhe**, Schwitzen, Blässe, **Zittern**, **Krämpfe**, gesteigerte Reflexe und eine erhöhte Herzfrequenz. Der Blutdruck ist am Anfang normal, dann sinkend. Es kann eine ver-

mehrte Aggressivität und **emotionale Aufregung** bestehen. Schließlich kommt es zum **Bewusstseinsverlust**.
Zur Differenzialdiagnose zwischen Hypoglykämie und Hyperglykämie siehe ► **Tab. 2.1**.

Frage 126

Wie würden Sie bei Hypoglykämie therapieren?

Antwort

Dies ist ein **Notfall**. Ich alarmiere den Rettungswagen. Bei annäherndem Verdacht ist eine **Verabreichung** von **Glukose** notwendig, besonders wenn der Patient als Diabetiker bekannt ist. Ist der Patient bei Bewusstsein, reicht die orale Gabe eines Zuckerstückchens, ist er nicht mehr bei Bewusstsein, ist eine intravenöse Gabe von 30 ml einer 5 %igen Glukoselösung erforderlich, anschließend wird er in die **stabile Seitenlage** gebracht. Bis zum Eintreffen des Rettungswagens werden in kurzen Zeitabständen die **Vitalfunktionen** überprüft.

Frage 127

Nennen Sie die Symptomatik der Hyperglykämie!

Antwort

Eine Hyperglykämie ist eine Überzuckerung des Blutes. Bei hohen Blutzuckerwerten entsteht das **hyperglykämische Koma**, eine Komplikation eines Diabetikers. Grundsätzlich sind zwei Formen zu unterscheiden, das ketoazidotische Koma und das hyperosmolare Koma.
Das **ketoazidotische Koma**, wie es typischerweise beim Typ-I-Diabetes vorkommt, entsteht durch einen **starken Insulinmangel**. Dieser führt zu einer Hyperglykämie und einem verstärktem Abbau der Fettreserven mit Entstehung von Ketonkörperchen. Diese sauren Stoffwechselprodukte führen in großer Anzahl zu einer **Übersäuerung** des **Blutes**, der pH-Wert des Blutes sinkt unter den Normwert. Man nennt dies **metabolische Azidose**. Charakteristische Symptome für diese Komaform ist der **Azetongeruch** über Haut und Mund und die **Kussmaul-Atmung**. Unbewusst versucht der Patient durch diesen speziellen Atmungstyp über vermehrte Ausatmung die Azidose, also die Übersäuerung im Blut zu kompensieren.
Das **hyperosmolare Koma**, wie es typischerweise beim Typ-II-Diabetes vorkommt, entsteht durch einen **starken Bedarf an Insulin**, also durch eine falsche Ernährungsweise, die zu einer hohen Konzentration von Glukose im Blut führt. Der hohe Blutzuckerwert übersteigt das Leistungsvermögen der Niere, die Glukose aus dem Primärharn wieder zurückzuresorbieren, es kommt zu einem vermehrten **Ausscheiden** von **Glukose** über den **Harn**. Glukose kann nur in löslicher Form ausgeschieden wer-

den, also entsteht gleichzeitig ein hoher Wasser- und Elektrolytverlust. Der Patient muss viel Wasser lassen, man nennt dies **Polyurie**, und er hat natürlich einen sehr starken Durst, man nennt dies **Polydipsie**.

Beide Komaformen ähneln einander sehr und haben eine verstärkte Urinausscheidung und einen verstärkten Durst gemeinsam. Es finden sich typische Zeichen einer **Austrocknung**, vor allem beim hyperosmolaren Koma: stehende **Hautfalten**, **trockene Haut** und **Schleimhäute** und **weiche Augäpfel**. Der Patient ist **müde**, hat **keinen Appetit** und wirkt teilweise **apathisch**. Die **Reflexe** sind meist **abgeschwächt**. Meist besteht **Übelkeit** und **Erbrechen**. Das Bewusstsein trübt sich allmählich ein, bis zum Koma.

Zur Differenzialdiagnose zwischen Hyperglykämie und Hypoglykämie siehe ▸ **Tab. 2.1**.

(Weitere Diabetes-Fragen siehe Frage Nr. 185 (S. 81) und Nr. 321 (S. 142))

Frage 128

Wie würden Sie bei Hyperglykämie therapieren?

Antwort

Der Patient gehört auf die **Intensivstation**. Dort steht eine intravenöse **Flüssigkeitszufuhr** plus Gabe von **Normalinsulin** im Vordergrund.

▸ **Tab. 2.1** Differenzialdiagnose Hyperglykämie und Hypoglykämie.

Symptome	Hyperglykämisches Koma (ab 400 mg/dl)	Hypoglykämischer Schock (unter 50 mg/dl)
Atemgeruch	ketoazidotisches Koma: obstartig hyperosmolares Koma: normal	normal
Atmung	typische Kussmaul-Atmung (nur beim ketoazidotischen Koma)	normal
Blutdruck/Frequenz	Blutdruck erniedrigt, Frequenz schwach fühlbar	Blutdruck erst normal, dann abfallend; schneller Puls
Durst	starker Durst, aufgrund der vermehrten Harnausscheidung und Austrocknung	kein Durst
Entwicklung	in der Regel langsam	schnell und plötzlich
Exsikkosezeichen	ja; weicher und trockener Augapfel,	nein

▶ **Tab. 2.1** Fortsetzung.

Symptome	Hyperglykämisches Koma (ab 400 mg/dl)	Hypoglykämischer Schock (unter 50 mg/dl)
	stehenbleibende Hautfalten	
Haut	durch Exsikkose trocken	feucht, schweißig
Hunger	kein Hunger, Appetitlosigkeit	typischer Heißhunger
Tonus der Muskulatur	schwach, abgeschwächte oder fehlende Reflexe, nie Krämpfe	Patient fühlt sich schwach, ist aber erregt, Krämpfe und Tremor möglich, Halbseitenlähmung möglich, evtl. Babinski-Zeichen positiv
Urinstatus	Polyurie, Glukosurie, Ketonkörperchen	normal
Therapie	Insulingabe subkutan, Zufuhr von Flüssigkeit	Glukose oral, wenn ansprechbar, Glukose intravenös, wenn bewusstlos

Frage 129

Was wissen Sie über die Lymphogranulomatose?

Antwort

Die Lymphogranulomatose, auch **Morbus Hodgkin** genannt, stellt eine **bösartige**, kontinuierlich fortschreitende **Erkrankung** des **lymphatischen Gewebes** dar. Dabei kommt es in den Lymphknoten zu **knötchenförmigen Gewebsneubildungen**, welche teilweise aus entarteten Lymphozyten bestehen, den sog. **Hodgkin-Zellen** und den Sternberg-Riesenzellen. Die **Ursache** ist **unbekannt**. Zuerst fallen **nicht schmerzhafte Lymphknotenschwellungen** meist im **Halsbereich** auf. Später breitet sich die Erkrankung auf Lymphknoten aus, die in der Achselhöhle, im Bauchraum und in der Leistenbeuge lokalisiert sind. Es können Allgemeinerscheinungen auftreten, wie **Fieberschübe**, **Nachtschweiß** und **Gewichtsverlust**. Diese verschlechtern die Prognose. Der Patient fühlt sich **müde** und **schwach**, häufig besteht ein **generalisierter Juckreiz**, meist auch eine **Leber**- und **Milzschwellung**. Seltener kommt es zum sog. **Alkoholschmerz**, dabei empfindet der Patient nach Alkoholgenuss Schmerzen in den betroffenen Lymphknoten. Im Labor findet sich eine stark erhöhte Blutsenkungsgeschwindigkeit und meist eine Erniedrigung der Lymphozyten, genannt Lymphozytopenie.

Antwort

Frage 130

Was verstehen Sie unter Non-Hodgkin-Lymphomen?

Unter Non-Hodgkin-Lymphomen werden alle bösartigen Erkrankungen des lymphatischen Systems zusammengefasst, bei denen **keine Hodgkin-Zellen** nachweisbar sind. Neben dem Lymphknotenkrebs zählt man auch das **Plasmozytom** und die **chronische lymphatische Leukämie** zu den Non-Hodgkin-Lymphomen.

Antwort

Frage 131

Was wissen Sie über die chronische Polyarthritis?

Die chronische Polyarthritis bezeichnet eine **andauernde Entzündung mehrerer Gelenke**. Sie ist auch unter dem Namen **rheumatoide Arthritis** bekannt. Frauen sind dreimal häufiger betroffen als Männer. Die genaue **Ursache** ist **unbekannt**. Es handelt sich um eine **autoaggressive Erkrankung** mit **entzündlichem Befall** in und um **Gelenke** herum. Es kann jedoch auch zu Manifestationen von Gelenken entfernt kommen, so z. B. zu sog. **Rheumaknoten**. Am häufigsten sind die Fingergrundgelenke und die Fingermittelgelenke betroffen. Der Krankheitsverlauf ist nicht vorhersehbar und äußerst unterschiedlich. Typisch sind **Schübe**, in denen das betroffene **Gelenk** stark **schmerzt**, **gerötet** und **entzündlich** geschwollen ist. Die Schübe können aber auch weniger heftig verlaufen, mit leicht **erhöhtem Fieber**, **Nachtschweiß**, **Appetitlosigkeit** und **Unwohlsein**. Es besteht eine **Missempfindung** und **Morgensteifigkeit** vor allem in den **Fingergelenken**. Die Hand kann beim Händeschütteln schmerzen. Durch die permanenten Entzündungsschübe kommt es zur **allmählichen Zerstörung** des **Gelenks**. Es entwickeln sich zum Teil charakteristische **Gelenksdeformationen**, wie z. B. die **Ulnardeviation**, eine Abweichung der Finger in den Grundgelenken zur Seite der Elle hin.

Antwort

Frage 132

Welche Laborbefunde würden Sie bei der chronischen Polyarthritis erwarten?

In vielen Fällen ist der **Rheumafaktor** erhöht. Die **Blutsenkungsgeschwindigkeit** ist meist erhöht, ebenfalls das C-reaktive Protein, ein unspezifischer Parameter für Entzündungsvorgänge im Körper. Häufig findet sich auch eine Erhöhung der Leukozyten, eine **Leukozytose**.

Frage 133

Was verstehen Sie unter Rheumafaktor?

Antwort

Der Rheumafaktor ist ein **Antikörper-Antikörper-Komplex**. Es entsteht eine Antikörperbildung gegen das eigene Immunglobulin der Klasse G. Dieser Komplex ist typisch bei rheumatoider Arthritis, kann jedoch auch bei anderen Erkrankungen auftreten.

Frage 134

Welche Komplikationen der chronischen Polyarthritis kennen Sie?

Antwort

Ein schneller Verlauf kann innerhalb von ein bis zwei Jahren die Gelenke völlig zerstören, so dass der Patient zum **Invaliden** wird und ohne Pflege nicht auskommt. In einigen Fällen können auch **innere Organe** betroffen sein, so kann es z. B. zu folgenden Erkrankungen kommen: Iridozyklitis, eine Entzündung der Iris und des Ziliarkörpers, Pleuritis, Myokarditis, Vaskulitis, Polyneuropathie. In schweren Fällen kann es auch zu einer **Spontanfraktur** kommen, im ungünstigsten Fall zu einer **Querschnittslähmung**.

Frage 135

Nennen Sie die Komplikationen einer Streptokokkenangina!

Antwort

Angina bedeutet Enge bzw. das Gefühl einer Beengung. Im deutschen Sprachgebrauch versteht man darunter häufig **Tonsillitis**, eine Mandelentzündung. Diese wird neben Viren oft von **betahämolysierenden** Streptokokken der **Gruppe A** verursacht, auch Streptococcus pyogenes genannt. Die Streptokokkenangina tritt wesentlich **häufiger** bei **Kindern** auf und birgt einige Komplikationen in sich. Diese werden unter dem Begriff **rheumatisches Fieber** zusammengefasst. Dabei kann es zu einer wandernden akuten **Polyarthritis** kommen, evtl. auch zu **Hauterscheinungen**, im schlimmsten Fall kann sich die Herzinnenhaut entzünden. Diese **Endokarditis** führt meist erst in späteren Jahren zum **Herzklappenfehler** mit entsprechender Symptomatik. Eine andere Komplikation der Streptokokkenangina ist die **Glomerulonephritis**, eine abakterielle Entzündung der Nierenkörperchen mit Ödembildung, Ausscheidung von Blut und Proteinen über den Harn und Bluthochdruck.

Frage 136

Was ist eine Hiatushernie?

Antwort

Die Hiatushernie, auf Deutsch **Zwerchfellhernie**, stellt eine **erworbene Erweiterung** der **Öffnung** des **Zwerchfells** für die Speiseröhre dar, so dass **Magenanteile** in

den **Brustraum** treten können. Diese Öffnung wird Hiatus oesophagus genannt. Am häufigsten sind ältere Menschen betroffen. 90 % aller Zwerchfellhernien sind **axiale Gleithernien.** Dabei verlagert sich der Mageneingang in den Brustraum, so dass die **Speiseröhre nach oben geschoben** wird. Meist bestehen **keine Beschwerden**, evtl. schließt sich der untere Schließmuskel der Speiseröhre nicht mehr richtig und der Patient klagt über **Sodbrennen** und **Schluckbeschwerden.** Dabei besteht die Gefahr, dass es zu einer sog. **Refluxösophagitis** kommt.
Nicht selten besteht auch **Druckgefühl** im **Oberbauch** oder hinter dem **Brustbein**, besonders **nach** den **Mahlzeiten.** Wenn der obere Magenanteil, der Fundus, völlig in den Brustraum verlagert wird, besteht die Gefahr auf **Sickerblutungen** oder im schlimmsten Fall auf eine **Einklemmung** mit Zelluntergang und Ausbildung eines **akuten Abdomens.** Bei einer großen Hernie können die in den Brustraum eingetretenen Magenanteile zu einer **Herzverlagerung** führen. Dabei entstehen Herzrhythmusstörungen, **Beklemmungsgefühl** ähnlich einer Angina pectoris, und **Atemnot.**

Frage 137

Was würden Sie dem Patienten mit einer Hiatushernie raten?

Antwort

Eine Behandlung ist nur bei Beschwerden nötig. Wichtig ist, den **intraabdominalen Druck** zu **verringern**, d. h. z. B. eine bestehende **Verstopfung** zu therapieren, bei **Übergewicht** die Ernährungsweise umzustellen um eine **Gewichtsabnahme** herbeizuführen. Es ist ratsam, bei der Nahrungsaufnahme **langsam** zu **essen** und hastiges Schlucken zu vermeiden. Von **Alkohol** und **Nikotin** ist **abzuraten**, weil sie auf den Ösophagusschließmuskel schädigend wirken. Ebenso abzuraten ist von einem „Hinlegen nach dem Essen“. Besser wäre ein kleiner „Verdauungsspaziergang“.
Eine eindeutige Diagnose bzw. die Einteilung in eine bestimmte Form der Hiatushernie wird durch die Endoskopie und durch Schlucken von Röntgenkontrastmitteln gestellt. Dabei wird auch ein erforderlicher chirurgischer Eingriff erkannt.

Frage 138

Was sind Xanthelasmen?

Antwort

Xanthelasmen sind **gelbe Knoten** an den **Augenlidern**, die durch lokale Fetteinlagerungen entstehen und bei längerfristig erhöhten **Cholesterinwerten** vorkommen. Sie können im Alter jedoch auch unabhängig von einer Fettstoffwechselstörung entstehen.

Frage 139

Welche Erkrankungen gehen häufig noch mit einer Fettstoffwechselstörung einher?

Antwort

Fettstoffwechselstörungen finden sich oft gemeinsam mit weiteren Erkrankungen. Diese werden als das sog. Wohlstandssyndrom, das **metabolische Syndrom**, bezeichnet. Dazu zählt man **Adipositas**, die **essenzielle Hypertonie**, eine Erhöhung der **Harnsäurekonzentration** im Blutserum über 6,4 mg auf 100 ml, genannt Hyperurikämie und eine **pathologische Glukosetoleranz**.

Frage 140

Was verstehen Sie unter pathologischer Glukosetoleranz?

Antwort

Man kann diese als Vorstufe eines **Diabetes mellitus Typ II** auffassen. Der Körper ist nach Aufnahme von Glukose nicht in der Lage, den Blutzuckerspiegel in der Norm zu halten. Erst nach einiger Zeit **sinkt** der **Blutzuckerspiegel allmählich** wieder ab. Der Grund liegt in einer **herabgesetzten Insulinempfindlichkeit** der **Zielzellen**. Diese ist durch die anhaltend übermäßige Zufuhr von zuckerhaltigen Nahrungsmitteln entstanden. Eine Glukoseintoleranz wird durch den Glukose-Toleranztest ermittelt. (Glukose-Toleranztest siehe Frage Nr. 464 (S. 209))

Frage 141

Nennen Sie die Symptome der Mastoiditis!

Antwort

Unter Mastoiditis versteht man eine **Entzündung** des Processus mastoideus, des **Warzenfortsatzes** des **Schläfenbeins**, auch kurz Mastoideus genannt. Er ist als **Knochenvorsprung** direkt **hinter** dem **Ohrläppchen** tastbar und dient als Ansatzpunkt des Kopfwenders. Diese knöcherne Erhebung besteht nicht aus kompakten Knochen, sondern sie enthält **Hohlräume**, die mit der **Paukenhöhle**, also dem Mittelohr, in Verbindung stehen. Mastoiditis entsteht fast immer als Komplikation einer **nicht ausgeheilten Mittelohrentzündung**. Der Warzenfortsatz ist **druckschmerzhaft** und kann **sichtbar geschwollen** sein. Neben Kopfschmerzen bestehen Symptome der Mittelohrentzündung, z. B. klopfende **Ohrenschmerzen**, Schwerhörigkeit und Ohrgeräusche.

Frage 142

Welche Beratung geben Sie Ihrem Patienten, bei dem offensichtlich eine Mastoiditis besteht?

Antwort

Eine **medikamentöse Therapie** mit **Antibiotika** ist dringend anzuraten, da die Gefahr gegeben ist, dass sich der Entzündungsprozess auf den Knochen verlagert und im schlimmsten Fall auf das Gehirn übergreift und zu einer **Meningitis** oder einem **Hirnabszess** führt.

Antwort

Frage 143

Was verstehen Sie unter Zyanose?

Zyanose ist eine **bläuliche Veränderung** der **Häute** und **Schleimhäute** aufgrund einer **Abnahme** der **Sauerstoffsättigung** des Blutes. Die Verfärbung ist besonders gut im Bereich der **Lippen**, der **Zunge**, der **Nasenspitze** und der **Finger**- und **Zehenspitze** zu sehen. Bei der **zentralen Zyanose** besteht eine verminderte arterielle Sauerstoffsättigung, meist aufgrund von **Lungenerkrankungen** mit Behinderung des Gasaustausches oder im Rahmen eines Herzfehlers mit einem Rechts-links-Shunt, während bei der **peripheren Zyanose** die venöse Sauerstoffsättigung bei ausreichender arterieller Sauerstoffsättigung herabgesetzt ist. Dies geschieht wenn dem Blut vermehrt Sauerstoff entzogen wird und entsteht bei **vermindertem Blutfluss**, wie z. B. bei Herzinsuffizienz oder bei Schock. Eine **lokale Zyanose** entsteht bei **arteriellen** oder **venösen Durchblutungsstörungen**.

Antwort

Frage 144

Findet sich bei der Anämie auch eine Zyanose?

Eine Zyanose wird bei der Anämie **schwerer bemerkt**. Bei einer sehr schweren **Anämie** tritt eine Zyanose **nicht** mehr in **Erscheinung**. Das hat mit der allgemeinen Verminderung des Hämoglobins zu tun. Umgekehrt, bei der Polyglobulie, einer Vermehrung der Erythrozyten, tritt eine Zyanose schon sehr früh auf.

Antwort

Frage 145

Ein Patient kommt mit Schluckbeschwerden zu Ihnen in die Praxis, welche Erkrankungen würden Sie vermuten?

Schluckstörungen, auch wenn sie nicht schmerzhaft sind und nur von geringer Intensität, bedürfen einer **genauen** medizinischen **Abklärung**! Im schlimmsten Fall kann es sich um ein **Ösophaguskarzinom**, auf Deutsch Speiseröhrenkrebs, handeln. Dieser verursacht meist erst Schluckbeschwerden, wenn die Lichtung mehr als die Hälfte durch den Tumor eingeengt wird. Häufig bestehen **keine weiteren Symptome**. Zurückfließen der noch unverdauten Nahrung, Schmerzen hinter dem Brustbein oder Blutungen zeigen sich meist erst im Endstadium der Erkrankung. Verdächtig sind vor allen **Männer** zwischen dem **50.** und **60. Lebensjahr**, die in der Anamnese einen chronischen **Alkoholkonsum** oder länger bestehende **Erkrankungen** der **Speiseröhre** aufweisen. Begünstigende Faktoren sind außerdem noch Nitrosamine, das sind stickstoffhaltige Verbindungen, die z. B. in geräucherten Waren enthalten sind, oder Aflatoxine, giftige Stoffwechselprodukte des

Schimmelpilzes Aspergillus. Weitere Erkrankungen im Bereich der Speiseröhre, die ausgeschlossen werden müssen, sind z. B. **Ösophagusdivertikel**, **Hiatushernie**, **Entzündungen** der **Speiseröhrenschleimhaut**, **verschluckte Fremdkörper**, **Vernarbungen** oder möglicherweise auch **Systemerkrankungen**, wie z. B. die Sklerodermie oder Erkrankungen die zu neuromuskulären Störungen führen, wie z. B. die **Ösophagusachalasie**. In der Anamnese und bei der körperlichen Untersuchung ist jedoch auch auf organische Veränderungen zu achten, die von außen auf die Speiseröhre verdrängend wirken könnten, so z. B. eine gutartige oder bösartige **Schilddrüsenvergrößerung** oder eine **bösartige Lymphknotenschwellung** im Bereich des Mediastinums.
Sind alle organischen Ursachen durch medizinische Untersuchungen, wie die Endoskopie und das Schlucken eines Kontrastmittels ausgeschlossen, wird die Diagnose **Globus hystericus** gestellt, auch als vegetative Dysphagie bekannt. Darunter versteht man Schluckstörungen, die psychisch bedingt sind und häufig in Verbindung mit einer depressiven oder hypochondrischen Persönlichkeit stehen.

Frage 146

Erklären Sie uns kurz den Begriff Ösophagusachalasie!

Antwort

Achalasie bedeutet die **Unfähigkeit** der **glatten Muskulatur**, sich zu **entspannen**. Bei der Ösophagusachalasie ist der untere Schließmuskel der Speiseröhre aufgrund **degenerativer Veränderungen** des Auerbach-Plexus nicht mehr in der Lage zu erschlaffen. Die Folge ist, dass vor allem feste oder nicht gut zerkaute Nahrung bei der Passage in den Magen behindert wird. Es kommt dann zur Regurgitation, dem Zurückfließen von noch unverdauter Nahrung. Vor allem im Liegen ist das Schlucken von Nahrungsbrei stark behindert. Bei den meisten Patienten besteht durch die verminderte Nahrungsaufnahme Gewichtsverlust.

Frage 147

Welche Erkrankungen könnten noch hinter einer Regurgitation stecken?

Antwort

Alle **Verengungen** der **Speiseröhre**, wie z. B. der Speiseröhrenkrebs, Vernarbungen nach Entzündungen oder verschluckte Fremdkörper. Charakteristisch ist das Zurückfließen von gerader geschluckter Nahrung außerdem für ein **Ösophagusdivertikel**. Das ist eine erworbene **sackförmige Ausstülpung** der Wand der Speiseröhre. Am häufigsten kommt sie als sog. **Zenker-Divertikel** im Bereich des Übergangs des Kehlkopfrachenraums zur Speiseröhre vor und entsteht im Wesentlichen durch **zu hastiges Schlucken** bei ungenügendem Kauen.

Frage 148

Was ist ein Schockindex?
Ab wann spricht man von einem Schock? Woran erkennt man diesen?

Antwort

Unter Schockindex versteht man den **Quotienten** aus dem aktuellen **Pulsschlag** und dem **systolischen Blutdruckwert**. Nehmen wir an, ein gesunder Mensch hat normal eine Herzfrequenz von 65 und einen systolischen Blutdruck von 130, so ist der Quotient genau 0,5. Von einer Erkrankung bzw. einem Schock spricht man, wenn der Quotient stetig auf 1 zugeht oder **über 1** liegt. Dies ist an dem **erhöhten Herzschlag** bei **sinkendem systolischem Blutdruck** festzustellen. Selbst wenn kein Blutdruckmessgerät vor Ort vorhanden ist, zeigt ein hochfrequentierter und schwacher, manchmal kaum zu spürender Radialispuls das Vorliegen eines Schockzustandes an. Außerdem zeigt der Patient eine **kaltschweißige Haut**, eine **schnelle Atmung** und **Unruhe** und **Angst**.
Unter Schock versteht man ein **akutes Kreislaufversagen** mit einer **kritischen Mangeldurchblutung**. Es besteht ein **Missverhältnis** zwischen dem **Sauerstoffbedarf** der Zellen und dem tatsächlichen **Sauerstoffangebot**.

Frage 149

Welche Schockarten kennen Sie?

Antwort

Je nach Ursache werden verschiedene Schockformen unterschieden:

- Von einem **hypovolämischen Schock** spricht man bei einer Abnahme des Blutvolumens durch Blut- und Wasserverluste, z. B. infolge einer Blutung nach außen oder innen, durch heftige Durchfallerkrankungen, bei heftigem Erbrechen oder infolge einer Verbrennung.
- Von einem **kardiogenen Schock** spricht man beim Pumpversagen der Herzens, z. B. infolge eines Herzinfarkts, durch eine schwere Linksherzinsuffizienz, bei schweren Herzrhythmusstörungen oder im Rahmen einer Myokarditis, einer Herzmuskelentzündung.
- Der **anaphylaktische Schock** entsteht durch eine allergische Reaktion vom Typ I, dem Soforttyp. Durch verschiedenste Auslöser, z. B. intravenöse Gabe von Medikamenten oder Insektenstiche, kommt es zu einer allgemeinen Freisetzung von Histamin und eine dadurch bedingte erhöhte Gefäßdurchlässigkeit. Diese führt zum allgemeinen Flüssigkeitsverlust mit Entstehung der typischen Schocksymptome, der Erhöhung der Herzfrequenz mit gleichzeitiger Abnahme des systolischen Blutdrucks. (Siehe auch Frage Nr. 162 (S. 72))

- Von einem **septischen Schock** spricht man bei einer Überschwemmung des Blutes mit Bakterientoxinen.
- Der **neurogene Schock** entsteht durch Erkrankungen, Schädigungen oder Verletzungen des Zentralnervensystems.

Frage 150

Was ist Durchfall?

Antwort

Durchfall, Diarrhö genannt, ist eine **gehäufte Entleerung** von **Stühlen mehr** als **dreimal** am **Tag**, die einen **vermehrten Wassergehalt** und eine **vermehrte Stuhlmenge** aufweisen.

Frage 151

Welche Ursachen sind bei Diarrhö denkbar?

Antwort

Die Ursachen einer Diarrhö können sehr vielfältig sein. Häufig entstehen sie infolge einer **akuten infektiösen Gastroenteritis**. Typische Erreger sind Noroviren, Rotaviren, Salmonellen, darmpathogene Yersinien, Shigellen und pathogene Escherichia coli. Weitere mögliche Ursachen sind **Vergiftungen**, z. B. eine Pilzvergiftung, im Rahmen einer **Nahrungsmittelallergie**, z. B. Zöliakie, bei **nicht infektiösen Entzündungen** der **Dünndarmschleimhaut**, z. B. Morbus Crohn, Mangeldurchblutung oder Pfortaderstauung, bei **nicht infektiösen Erkrankungen** des **Dickdarms**, z. B. Colitis ulcerosa, Dickdarmkarzinom, Dickdarmpolypen, entzündete Dickdarmdivertikel, im Rahmen **hormoneller Erkrankungen**, z. B. Schilddrüsenüberfunktion, bei Einnahme bestimmter **Medikamente**, z. B. bei Herzglykosiden, oder auch als **Reizdarmsyndrom** als Ausschlussdiagnose.
Auf alle Fälle sollte eine länger als zwei bis drei Wochen andauernde Durchfallerkrankung genau diagnostisch abgeklärt werden.

Frage 152

Was ist Zöliakie?

Antwort

Zöliakie bezeichnet eine **Überempfindlichkeitsreaktion** der Dünndarmschleimhaut gegen das Getreideeiweiß **Gluten** im Säuglings- bzw. Kindesalter. Dabei kommt es zu heftigen **Entzündungsvorgängen** mit Gefahr auf einen **Schwund** der **Dünndarmzotten**. Im **Erwachsenenalter** wird dieses Krankheitsbild als **Sprue** bezeichnet. Das Kind hat meist **massive großvolumige Durchfälle**, die eine **fettig-schleimige** Konsistenz aufweisen und äußerst **unangenehm riechen**. Die Folge ist eine starke **Gewichtsabnahme** mit allgemeiner **Schwäche**.

Aufgrund des bestehenden Vitamin- und Mineralmangels kann das Kind bis zur Kachexie abmagern. Bei besonders starken Durchfällen besteht die Gefahr einer **Exsikkose**, auf Deutsch Austrocknung, mit der Gefahr eines hypovolämischen Schocks. Bei der Untersuchung findet sich neben den **Mangelsymptomen** meist auch ein **aufgetriebener Bauch** und eine Hypotonie.

Frage 153

Welche Therapie ist bei Zöliakie notwendig?

Antwort

Gluten ist in Hafer, Gerste, Roggen, Weizen und deren Produkten, wie z. B. allen Backwaren und Nudeln enthalten. Diese müssen **strikt gemieden** werden, dann kommt es meist zur vollständigen Gesundung der Dünndarmschleimhaut ohne bleibende Schäden.

Frage 154

Nennen Sie die Ursachen der Gastritis!

Antwort

Zunächst einmal muss die akute von der chronischen Gastritis unterschieden werden. Die **akute Magenschleimhautentzündung** entsteht im Wesentlichen durch von außen zugeführte Gifte, z. B. bei der Nahrungsmittelvergiftung oder durch Zufuhr von Alkohol oder bestimmten Medikamenten. Sie kann aber auch im Rahmen einer akuten Besiedlung mit Helicobacter pylori entstehen oder durch eine Stresssituation bedingt sein.
Bei der **chronischen Gastritis** gilt es drei Typen zu unterscheiden. Bei der **Typ-A-Gastritis** werden vom Körper **Antikörper** gegen die Belegzellen und den **Intrinsic-Faktor** gebildet. Infolgedessen kommt es zum Schwund der Belegzellen mit Fehlen der Magensäure und Entwicklung einer perniziösen Anämie, d. h. einer Vitamin-B_{12}-Mangel-Anämie. Die am häufigsten vorkommende **Typ-B-Gastritis**, auch Antrumgastritis genannt, wird typischerweise durch eine chronische Infektion der Magenschleimhaut mit **Helicobacter pylori** verursacht, daher auch der Name Helicobacter-pylorus-Gastritis. Die **Typ-C-Gastritis** wird durch Gallenreflux, Medikamente oder andere giftige Substanzen, wie z. B. Alkohol hervorgerufen.

Frage 155

Wie sind die Symptome einer Gastritis?

Antwort

Die akute Magenschleimhautentzündung geht mit unvermittelt auftretenden Beschwerden einher. Typisch sind **Magenkrämpfe**, **Übelkeit** und **Erbrechen**. Appetit besteht nicht mehr und der Oberbauch ist **druck-**

schmerzhaft. Bei schweren Entzündungen können **Blutungen** entstehen. Nach Absetzen des schädigenden Reizes und nach Beginn einer Diät verbessert sich der Zustand meist rasch und die Symptomatik verschwindet allmählich.

Die Symptomatik der chronischen Gastritis ist jedoch sehr unterschiedlich, oft bestehen sogar **keine Beschwerden**. Appetitlosigkeit, Erbrechen und Übelkeit sind untypisch. Typisch ist ein **Druck**- und **Völlegefühl** nach dem Essen, evtl. besteht auch eine Unverträglichkeit gegenüber schwer verdaulichen Speisen. Bei der Typ-A-Gastritis können sich zusätzlich Symptome einer **Vitamin-B$_{12}$-Mangel-Anämie** zeigen. Das sind die typischen Anzeichen einer Anämie mit Müdigkeit, Blässe, Leistungsmangel, Kopfschmerzen und allgemeiner Schwäche plus neurologischer Symptome wie z. B. Empfindungsstörungen. Die Typ-B-Gastritis kann unter Umständen zu einer **Ulkusbildung** führen.

Frage 156

Unterscheiden Sie Ulcus duodeni und Ulcus ventriculi!

Antwort

Ein Ulkus im Verdauungskanal bezeichnet einen umschriebenen Substanzverlust der Schleimhaut. Man spricht von der **Ulkuskrankheit**. Zu unterscheiden sind Ulcus ventriculi, das Magengeschwür, und Ulcus duodeni, das Zwölffingerdarmgeschwür, welches am häufigsten vorkommt. In der Hälfte der Fälle machen **Magen-Darm-Geschwüre keine Beschwerden**, so dass diese erst durch das Auftreten von Komplikationen diagnostiziert werden! Typisch für das **Zwölffingerdarmgeschwür** ist der **schneidende**, stechende **Schmerz**, der zwei bis drei Stunden **nach dem Essen** oder auch **nachts** auftritt und der durch erneute Nahrungsaufnahme meist wieder verschwindet. Beim **Magengeschwür** werden die **Schmerzen** oft durch die **Nahrungsaufnahme verstärkt** und häufig besteht auch nur ein Druck- und Völlegefühl. Die Symptomatik ist teilweise sehr uneinheitlich, so dass eine Diagnose erst durch eine endoskopische Untersuchung gestellt wird. Übelkeit, Erbrechen, Magenbrennen und Appetitlosigkeit können mit oder ohne Schmerzen bestehen.

Zur Differenzialdiagnose zwischen Ulcus ventriculi und Ulcus duodeni siehe ► **Tab. 2.2**.

▶ **Tab. 2.2** Differenzialdiagnose Ulcus ventriculi/Ulcus duodeni.

	Ulcus ventriculi	Ulcus duodeni
Lokalisation	kleine Kurvatur, Grenze zwischen Antrum und Korpus	Anfangsteil des Duodenums, in der Nähe des Pylorus
Häufigkeit	seltener	3- bis 4-mal häufiger als Magenulkus
jahreszeitliches Auftreten	immer	Herbst und Frühling
Patienten	meist ältere Menschen, wirken krank, klagen über Beschwerden, Nasolabialfalte	meist jüngere Patienten, Männer sind wesentlich häufiger betroffen, stark leistungsorientiert, klagen selten über Beschwerden
Helicobacter pylori	in 70–80 % der Fälle nachweisbar	fast immer nachweisbar
Entartung	Magenkarzinom in 3 % der Fälle	äußerst selten
Blutgruppe	häufig Blutgruppe A	häufig Blutgruppe 0
punktuelle Schmerzen	links der Mittellinie	rechts der Mittellinie
typische Beschwerden	Sofortschmerz nach Nahrungsaufnahme	Spätschmerz (1–3 Stunden nach dem Essen), Nacht- und Nüchternschmerz, Schmerzen werden mit der Nahrung besser
Komplikationen	Perforation, Penetration, Blutungen, Entartung	Perforation, Penetration, Blutungen, Pylorusstenose

Frage 157

Welche Komplikationen sind bei Magen-Darm-Geschwüren zu befürchten?

Antwort

Zu befürchten sind akute **Blutungen**, die zu einem **hypovolämischen Schock** führen können oder ein **Durchbruch** des Geschwürs durch die Magen- oder Darmwand in die Bauchhöhle, was mit einem **akuten Abdomen** einhergeht. Denkbar ist auch eine **Pylorusstenose**, eine narbige Verengung im Bereich des Magenpförtners. Diese macht sich durch plötzliches und heftiges Erbrechen, während oder kurz nach dem Essen, bemerkbar. Bei Bestehen eines Magengeschwürs über Jahre und Jahrzehnte ist eine **Entartung** der Magenschleimhaut denkbar.

Frage 158

Welche Hautkrebsarten kennen Sie?

Antwort

Die bekanntesten Hauttumoren sind das Basaliom, das maligne Melanom und das Spinaliom.

- Das **Basaliom** geht von der **Basalschicht** der Oberhaut aus und wächst langsam zerstörerisch in die Umgebung hinein. Allerdings bildet es in der Regel **keine Metastasen**, daher wird dieser Tumor auch als **semimaligner**, halbbösartiger, bezeichnet. Die häufigste Lokalisation ist das Gesicht.
- Das **maligne Melanom** geht von den **Melanozyten** der **Oberhaut** aus und gilt als **sehr bösartiger** Tumor, d. h. er metastasiert sehr früh. Man weiß, dass **Sonnenbrände** und eine starke und **langjährige Sonneneinwirkung** das Entstehen dieser Krebsart begünstigt. Auch gilt eine **lichtempfindliche Haut** und eine **hohe Anzahl** von **Leberflecken** als eine erhöhtes Risiko.
- Das **Spinaliom**, der sog. Stachelzellkrebs oder auch Plattenepithelkarzinom, geht von der **Stachelzellschicht** der Oberhaut aus. Diese Krebsart findet sich besonders an **Schleimhäuten**, z. B. als Lippen- oder Zungenkrebs bei **Zigarren**- oder **Pfeifenrauchern**, oder auch im Genitalbereich als Penis- und Vulvakrebs.

Frage 159

Wann besteht bei Ihnen ein Verdacht auf eine bösartige Hauterkrankung?

Antwort

Vor allem sind **Hautveränderungen** verdächtig, die sich in einem **kurzen Zeitraum** ereignen, z. B. ein schnell wachsender Pigmentfleck, eine plötzliche blauschwarze **Farbveränderung** oder das Entstehen einer höckrigen Oberfläche. Auch ein **Muttermal**, das sich verändert, entzündet, blutet, juckt oder schmerzt. gibt einen Verdacht auf Malignität. Zusätzliche regionale **Lymphknotenschwellungen** untermauern den Verdacht.

Frage 160

Was ist der Unterschied zwischen einer Arthritis und einer Arthrose?

Antwort

Arthritis bezeichnet eine **akute** oder **chronische** Gelenkentzündung. Eine akute Arthritis mit den typischen **Entzündungszeichen** findet sich vor allem bei infektiöser Arthritis mit oder ohne Nachweis lebender Erreger im Gelenk, bei einem Gichtanfall oder im Rahmen eines Traumas. Eine chronische Gelenkentzündung ist typisch bei rheumatoider Arthritis und hat im Wesentlichen Gelenkveränderungen zur Folge. Für die akute Arthritis ist **Ruheschmerz** typisch, für die chronische Arthritis eher **Bewegungsschmerz**.

Arthrose dagegen bezeichnet eine **degenerative Gelenkerkrankung** mit chronischer Abnutzung des Gelenkknorpels, bei der keine immunologisch-entzündliche Veränderung vorliegt. Jedoch kann es zu kurzfristigen Entzündungsvorgängen im Gelenk kommen, wenn der Gelenkknorpel völlig verschwunden ist und die Knochenhäute sich berühren und entzünden. Typisch für die Arthrose ist der **Anlauf**- und **Belastungsschmerz**.

Frage 161

Welche Faktoren spielen bei der Entstehung einer Arthrose eine Rolle?

Antwort

Arthrosen treten mit **zunehmendem Alter** häufiger auf. Man weiß, dass **Übergewicht**, dauernde **Fehlbelastung**, **Verletzungen**, wiederkehrende **Entzündungen** und angeborene **Fehlentwicklungen** eine Gelenkdegeneration begünstigen. **Stoffwechselerkrankungen** und **hormonelle Störungen** können auch zu degenerativen Erkrankungen im Gelenk führen. Bei Frauen tritt die Arthrose häufig während der **Wechseljahre** auf.

Frage 162

Wie sind die typischen Symptome beim anaphylaktischen Schock, welche Schweregrade werden unterschieden?

Antwort

Ein anaphylaktischer Schock entsteht durch eine **allergische Reaktion**, z. B. durch eine intravenöse Gabe von Medikamenten oder durch Insektenstiche. Durch Freisetzung von Histamin kommt es zur **allgemeinen Gefäßerweiterung**. Schon Sekunden nach der Allergenzufuhr kann es zu Symptomen kommen. Dabei werden vier Schweregrade unterschieden. Beim **ersten Schweregrad** treten plötzlich **Hitzewallung** und **Schwindelgefühl** mit starken **Kopfschmerzen** auf. Dazu kann es zu **Hauterscheinungen** um den Nadelstich kommen, z. B. eine Rötung oder eine Quaddelbildung. Das **Gesicht** ist meist hoch **rot**, die **Kopfhaut** und die **Zunge jucken** stark. Beim **zweiten Schweregrad** kommen zusätzlich dazu **Übelkeit** und **Erbrechen**, **leichte Atemnot** und eine allmähliche **Tachykardie** mit **Blutdruckabfall**. Beim **Schweregrad III** besteht eine **manifeste Schocksymptomatik** mit einem Schockindex über 1 und starker Atemnot. Tritt ein Atem- und Kreislaufstillstand ein, ist der letzte Schweregrad erreicht.

Frage 163

Wie verhalten Sie sich, wenn ein Patient in Ihrer Praxis Anzeichen eines anaphylaktischen Schocks zeigt?

Antwort

Der **Notarzt** muss sofort verständigt werden. Falls möglich, muss die **Allergenzufuhr** sofort **gestoppt** werden, bei einem intravenösen Vorgang wird die **Nadel** aber **auf**

keinen Fall herausgenommen. Falls keine intravenöse Injektion erfolgt ist, muss sofort ein großlumiger **venöser Zugang** gesichert werden. Sind Medikamente vorhanden, wird **Adrenalin** (Epihephrin) als Spray oder intravenös gegeben, zusätzlich intravenöse Gabe von **Kortison** (Dexamethason) und **Antihistaminikum**. Als **Volumensubstitution** wird die Ringer-Lösung intravenös gegeben.

Frage 164

Was können Sie über die Tuberkulose erzählen?

Antwort

Die Tuberkulose ist eine **bakterielle Infektionskrankheit**, die am häufigsten die Lunge befällt. Für den Heilpraktiker besteht gemäß Infektionsschutzgesetz §6 bei **Erkrankung** an einer Tuberkulose **Meldepflicht**. Die Erkrankung hat in der heutigen Zeit durch das Auftreten von AIDS wieder an Bedeutung gewonnen. Die Erreger sind **Mykobakterien**, auch Tuberkelbakterien genannt. Die Übertragung erfolgt durch **Tröpfcheninfektion**. Meist sind Menschen mit offener Tuberkulose die Ansteckungsquelle. Allerdings ist es möglich, wenn auch selten, sich durch infizierte Nahrungsmittel, z. B. **kontaminierte Milch**, anzustecken. In der Regel beträgt die Inkubationszeit **vier** bis **sechs Wochen**. Eine Infektion hängt von der Zahl und von dem Grad der Aggressivität der Mykobakterien ab. Ebenso spielt die Dauer der Exposition und vor allem die **Abwehrlage** des betroffenen Menschen eine wichtige Rolle.

In 90% der Fälle läuft die Erstinfektion, auch **Primärtuberkulose** genannt, in der Lunge ab. Es bildet sich der **Primärherd**, die Erreger werden in den sog. **Tuberkeln** abgekapselt. Bei schlechter Abwehrlage kann sich das Gewebe in den Tuberkeln verflüssigen und evtl. abgehustet werden, es entsteht die **offene Tbc**. Bei guter Abwehrlage kann die Erkrankung für immer abgeheilt sein. Die Erreger können jedoch in den abgekapselten Herden **überdauern** und bei verminderter Abwehrlage erneut aktiv werden. Man nennt dies die **postprimäre Tbc**. Bei **Überwindung der Lymphknotenschranke** können sich die Erreger über das Blut verbreiten und **andere Organe befallen**. Grundsätzlich kann jedes Organ befallen werden. Gefürchtet ist dabei die **Miliartuberkulose**, eine generalisierte Tuberkulose mit Bildung zahlreicher Tbc-Herde im Körper. Dabei besteht sehr hohes Fieber.

In der Regel verläuft die Primärtuberkulose symptomlos oder mit nur uncharakteristischen Beschwerden. Dazu zählen leichtes **Fieber**, **Nachtschweiß**, **Husten**, **Appetitlosigkeit**, **Gewichtsverlust**, Müdigkeit und **Schwäche**.

Bei jüngeren Menschen entsteht häufig Pleuritis exsudativa, die feuchte Brustfellentzündung.

Frage 165

Ein Patient berichtet Ihnen, dass sein Tuberkulin-Test pathologisch sei. Was sagt Ihnen das?

Antwort

Der Tuberkulin-Test, auch Tine-Test genannt, weist auf eine Infektion mit Tuberkuloseerregern hin. Positiv ist der Test dann, wenn zwei bis vier Tage nach der intrakutanen Verabreichung eine typische Hautreaktion auftritt, dabei kommt es zu einer kleinen geröteten Schwellung bzw. zur Bildung von Knötchen. Das weist darauf hin, dass eine Infektion stattgefunden hat. Aufschluss über den zeitlichen Auftritt oder ob es sich um eine frische Infektion handelt, gibt der Test jedoch nicht.

! Merke
Bei den Infektionskrankheiten immer mit der Meldepflicht für Heilpraktiker gemäß IFSG anfangen, falls vorhanden.

Frage 166

Nennen Sie die klassischen Symptome einer Meningitis!

Antwort

Meningitis ist eine **Entzündung** der **Hirnhäute**, häufig ist dabei auch das Gehirn mit beteiligt, das wird dann Meningoenzephalitis genannt. Bei der Meningokokken-Meningitis besteht für den Heilpraktiker gemäß Infektionsschutzgesetz §6 bei **Verdacht** und **Erkrankung** eine **Meldepflicht**. Die Erkrankung tritt häufiger in der kalten und **feuchten Jahreszeit** auf. Besonders **gefährdet** sind **Säuglinge** und **Kleinkinder**.
Der Erkrankung beginnt **plötzlich** mit **hohem Fieber** und **Schüttelfrost**. Der Patient klagt dabei über sehr **starke Kopfschmerzen** und eine starke **Überempfindlichkeit** gegenüber Berührung, Geräusche und Helligkeit. Häufig kommt **Übelkeit** und **Erbrechen** hinzu. Schon nach wenigen Stunden kann sich eine **Nackensteifigkeit** anbahnen, die dann allmählich in **Opisthotonus** übergehen kann, eine krampfartige Überstreckung von Kopf und Rücken. **Krämpfe**, **Lähmungen** und Bewusstseinsstörungen zeigen die Manifestation der Erkrankung an. Außerdem kann es zu **Hautausschlägen** und zu **Einblutungen** der Haut (Petechien, Hämatome) kommen.

Frage 167

Welche Untersuchungsmethoden fallen bei der klassischen Meningitis in der Regel positiv aus?

Antwort

Folgende Untersuchungsmethoden sind in der Regel positiv: Beim passiven Vorbeugen des Kopfes kommt es zur reflektorischen Beugung der Beine, das nennt sich **Brudzinski-Zeichen**. Eine passive Streckung der gebeugten Knie bei ebenfalls gebeugten Hüftgelenken ist nicht möglich, das nennt sich **Kernig-Zeichen**. Das aktive Anheben des gestreckten Beins in Rückenlage ist nicht möglich bzw. schmerzhaft, das nennt sich **Lasègue-Zeichen**. Außerdem ist es dem Patienten nicht möglich, das Knie bei angewinkelten Beinen mit dem Mund zu berühren, das nennt man **Knie-Kuss-Phänomen**. Ein freies Aufsitzen aus der Rückenlage ohne das Aufstützen mindestens eines Armes ist nicht möglich, das nennt sich **Dreifußzeichen**.

Frage 168

Was verstehen Sie unter Koma?

Antwort

Koma ist eine **tiefste Bewusstlosigkeit**, bei der auch auf stärkste Reizung **keine Reaktion** mehr erfolgt.
Dem Koma gehen in der Regel verschiedene Bewusstseinsstörungen voraus. Bei der **Somnolenz** handelt es sich um eine krankhafte Schläfrigkeit mit starker Benommenheit und Apathie, bei der der Patient jedoch ansprechbar bzw. durch äußere Reize weckbar ist. Beim **Sopor** besteht eine fast völlige Reaktionslosigkeit, der Patient reagiert nur auf stärkste Reize, z. B. auf Schmerzreize mit einer Abwehrbewegung.

Frage 169

Nennen Sie uns einige Komaarten und deren Ursachen und Leitsymptome!

Antwort

Beispiele:

- Das **diabetische Koma**, das bei einem Patienten mit Diabetes mellitus bei einer Hyperglykämie entstehen kann. Als Leitsymptome sind Azetongeruch, Kussmaul-Atmung, starker Durst, Polyurie und Zeichen einer Austrocknung zu nennen.
- Das **hepatische Koma** entsteht im Rahmen einer Leberzirrhose oder einer fulminanten Hepatitis. Das durch ungenügende Leberfunktion freiwerdende Ammoniak blockiert die Neurotransmitter in den Synapsen des Gehirns. Leitsymptom ist der erdige Geruch, wie nach frischer Leber. Evtl. sind Leberhautzeichen festzustellen.
- Das **hypothyreote Koma** entsteht infolge einer extremen Schilddrüsenunterfunktion. Leitsymptome sind verlangsamte Herzfrequenz, Hypotonie, verlangsamte Atemfrequenz und Untertemperatur.

- Das **thyreotoxische Koma**, auch als Coma basedowicum bekannt, entsteht infolge einer extremen Schilddrüsenüberfunktion. Leitsymptome sind eine hochgradige Tachykardie, Fieber, Durchfall, Zeichen der Austrocknung und extreme Unruhe.
- Das **urämische Koma** entsteht als Endstadium einer chronischen Niereninsuffizienz oder eines akuten Nierenversagens. Leitsymptome sind der urinöse Geruch, eine gelbfahle Haut, fehlender Urinabgang und Hypertonie.

Frage 170

Was verstehen Sie unter Hyperurikämie?

Antwort

Hyperurikämie bedeutet eine **Erhöhung** der **Harnsäurekonzentration** im Blutserum über 6,4 mg/dl. Häufig bleibt die Erhöhung symptomlos, allerdings steigt das **Risiko** eines akuten **Gichtanfalls** mit zunehmender Höhe der Harnsäurekonzentration.

Frage 171

Was ist Harnsäure und wodurch kommt die Erhöhung zustande?

Antwort

Beim Abbau von Zellkernen fallen Purinstoffe an. Diese werden in Harnsäure überführt und über die Niere als so genannter harnpflichtiger Stoff ausgeschieden. Harnsäure ist also ein **Endprodukt** des **Nukleinsäurestoffwechsels**. Die Ursache einer Vermehrung der Harnsäure im Blut liegt einmal in einer **erblichen Störung** des Harnsäurestoffwechsels in der Niere und zum anderen in dem **Essverhalten** des Patienten. Häufig sind leicht **übergewichtige Männer** des mittleren Lebensalters betroffen. Die Auslösung eines Gichtanfalls erfolgt meist durch **Ess**- und **Trinkgelage**, dabei wirkt die fleischreiche Kost, vor allem **Innereien**, stark harnsäureerhöhend. Der Genuss von **Alkohol** wirkt auf die Harnsäureausscheidung in der Niere hemmend und kann so auch einen Gichtanfall herbeiführen. Auch Tumore können infolge eines Zellzerfalls einen Gichtanfall provozieren.

Frage 172

Was raten Sie einem Patienten mit erhöhten Harnsäurewerten?

Antwort

Bei bestehendem Übergewicht ist eine **Gewichtsabnahme** anzuraten. In den meisten Fällen verschwindet dann die Hyperurikämie. Eine **purinarme Diät** ist notwendig, um die Gefahr eines akuten Gichtanfalls herabzusetzen. Innereien, in Öl eingelegter Fisch, Mayonnaisen und Remouladen sollten dabei völlig vermieden werden, ebenso Alkohol. Der Patient sollte möglichst **viel trinken**.

Frage 173

Ist einem Patienten mit Hyperurikämie eine Nulldiät anzuraten?

Antwort

Nein! Durch den erhöhten Zellabbau fallen vermehrt Purinstoffe an. Diese können einen akuten Gichtanfall auslösen.

Frage 174

Haben Sie den Begriff Kaposi-Sarkom schon einmal gehört?

Antwort

Ja. Das Kaposi-Sarkom (sprich: „Kaposchi") ist ein vom Bindegewebe der **Gefäße** ausgehender bösartiger, sehr **schnell wachsender Tumor**. Er tritt an der **Haut** und den **Schleimhäuten** in Form von **bräunlich-lividen** Flecken und **Knoten** auf, die eine Tendenz zur **Blutung** und **Geschwürsbildung** aufweisen. Die klassische Form ist sehr selten, jedoch tritt die epidemische Form im Rahmen der **AIDS-Erkrankung** zunehmend in den Vordergrund. Dabei kann, meist ausgehend von den Händen und Füßen, der ganze Körper befallen werden, auch innere Organe.

Frage 175

Erzählen Sie bitte alles Wichtige über Botulismus!

Antwort

Botulismus ist eine **bakterielle Lebensmittelvergiftung** durch Botulismus-**Toxine**, welche äußerst giftig sind und im Körper die Reizübertragung zwischen Nerven und Muskeln blockieren. Für den Heilpraktiker besteht gemäß Infektionsschutzgesetz § 6 bei **Verdacht** und **Erkrankung** an Botulismus **Meldepflicht**. Der Erreger ist **Clostridium botulinum**, die Inkubationszeit beträgt in der Regel nur **wenige Stunden**, die Übertragung erfolgt meist durch den **Verzehr** von **verdorbenen**, **ungenügend erhitzten Fleisch**- oder **Gemüsekonserven**. Magen-Darm-Beschwerden wie Übelkeit, Erbrechen, Durchfall und Magenkrämpfe sind in weniger als der Hälfte der Fälle vorhanden. Die **neurologische Symptomatik** beginnt am Kopf und schreitet langsam in Richtung Körper und Extremitäten fort. Typische Symptome sind **Sehstörungen** mit **Doppeltsehen**, **Schluckbeschwerden**, **Heiserkeit**, **Sprechschwierigkeiten**, **trockener Mund**. Es entsteht eine **allgemeine Muskelschwäche**. Fieber tritt nicht auf, Sensibilitätsstörungen sind nicht vorhanden. Häufig tritt der Tod durch Lähmung der Atemmuskulatur ein.

Frage 176

Was ist eine Linksherzinsuffizienz und welche Symptome sind zu erwarten?

Antwort

Eine Linksherzinsuffizienz ist eine **chronische Herzmuskelschwäche**, bei der die vom Lungenkreislauf ankommende Blutmenge nicht mehr genügend in den großen Körperkreislauf gepumpt werden kann. Die Folge ist ein **Absinken** des **Herzminutenvolumens** und ein **allmählicher Blutrückstau** in die **Lunge**. Infolge des chronisch verminderten Herzminutenvolumens klagt der Patient über **Müdigkeit**, **Leistungsschwäche**, **Konzentrationsschwierigkeit**, **Appetitlosigkeit** und **Gewichtsabnahme**. Durch den Rückstau des Blutes in die Lunge kommt es anfänglich unter normaler Belastung, dann unter leichter Belastung und später auch in Ruhe zur **Atemnot**. Diese Ruhedyspnoe manifestiert sich im klinischen Bild des **Asthma cardiale**. Der Patient klagt über **anfallsartige Atemnot** und **spastischen Husten**, die vor allem **nachts** auftreten. Die Atemnot verbessert sich durch Aufrechtsitzen. Langsam gewöhnt sich der Patient daran beim Schlafen Kissen zum Hochlagern des Oberkörpers zu benutzen. Man sagt, die Anzahl der Kissen im Rücken gibt den Grad der Linksherzinsuffizienz an.

Frage 177

Welche Komplikationen der Linksherzinsuffizienz sind zu befürchten?

Antwort

Bei massiver Stauung ist ein **Lungenödem** zu befürchten, dabei besteht schwerste Atemnot, Angst und Zyanose. Rasselgeräusche können deutlich ohne Stethoskop wahrgenommen werden. Zu befürchten ist eine sog. **Stauungspneumonie**, d.h. eine Lungenentzündung, die infolge des Blutrückstaus in die Lunge entsteht. Eine Linksherzinsuffizienz kann in ihrem Verlauf zu einer Rechtsherzinsuffizienz führen, man spricht dann von einer **Globalinsuffizienz**.

Frage 178

Welche Ursachen einer Linksherzinsuffizienz kennen Sie?

Antwort

Die Ursachen einer Linksherzinsuffizienz können sehr vielfältig sein, z.B. kann die **koronare Herzkrankheit** Ausgangspunkt sein. Aber auch Erkrankungen und **Entzündungen** des **Herzmuskels**, **Herzfehler**, **Herzrhythmusstörungen**, **chronische Hypertonie**, **Anämie** und **Schilddrüsenüberfunktion** können zu einer Herzmuskelschwäche führen.

Frage 179

Was ist ein Myxödem?

Antwort

Ein Myxödem ist eine **teigige Schwellung** von **Haut** und Unterhautzellgewebe infolge einer pathologischen Ablagerung von schleimigen Stoffwechselprodukten. Diese entstehen in der Regel bei einer **Schilddrüsenunterfunktion** und betreffen meist das **Gesicht** und die **Extremitäten**. Die **Haut** ist **trocken** und **wachsartig**. Das Myxödem ist kein Ödem im eigentlichen Sinne. Es handelt sich hier nicht um Wassereinlagerungen und es hinterlässt auch **keine Dellen**, wie es für Ödeme sonst typisch ist. (Symptome der Hypothyreose siehe Frage Nr. 277 (S. 124))

Frage 180

Was ist eine Leberzirrhose und welche Ursachen hat sie?

Antwort

Eine Leberzirrhose ist eine **chronische Lebererkrankung**, bei der die **Leberzellen zugrunde gehen** und durch **narbiges Bindegewebe** ersetzt werden. Die typische Blutgefäßarchitektur wird dabei zerstört. Die Folgen sind eine allmähliche **Abnahme** der **Leberfunktionsfähigkeit** und die Entwicklung eines Pfortaderhochdrucks, genannt **portale Hypertension**. Die Ursachen sind meist in einer **Alkoholkrankheit** oder einer **chronischen Virushepatitis** zu finden. Wesentlich seltenere Ursachen sind z. B. chronische Gallenstauung, Giftstoffe, Medikamente, Eisenspeicherkrankheit, infolge einer chronischen Leberstauung durch z. B. eine Rechtsherzinsuffizienz.

Frage 181

Welche Symptome erwarten Sie bei einem Patienten mit Leberzirrhose?

Antwort

Anfänglich bestehen Beschwerden, die einer Hepatitis ähnlich sind, z. B. anhaltende **Müdigkeit**, **Völlegefühl**, **Appetitlosigkeit**, Fettintoleranz, **Verstopfung**, **Blähsucht** und Druckgefühl unter dem rechten Rippenbogen. Eine kurzfristige **Gelbsucht mit Juckreiz** kann hinzukommen. Die Erkrankung kann jedoch jahrelang auch ohne eine bedeutende Symptomatik verlaufen. Durch den allmählichen Rückstau des Blutes in das Pfortadersystem kommt es zu einem **Pfortaderhochdruck** mit **Bauchwassersucht**, **vergrößerter Milz**, **Medusenhaupt** und Krampfaderbildung im Bereich der unteren Speiseröhre. Diese **Ösophagusvarizen** können unter Umständen zu lebensbedrohlichen Blutungen führen. Als sehr charakteristisch gelten die **Leberhautzeichen**, die durch Stoffwechselstörungen infolge der Leberinsuffizienz entstehen. Zu nennen sind vor allem die Gefäßsternchen, auch **Spider Nävi** genannt, die besonders an lichtexpo-

nierten Hautstellen auftreten, eine symmetrische **Rötung** der **Handinnenfläche** und die sog. **Geldscheinhaut**, die durch den Schwund der Haut mit Bildung von feinsten Falten entsteht. Häufig sind auch **Nägelveränderungen**, wie z. B. Weißnägel und Uhrglasnägel zu beobachten. Auffallend ist das **fahle** und ausgezehrt wirkende **Gesicht** mit deutlichen **Lacklippen** und **Lackzunge**. Typisch ist auch eine vermehrte Blutungsneigung, welche sich durch Petechien zeigt. Es treten **hormonelle Störungen** auf, bei Männern weibliche Brustentwicklung, fehlende Sekundärbehaarung und Impotenz, bei Frauen fehlende Monatsregel und Libidoverlust. Im Endstadium der Leberzirrhose treten infolge der Ammoniakvergiftung psychotische Bewusstseinsstörungen auf. Es kommt zur abnormen Schläfrigkeit bis hin zum Koma. Der Patient riecht nach frischer Leber oder Lehmerde.
(Leberkoma siehe auch Frage Nr. 372 (S. 167))

Frage 182

Was ist Obstipation?

Antwort

Von einer Verstopfung im klinischen Sinne spricht man, wenn der Stuhlgang nur unter starkem, längerem **Pressen** vollzogen wird und die Frequenz der Stuhlentleerung **weniger als dreimal die Woche** beträgt. Unter einer normalen Stuhlfrequenz versteht man Stuhlentleerungen von dreimal täglich bis dreimal wöchentlich, wobei der Stuhl nicht zu weich und nicht zu hart ist.

Frage 183

Welche Ursachen der Obstipation kennen Sie?

Antwort

Die Ursachen einen Obstipation sind sehr vielfältig. Grundsätzlich müssen organische Erkrankungen ausgeschlossen werden, z. B. **Dickdarmkarzinom**, **Polypen**, **Hernien** und **narbige Verengungen**. Auch sind hormonelle Erkrankungen, z. B. **Schilddrüsenunterfunktion**, **Morbus Addison**, **Nebenschilddrüsenüberfunktion** oder Elektrolytstörungen, wie z. B. **Hypokaliämie** denkbar. Eine **Medikamenteneinnahme** muss abgeklärt werden, da viele Medikamente zu Verstopfungen führen, z. B. Abführmittel, Beruhigungsmittel, Antazida und Antidepressiva. Am häufigsten sind jedoch funktionelle Störungen Hintergrund einer erschwerten Kotentleerung. **Ballaststoffarme Ernährung**, **mangelnde Bewegung** und zu **wenig Flüssigkeitszufuhr** begünstigen einen verzögerten Transport im Dickdarm. Obstipation findet sich auch recht häufig im Rahmen einer Neurose oder Psychose.

Frage 184

Welche Arten von Ikterus gibt es? Beschreiben Sie die Symptome und geben Sie die Veränderungen im Labor an!

Antwort

Ikterus bezeichnet die helle bis dunkle **Gelbfärbung** der **Haut** und **Schleimhäute**. Sie entsteht in der Regel ab einem **Bilirubinwert** im Blut **von 2 mg auf 100 ml**. Nach der Entstehungsursache wird der Ikterus in drei Arten unterteilt: Der **intrahepatische Ikterus** entsteht durch Schädigung der Leberzellen, meist im Rahmen einer Entzündung, der **Hepatitis**. Durch das fehlende Bilirubin im Darm kommt es zu einer Hellfärbung des Stuhls und durch eine vermehrte Ausscheidung von wasserlöslichem Bilirubin entsteht ein bierbrauner Urin, der nach Schütteln leicht schäumt. Im Blut ist das konjugierte und unkonjugierte Bilirubin erhöht.

Der **posthepatische Ikterus** wird auch **Verschlussikterus** genannt, da die Gelbfärbung der Haut durch eine **Abflussbehinderung** der **Galle** bedingt ist, meist im Rahmen eines Gallensteinleidens, aber auch durch Tumoren oder durch Entzündungen der Gallenwege. Es besteht ebenfalls eine Entfärbung des Stuhls und eine Dunkelfärbung des Urins. Der Juckreiz ist bei dieser Form besonders stark. Er entsteht durch das Übertreten der Gallensäuren in das Blut. Im Blut ist das konjugierte Bilirubin erhöht und das unkonjugierte Bilirubin normal.

Der **prähepatische Ikterus** entsteht durch eine gesteigerte Hämolyse. Dabei werden so viele rote Blutkörperchen abgebaut, dass bei der Leber die Aufnahmekapazität für das unkonjugierte Bilirubin überschritten ist und man von einer Hyperbilirubinämie spricht. Im Blut ist das unkonjugierte Bilirubin erhöht, das konjugierte Bilirubin jedoch normal. Der Stuhl ist eher brauner als normal, der Urin ist hingegen normal und nicht braun gefärbt. Erst bei einer starken Hämolyse entsteht eine Hämoglobinurie und somit ein brauner Urin.

Frage 185

Nennen Sie bitte die typischen Folgeschäden eines Diabetes mellitus!

Antwort

Die Spätschäden eines Diabetes mellitus entstehen im Wesentlichen durch die **Schädigungen** der **großen** und **kleinen Gefäße**. Bei der sog. **Makroangiopathie** kommt es zur **Arteriosklerose** der großen Gefäße. Häufig betroffen ist das Herz mit der Gefahr eines **Herzinfarkts**, das Gehirn mit der Gefahr eines **Gehirnschlags**, die Niere mit der Gefahr einer **Niereninsuffizienz** und auch die peripheren Arterien, mit der Gefahr einer **arteriellen Verschlusskrankheit**.

Bei der **Mikroangiopathie** sind die kleinsten Gefäße, vor allem die Kapillaren, betroffen. Dort kommt es im Bereich der Basalmembran zu einer Verhärtung und dadurch zu einem verminderten Stoffaustausch mit allmählichem Zelluntergang.

Ist das Auge betroffen, so spricht man von der **diabetischen Retinopathie**. Dabei besteht die Gefahr des Erblindens. Als erstes Symptom der Schädigung der Netzhautgefäße tritt ein verschwommenes Sehen auf. Besonders gefürchtet sind retinale Blutungen. Weitere typische Erkrankungen am Auge eines Diabetikers sind: grauer Star, grüner Star und Netzhautablösung.

Sind die Nieren betroffen, spricht man von der **diabetischen Nephropathie** oder dem **Kimmelstiel-Wilson-Syndrom**. Hier kommt es in den Nierenkörperchen zur Verdickung, Verhärtung und Brüchigkeit der glomerulären Basalmembran. Dabei besteht die Gefahr einer Niereninsuffizienz. Als Frühsymptom tritt Proteinurie, das vermehrte Ausscheiden von Albumin über den Harn auf.

Sind die Nerven betroffen spricht man von der **diabetischen Polyneuropathie**. Dabei kann es zu recht unterschiedlichen Symptomen kommen. Sind vor allem die peripheren Nerven betroffen klagen die Patienten über Sensibilitätsstörungen und Missempfindungen. Die Schmerz-, Berührungs- und Temperaturempfindung ist herabgesetzt. Häufig wird auch über Schmerzsyndrome berichtet wie z. B. „burning feet“ oder nächtliche Wadenkrämpfe. Es können sich motorische Störungen ausbilden, die bis zur Lähmung fortschreiten.

Sind die Gefäße betroffen, die das Zentralnervensystem versorgen, kann es zu unterschiedlichen vegetativen Störungen kommen, z. B. zur Beeinträchtigung der Verdauung, der Blutdruckregulierung und der Blasenentleerung. Durch Schädigung der Kapillaren im Bereich des Fußes kommt es zum sog. **diabetischen Fußsyndrom**. Dabei entstehen vor allem an den Zehen und an der Ferse sehr schlecht heilende Wunden, die im schlimmsten Fall bis zum Gangrän fortschreiten können. Unterschieden wird der **ischämische Fuß**, welcher durch eine Makroangiopathie entsteht, und der **neuropathische Fuß**, welcher durch eine Kombination von Mikroangiopathie und Polyneuropathie entsteht. Der Unterschied besteht darin, dass der ischämische Fuß kühle und livide Hautfarbe und fehlende Fußpulse aufweist, während der neuropathische Fuß eine warme Haut mit rosiger Farbe zeigt.

(Ursache von Diabetes siehe Frage Nr. 321 (S. 142))

Frage 186

Erzählen Sie etwas über Typhus abdominalis!

Antwort

Typhus abdominalis ist eine **zyklische Infektionskrankheit**, bei der sich das **Organstadium** im lymphatischen Apparat des **Dünndarms** abspielt. Für den Heilpraktiker besteht gemäß Infektionsschutzgesetz § 6 bei **Verdacht** und **Erkrankung** an Typhus abdominalis **Meldepflicht**. Bei den Erregern handelt es sich um Bakterien, die zur Gruppe der **Salmonellen** gezählt werden. Allerdings werden sie nicht zu den Salmonellosen gezählt. Die Inkubationszeit beträgt in der Regel ein bis drei Wochen. Die Übertragung erfolgt meist über **infiziertes Wasser** und **kontaminierte Nahrungsmittel**. Als Infektionsquelle kommen vor allem **Dauerausscheider** in Betracht. Die Erreger gelangen über den Dünndarm in das Lymphsystem und von dort ins Blut. Nach Vermehrung befallen die Erreger vor allem die Peyer-Plaques im Krummdarm. Dabei kommt es zu einer geschwürigen Entzündung des lymphatischen Gewebes.

In der ersten Woche der Erkrankung zeigt sich ein langsamer **treppenförmiger Fieberanstieg** auf über 40 °C. Das Krankheitsgefühl nimmt allmählich zu, es bestehen häufig starke Kopf- und Gliederschmerzen und Verstopfung. In dieser Zeit besteht die Gefahr einer Fehldiagnose. Ab der zweiten Woche besteht **Kontinua**, ein gleichbleibend hohes Fieber, das erst in der vierten Woche allmählich zurückgeht. Erst in der zweiten Woche zeigen sich die charakteristischen Symptome: **Benommenheit** und Bewusstseinsstörungen, **erbsenbreiartige Durchfälle**, wenige **Roseolen** auf der **Bauchhaut**, **Typhuszunge** mit lederartigem Aussehen und graugelbem Belag. Bei der Untersuchung wird häufig eine **relative Bradykardie** festgestellt, d. h. dass der Pulsschlag entsprechend zum Fieber zu niedrig ist. Die **Milz** ist meist **geschwollen**, seltener die Leber, und im Blutbild finden sich eine **Leukopenie** und eine erhöhte Blutsenkungsgeschwindigkeit.

Frage 187

Wodurch wird eine akute Cholezystitis hervorgerufen und wie äußert sie sich?

Antwort

Eine akute Gallenblasenentzündung wird meist durch **Cholelithiasis**, Gallensteinbildung, in der Gallenblase oder dem Gallenblasengang, dem Ductus cysticus, hervorgerufen. Dabei entwickelt sich meist eine sekundäre **Bakterienbesiedlung** aus dem Darm. Der Patient berichtet über scharfe **Schmerzen** im **rechten Oberbauch**, die in die **rechte Schulter** ausstrahlen. Meist besteht **Fieber**, auch **Übelkeit** und **Erbrechen** sind nicht selten. Bei der Untersuchung ergibt sich ein positives **Murphy-Zeichen**:

während der Palpation der Gallenblase kommt es bei gleichzeitiger Einatmung zum schmerzhaften Innehalten der Atmung des Patienten. Bei schwerem Verlauf sind die allgemeinen Entzündungsparameter erhöht, Leukozytose mit Linksverschiebung und erhöhte Blutsenkungsgeschwindigkeit. Bei Erhöhung der alkalischen Phosphatase, kurz AP genannt, ist der Verdacht auf Cholangitis, eine Entzündung der Gallenwege, gegeben. Eine Erhöhung der Amylase im Blutserum weist auf eine Mitbeteiligung der Bauchspeicheldrüse hin.
(Cholelithiasis siehe Frage Nr. 298 (S. 134))

Frage 188

Wie sind die Ursachen und Symptome einer akuten Pankreatitis?

Antwort

Eine akute Entzündung der Bauchspeicheldrüse ist eine **schwere Erkrankung**, da sie durch eine Aktivierung ihrer eigenen Enzyme mit einer **Selbstverdauung** einhergehen kann. Als Ursache sind am häufigsten **Alkoholmissbrauch** oder **Gallenwegserkrankungen** zu nennen, z. B. durch einen „steckengebliebenen" Gallenstein oder Verengung der Vater-Papille. In einigen Fällen ist die Ursache jedoch nicht zu klären. Seltenere Ursachen können sein: Infektionen, Übergreifen eines Magen- oder Zwölffingerdarmgeschwüres, Medikamente, Nebenschilddrüsenüberfunktion.
Die akute Pankreatitis ist ein schweres Krankheitsbild. Der Patient klagt über plötzliche **heftigste Oberbauchschmerzen**, die häufig durch eine überreiche Mahlzeit bei gleichzeitigem Alkoholgenuss auftreten. Die Schmerzen können im gesamten Bauchraum ausstrahlen, was eine richtige Diagnose erschwert, oder auch in den Rücken mit **gürtelförmiger Ausstrahlung**. Dazu treten meist **Übelkeit**, **Erbrechen**, **Blähsucht** und **Massenstühle** auf. Der Patient nimmt meist eine sog. **Pankreasschonhaltung** ein, d. h. er sitzt oder liegt vorwärtsgebeugt mit angezogenen Beinen, um eine Schmerzlinderung zu erfahren. Dabei versucht er jegliche Bewegung zu vermeiden. In den schwersten Fällen kann sich eine **Schocksymptomatik** entwickeln, die eine sofortige Krankenhauseinweisung notwendig macht. Dabei entwickelt sich meist eine elastische Bauchdeckenspannung, Gesichtsrötung und evtl. auch ein paralytischer Ileus, eine Darmlähmung.

Frage 189

Welche Blutbild- und Serumveränderungen erwarten Sie bei einer akuten Pankreatitis?

Antwort

Im Blut und Urin findet sich eine **Lipase**- und **Alphaamylaseerhöhung**. Im Blutbild ist die **Blutsenkungsgeschwindigkeit** erhöht, es kommt zur **Leukozytose**. Der **Blutzuckerspiegel** ist erhöht. Bei schweren Fällen besteht **Fieber**.

Frage 190

Welche anderen Ursachen könnten ein ähnliches Beschwerdebild wie bei einer akuten Pankreatitis verursachen?

Antwort

Durch das akute Schmerzbild ist die Erkrankung schlecht von **anderen akuten Oberbaucherkrankungen**, wie z. B. Durchbruch eines entzündlichen Geschehens im Magen-Darm-Bereich, Milzinfarkt und Niereninfarkt, abzugrenzen. Außerdem kann es sich trotz der Symptomatik eines akuten Abdomens auch um akute Erkrankungen im Brustbereich handeln, z. B. **Herzinfarkt** oder **Lungenembolie**.

Frage 191

Welche Ursachen einer akuten Pyelonephritis kennen Sie?

Antwort

Bei einer akuten Pyelonephritis handelt es sich um eine gefährliche **Entzündung** des **Nierenbeckens** und des **Nierenzwischengewebes**, im ungünstigen Fall kann sogar das Nierenmark mitbetroffen sein. Als Ursache ist meist eine **aufsteigende Harnwegsinfektion** zu nennen. Häufig besteht im Vorfeld eine Blasenentzündung, sie kann jedoch auch fehlen. Das Aufsteigen von Bakterien, am häufigsten sind Escherichia coli zu nennen, kann durch **Abflussbehinderungen** des Harns begünstigt werden. Zu nennen sind Steine, Tumoren, anatomische Anomalien und Blasenfunktionsstörungen. Auch im Rahmen von **Stoffwechselstörungen**, wie z. B. Diabetes mellitus, Hyperurikämie und Hyperkalzämie, treten Nierenbeckenentzündungen vermehrt auf. **Abwehrschwäche**, **Schwangerschaft**, **Unterkühlung** mit **Nässe** und Medikamenteneinnahme sind als weitere prädisponierende Faktoren aufzuzählen.

Frage 192

Wie sind die Symptome einer akuten Pyelonephritis?

Antwort

Eine akute Nierenbeckenentzündung mit Beteiligung des Nierengewebes verursacht **plötzlich hohes Fieber**, evtl. mit Schüttelfrost. Das **Nierenlager** der betroffenen Niere ist stark **klopfschmerzhaft**. Häufig bestehen schon im Vorfeld Zeichen einer **Blasenentzündung**, z. B. Schmerzen beim Wasserlassen. Evtl. wird auch über Bauchschmerzen, Übelkeit und Erbrechen geklagt.

Frage 193

Was wird in der Regel bei einer Urin- und Blutuntersuchung zur akuten Pyelonephritis festgestellt?

Antwort

Bei der Untersuchung des **Urins** mit Mehrfachteststreifen finden sich in der Regel **Leukozyten** und **Nitrit**. Im Blutbild fällt eine **Leukozytose** mit **Erhöhung** der **Blutsenkungsgeschwindigkeit** auf. Im Harnsediment können evtl. Leukozytenzylinder festgestellt werden.

Frage 194

Nennen Sie uns Erreger, Inkubationszeit, Übertragung und die Symptome der Windpocken!

Antwort

Bei den Windpocken, auch Varizellen, handelt es sich um eine **hoch ansteckende Infektionskrankheit**, die in der Regel **Kinder** befällt. Windpocken werden im IFSG $6 erwähnt und sind damit für Heilpraktiker bei Verdacht meldepflichtig. Der Erreger der Windpocken ist das **Varicella-zoster-Virus**, ein Virus der Herpes-Gruppe. Die **Inkubationszeit** beträgt in der Regel **zwei bis drei Wochen**. Die Übertragung geschieht durch aerogene Tröpfcheninfektion. Prodromalerscheinungen sind nicht häufig, wenn, dann zeigen sich Beschwerden einer leichten Grippe mit Kopf- und Halsschmerzen und mäßigem Fieber. Durch einen schubweisen Verlauf manifestiert sich der Hautausschlag in verschiedenen Entwicklungsstadien. Dabei entstehen die **vielgestaltigen Hauterscheinungen** wie rote **Flecken**, **Knötchen**, **Bläschen** und **Krusten**, daher auch der Name **Sternenhimmelausschlag**. Der Ausschlag beginnt am Kopf und Gesicht und breitet sich dann über den Rumpf, wo er am dichtesten ist, zu den Extremitäten aus. In der Regel **juckt** der Ausschlag.

Frage 195

Welche Komplikationen einer Windpockeninfektion kennen Sie?

Antwort

Bei **Infektion** der Mutter während der **Schwangerschaft** ist eine **Schädigung** des **Ungeborenen** zu befürchten. Direkte Komplikationen nach einer durchgemachten Windpockeninfektion sind selten. Es kann zu Entzündungen des Gehirns oder des Kleinhirns kommen. Bei älteren Menschen und bei Menschen mit Abwehrschwäche besteht generell die Gefahr einer Reaktivierung des Varicella-zoster-Virus. Dies nennt man **Herpes zoster** oder Gürtelrose. Dabei besteht Krankheitsgefühl, Fieber und ein halbgürtelartiger, meist einseitiger, sehr schmerzhafter Hautausschlag. Die regionalen Lymphknoten sind meist geschwollen. Das Sekret der Bläschen oder Pusteln ist infektiös und kann Kinder ohne Immunität an Windpocken erkranken lassen.

Frage 196

Erklären Sie bitte den Spannungspneumothorax!

Antwort

Unter Pneu oder **Pneumothorax** versteht man das **plötzliche Eindringen** von **Luft** in den **Pleuraspalt**. Dadurch wird der Unterdruck im Pleuraspalt aufgehoben und die Lunge fällt wie ein Luftballon, aus dem die Luft entweicht, zusammen. Bei der Ursache sind zu unterscheiden: der offene Pneumothorax, bei dem die Luft durch Verletzungen von außen eindringt und der geschlossene Pneumothorax, bei dem Luft aus den Atemwegen in den Pleuraspalt eindringt. Dieser sog. **Spontanpneumothorax** kann durch schon bestehende Lungenerkrankungen hervorgerufen werden, z. B. durch Bronchialkarzinom, Lungenemphysem, Asthma bronchiale oder Lungentuberkulose. Es kann sich auch um einen idiopathischen Spontanpneumothorax handeln, d. h. ohne erkennbare Ursache platzen Lungenbläschen und Luft kann von innen in den Pleuraspalt eindringen und die Anheftung der Lunge an den Rippen aufheben. Dies tritt häufig bei jungen Männern während einer körperlichen Belastung auf. Der **Spannungspneumothorax** tritt als **Komplikation** auf und stellt einen **Notfall** dar. Es entsteht eine Art **Ventilmechanismus**, bei dem die **Luft** während der Einatmung in den Pleuraspalt eindringt, bei der Ausatmung jedoch **nicht wieder zurückströmt**. Es entsteht ein zunehmender **Überdruck** im **Brustkorb** mit der Gefahr einer Verdrängung auf die noch intakte Lunge und das Herz. Es besteht akute **Atemnot** mit Bildung einer **Zyanose**, einer Blaufärbung von Haut und Schleimhäuten. Der Puls ist schnell, der Patient klagt über zunehmend starke Schmerzen vor allem während der Einatmung. Es besteht eine erhöhte Gefahr auf Kreislaufversagen.

Frage 197

Wie können Sie einen Spontanpneumothorax feststellen?

Antwort

Ein Spontanpneumothorax kann mit plötzlicher Atemnot und meist stechenden **Schmerzen** auf der betroffenen Seite einhergehen. Der Patient klagt über einen unproduktiven **Husten**, im extremen Fall wird die betroffene Brustseite bei der **Atmung nachgeschleppt**. Die Auskultation ergibt ein **abgeschwächtes** oder **fehlendes Atemgeräusch**, die Perkussion einen **verstärkten Klopfschall**, der **Stimmfremitus** ist **aufgehoben**. Evtl. besteht eine Tachykardie.

Antwort

Bei hochgradiger Atemnot und Schmerzen im Brustkorb ist differenzialdiagnostisch vor allem an **Herzinfarkt** und **Lungenembolie** zu denken. Evtl. liegt auch eine Pleuritis oder Perikarditis vor.

Frage 198

Differenzialdiagnostisch denken Sie bei der Symptomatik eines Spontanpneus an welche Erkrankungen?

Antwort

Bradykardie ist ein **langsamer Pulsschlag unter sechzig Schlägen pro Minute**. Bei gut trainierten Personen ist Bradykardie häufig zu finden. Innerhalb des Herzens können verschiedene Krankheiten dafür ursächlich sein, z. B. **koronare Herzerkrankung**, **Myokarditis** und **AV-Block**. Außerhalb des Herzens kommen **Schilddrüsenunterfunktion**, **Unterkühlung** und **Hirndruckerhöhung** in Betracht. Auch eine **medikamentöse Behandlung** kann zur Bradykardie führen, z. B. Digitalis und Betarezeptorenblocker.
Beschwerden treten in der Regel erst bei einem Herzschlag ab oder unter 40 auf. Es kommt zu Sehstörungen, Kopfschmerzen und allmählichem Bewusstseinsverlust.

Frage 199

Was ist Bradykardie und welche Ursache kennen Sie?

Antwort

Von einer relativen Bradykardie spricht man, wenn **trotz einsetzendem Fieber die Herzfrequenz nicht mitsteigt**. Normalerweise steigt der Herzschlag gewöhnlich um 10 Schläge bei Erhöhung um 1 °C Fieber. Eine typische Infektionskrankheit, bei der relative Bradykardie auftritt, ist Typhus abdominalis, Morbus Bang, Ornithose und Influenza.

Frage 200

Was verstehen Sie unter relativer Bradykardie?

Antwort

Tachykardie ist eine **beschleunigte Herztätigkeit von über hundert Schlägen** die Minute. Das Herz fängt an vermehrt zu schlagen, wenn **Sauerstoff** in der Peripherie **fehlt** und/oder wenn der **Sympathikotonus erhöht** ist. So ist eine Tachykardie vor allem bei plötzlicher körperlicher Arbeit oder bei emotionalem Stress völlig normal, ebenso nach Einnahme von Genussmitteln. Bei Fieber verändert sich die Herzfrequenz in der Regel um 10 Schläge pro Minute. Eine Tachykardie kann organischen Herzerkrankungen zugrunde liegen, z. B. **koronare Herzkrankheit**, **Myokarditis**, **Herzinsuffizienz**. Weitere Gründe, die zu einer Tachykardie führen können, sind

Frage 201

Was ist Tachykardie und welche Ursachen kennen Sie?

z. B. **Anämie**, **Unterzucker**, **Schilddrüsenüberfunktion**, **Phäochromozytom** oder **Medikamenteneinnahme**. Die **idiopathisch paroxysmale Tachykardie**, auf Deutsch eine anfallsartige, ohne erklärbare Ursachen entstehende Herzfrequenzsteigerung, kann Minuten bis Stunden dauern und tritt meist mit unangenehmen Begleitsymptomen wie Schwindel, Herzenge, Angst und Atemnot auf.

Frage 202

Ein 60-jähriger Patient berichtet von einer plötzlichen Rotfärbung des Urins, was letzte Woche schon einmal vorgekommen wäre. Er fühle sich aber völlig gesund und hätte auch keine Schmerzen beim Urinieren. Woran denken Sie?

Antwort

Eine schmerzlose Makrohämaturie, eine sichtbare Blutbeimengung im Urin, bedarf einer sorgfältigen Abklärung, da dieses Symptom beim **Nierenkarzinom** häufig auftritt. **Männer** sind **häufiger betroffen** und der Erkrankungsgipfel liegt zwischen 50 und 70 Jahren. Meist besteht auch ein **langjähriger Zigarettenkonsum**. Beim Auftreten der Blutungen kann man davon ausgehen, dass der Tumor schon im fortgeschrittenen Stadium ist und Metastasen gebildet hat. Der Patient kann über Flankenschmerzen und wiederkehrendes leichtes Fieber klagen. Evtl. besteht auch eine Anämie.
Möglich wäre auch eine **Zystenniere**. Dabei handelt es sich um eine angeborene Erkrankung der Niere mit allmählicher Bildung von Zysten im Nierengewebe. Die Zysten verdrängen das Nierengewebe und im Endstadium entsteht eine Niereninsuffizienz, eine Urämie. In der Regel treten Symptome erst nach dem 40. Lebensjahr auf. Typische Symptome sind Makro- und Mikrohämaturie, Proteinurie, Flankenschmerzen.

Frage 203

Welche Ursachen kann eine Hämaturie noch haben?

Antwort

Weitere Ursachen einer sichtbaren oder nicht sichtbaren Blutung über den Urin können sein: **Steinleiden** im Harnapparat, **Harnwegsinfektionen**, akute oder chronische **Pyelonephritis**, Erkrankung und Entzündung der Kapillarschlingen der Nierenkörperchen, auch bekannt als **Glomerulopathie**, **Nierentuberkulose**, Entzündung oder Tumoren der **Prostata**. Auch eine allgemeine **hämorrhagische Diathese**, eine erhöhte Blutungsneigung oder die Einnahme von bestimmten **Medikamenten**, z. B. Antikoagulanzien können eine Hämaturie verursachen. Nicht selten fehlen jegliche organischen Veränderungen oder die Blutung ist durch eine ungewohnte **körperliche Tätigkeit** entstanden. Auch ist nicht jede Rotfärbung des Urins ein Beweis für eine Blutung, so können z. B. Rote Bete und bestimmte Medikamente den Urin rot färben lassen.

Frage 204

Nennen Sie uns die Ursachen und die Symptome der Parkinson-Krankheit!

Antwort

Das Parkinson-Syndrom, auch Schüttellähmung genannt, entsteht durch einen **Dopaminmangel**. In der **Substantia nigra** im **Mittelhirn** kommt es zu einer Degeneration der Nervenzellen, die Dopamin produzieren. Die **Ursache** beim primären Parkinsonismus ist **unbekannt**, der sekundäre Parkinsonismus kann im Rahmen von Gehirnerkrankungen, z. B. Hirnarteriosklerose, oder nach einer Enzephalitis entstehen. Ein längerfristige Einnahme von bestimmten Medikamenten, z. B. Neuroleptika, oder eine Methanolvergiftung bergen auch die Gefahr auf Entstehung eines Parkinson-Syndroms. Beim Patienten wird eine Muskelsteifheit, **Rigor** genannt, beobachtet, der Muskeltonus ist stark heraufgesetzt. Bei Bewegungen muss ein konstanter Widerstand überwunden werden, dabei kommt es zu einem ruckartigen Nachlassen des Widerstandes, man nennt das **Zahnradphänomen**. Zusätzlich fällt eine Bewegungsarmut, **Akinese** genannt, auf. Die Mimik des Patienten ist herabgesetzt bis fehlend, die **Sprache** besitzt **keinen Ausdruck**, sie ist **leise** und **monoton**. Der **Gang** ist bei **gebückter Haltung kleinschrittig** und **schlurfend**. Das **physiologische Mitbewegen** der Arme beim Gehen **fehlt**. Der Patient leidet unter einer **Haltungsinstabilität**. Auf der einen Seite bestehen **Bewegungsblockaden**, auf der anderen Seite können Bewegungen nicht mehr gebremst werden. Beim Patienten ist ein grobschlägiges Zittern der Gliedmaßen zu beobachten. Dieser **Ruhetremor** bessert sich bei Bewegung und verstärkt sich bei emotionaler Aufregung. Im Laufe der Krankheit kommt es zu einer allmählichen **Persönlichkeitsveränderung**, der Patient ist stimmungslabil, wirkt stark egozentrisch und **introvertiert** und leidet an depressiver Verstimmung.

Frage 205

Was ist eine Glomerulonephritis?

Antwort

Glomerulonephritis ist ein Sammelbegriff verschiedener **Erkrankungen** und **Entzündungen** der **Nierenkörperchen**. Ursache sind fast immer **immunologische Reaktionen**, z. B. gegen die Basalmembran der glomerulären Kapillarschlingen gerichtete Antikörper oder als **akute postinfektiöse Glomerulonephritis**. Diese tritt typischerweise als **Zweiterkrankung** nach einem **Streptokokkeninfekt** der oberen Atemwege auf, hat jedoch eine relativ gute Prognose. In Folge der Veränderungen der Kapillarschlingen der Nierenkörperchen wird die glomeruläre Filtration eingeschränkt und die Durchlässigkeit für großmolekulare Bestandteile erhöht. Zu befürchten ist eine **rapid progressive Glomerulonephritis**, eine rasch fortschreitende Entzündung mit Bindegewebswucherungen. Diese Form der Glomerulonephritis kann innerhalb von kurzer Zeit zu einer Niereninsuffizienz führen. Bei der **chronischen Form** der Glomerulonephritis findet sich meist keine vorausgegangene akute Entzündung. Diese Entzündungsform beginnt mit milder und schleichender Symptomatik und schreitet in der Regel bis zur Niereninsuffizienz fort.

Frage 206

Was sind die typischen Symptome einer akuten Glomerulonephritis?

Antwort

Die Symptome, die auf jeden Fall auftreten, sind **Erythrozyturie und Proteinurie**. Außerdem kann sich **Bluthochdruck** einstellen. Infolge der Proteinurie können sich Ödeme bilden, welche vor allem im Gesicht als **Lidödeme** auftreten. Allerdings verläuft die Hälfte der Fälle **asymptomatisch**. Weitere Beschwerden können sein: Lenden- und Rückenschmerzen, **Fieber**, **starkes Krankheitsgefühl** mit Appetitlosigkeit, Übelkeit und Erbrechen.

Frage 207

Was sind exogene und was sind endogene Psychosen?

Antwort

Psychose ist eine allgemeine Bezeichnung für **psychische Störungen**, die mit **starker Beeinträchtigung** der psychischen **Erlebniswelt** einhergehen und die zu einem veränderten, der objektiven Realität nicht angepassten und für die anderen unverständlichen Verhalten führt. Die Folge ist eine **mangelnde Fähigkeit**, den üblichen **Lebensanforderungen zu genügen**. Unter Umständen kann ein psychotischer Patient **keine Verantwortung** mehr für sich übernehmen. Die Diagnose und die Behandlung erfolgt immer durch den Psychiater.

Unter einer **exogenen Psychose** versteht man eine **körperlich begründbare psychotische Handlungsweise**. Es handelt sich um eine symptomatische Psychose, d. h. die psychischen Störungen sind **aufgrund** von **organischen Veränderungen** bedingt, z. B. durch Erkrankungen des Gehirns, durch Stoffwechselstörungen und hormonelle Erkrankungen, im Rahmen einer Alkoholkrankheit oder durch Einnahme von anderen Drogen.

Im Gegensatz dazu entwickeln sich **endogene Psychosen ohne** eine **erkennbare organische Veränderung**, sie entstehen von „innen" her, ohne einen kausalen Zusammenhang. Schizophrenie und die manisch-depressive Erkrankung sind die typischen Erscheinungsformen einer endogenen Psychose.

Frage 208

Wie sind die typischen Symptome der Schizophrenie?

Antwort

Charakteristisch bei der Schizophrenie sind **Ich-Störungen**, wie z. B. Gedankenausbreitung, Gedankeneingebung oder Gedankenentzug. Besonders kennzeichnend ist das **Hören von kommentierenden Stimmen** bzw. das Hören von Stimmen im Dialog. Weitere typische Symptome sind **Wahnwahrnehmung**, Gedankenabreißen, Vorbeireden, zerfahrenes Denken, Gedankenlautwerden und **Halluzinationen**. In einigen Fällen besteht auch ein katatoner Erregungszustand. Darunter versteht man eine extreme psychomotorische Unruhe mit Muskelkrämpfen, erhöhtem Muskeltonus und Wahnideen.

Frage 209

Nennen Sie uns Erreger, Inkubationszeit und Verlauf der Syphilis!

Antwort

Die Syphilis, auch Lues genannt, ist eine durch **Geschlechtsverkehr übertragene Infektionskrankheit,** die zu typischen Veränderungen an den Geschlechtsorganen führt und chronisch in zeitlich verschiedenen Stadien verlaufen kann. Der **Erreger** ist ein Bakterium und wird **Treponema pallidum** genannt. Die Inkubationszeit beträgt in der Regel **ein bis drei Wochen**.

Im **Primärstadium** entsteht an der Eintrittspforte des Erregers ein **schmerzloses**, etwa münzgroßes **Geschwür**, das sich durch ein **braunrotes Aussehen** und eine **harte Konsistenz** auszeichnet und **harter Schanker** genannt wird. Die regionalen **Lymphknoten** sind deutlich **geschwollen**. Die Erkrankung heilt meist innerhalb von ein paar Wochen ab, auch wenn keine Behandlung erfolgt.

Bei Nichtbehandlung kann in einem Viertel der Fälle das **Sekundärstadium** nach einem beschwerdefreien Zeitraum von etwa fünf bis sechs Wochen auftreten. Dieses zweite Stadium, das durch das Auftreten der Erreger im Blut gekennzeichnet ist, kann bis zu fünf Jahre andauern und geht mit sehr **unterschiedlichen Allgemeinsymptomen** und **Hauterscheinungen** einher. Typisch sind die schubartigen Krankheitserscheinungen mit Fieber, Kopf- und Gliederschmerzen unter Ausbildung von Hautausschlägen. Meist besteht eine generalisierte **Lymphknotenschwellung** und eine **Milzschwellung**. Die hoch **infektiösen Hautveränderungen** treten bevorzugt an **Hohlhand** und **Fußsohle** auf und sind häufig **makulopapulös**, d. h. sie gehen mit Flecken und Knötchen einher. Es kann auch zu **Schleimhautveränderungen** und **Haarausfall** kommen. Das Beschwerdebild kann jederzeit ausheilen.

Bei Nichtbehandlung kann sich in der Hälfte der Fälle das **Tertiärstadium** entwickeln, das durch die Bildung von nicht schmerzhaften entzündlichen **Granulationsgeschwulsten** in den verschiedensten Organen charakterisiert ist. In diesem Stadium ist die Erkrankung **nicht mehr infektiös** und eine Heilung nicht mehr möglich. Häufig sind in dieser Phase auch **Gehirn** und **Rückenmark** betroffen, dabei kann sich eine **progressive Paralyse**, sprich Gehirnzerfall, und **Tabes dorsalis**, Rückenmarkschwund, mit der entsprechenden Symptomatik ausbilden.

Frage 210

Was passiert bei einem Herzinfarkt und welche Symptomatik erwarten Sie?

Antwort

Herzinfarkt bedeutet, dass aufgrund einer akuten **unzureichenden Blutzufuhr** der Herzkranzgefäße ein bestimmtes Areal von **Herzmuskelgewebe abstirbt** und untergeht, man nennt dies **ischämische Myokardnekrose**. Die Ursache liegt meist in einer koronaren Herzkrankheit, einer **Koronarsklerose**. Gut ein Fünftel der Herzinfarkte verlaufen stumm, vor allem die Diabetiker sind davon betroffen. In der Regel klagen die Patienten über plötzlich auftretende, **hinter dem Brustbein liegende Dauerschmerzen**, die je nach Lokalisation des Gewebsuntergangs in **Schulter, linker Arm, Oberbauch, Hals** und **Unterkiefer ausstrahlen** können. Die Schmerzen werden zum Teil als „**Vernichtungsschmerzen**" bezeichnet. Der Patient ist unruhig und hat **Angst**, meist kommen vegetative Symptome wie **Übelkeit**, **Erbrechen**, Schwitzen und Blässe hinzu. Im Unterschied zu einem Angina-pectoris-Anfall verschwindet der Schmerzanfall nach Gabe von Nitroglyzerin nicht. Es sind auch symptomarme Verläufe bekannt. Der Patient fühlt sich krank und matt, berichtet z. B. von Rückenschmerzen und glaubt an einen grippalen Infekt.
(Koronare Herzkrankheit siehe Frage Nr. 254 (S. 114))

Frage 211

Welche Faktoren kennen Sie, die einen Herzinfarkt provozieren können?

Antwort

Der Zeitraum, in dem Herzinfarkte am häufigsten entstehen, sind die **frühen Morgenstunden**. Eine Myokardnekrose tritt vor allem nach einer **plötzlichen körperlichen Anstrengung** oder nach **Stresssituationen** auf. Auch eine **späte** und **reichliche Mahlzeit** kann zu einer Auslösung führen.

Frage 212

An welche Komplikationen denken Sie bei einem Herzinfarkt?

Antwort

Der gefährlichste Zeitraum für Komplikationen liegt **innerhalb** der **ersten 48 Stunden**. Bei einem großen Herzinfarkt kann es zu einer verminderten Pumpleistung mit Ausbildung einer **akuten Linksherzinsuffizienz** kommen. Der Patient hat hochgradige Atemnot und kann nur in aufrechter Position ausreichend Luft bekommen. Evtl. sind über dem Brustraum auch feuchte Rasselgeräusche infolge eines **Lungenödems** zu hören. Durch das Absterben von Herzmuskelgewebe kann das Reizleitungssystem gestört sein. Es besteht die Gefahr von **Herzrhythmusstörungen**, im schlimmsten Fall von **Kammerflimmern**, wobei die Frequenz von über dreihundert Schlägen in der Minute zum Herzkreislaufstillstand führt. Wenn die ganze Herzwand vom Zelluntergang betroffen ist, besteht die Gefahr einer **Herzwandruptur** mit Bluteintritt in den Herzbeutel und infolgedessen eine tödlichen Komprimierung des Herzens. Befindet sich die Herzmuskelnekrose im Bereich eines Papillarmuskels, kann es zum **Abriss** der **Sehnenfäden** der betroffenen Segelklappe kommen. Dabei kann die Segelklappe in der Systole nicht mehr geschlossen werden und Blut wird zurück in den Vorhof gepumpt. Zudem sind arterielle und venöse Embolien gefürchtet.

Frage 213

Wie verhalten Sie sich bei Verdacht auf einen Herzinfarkt?

Antwort

Ein Herzinfarkt ist immer ein **Notfall**. Der Patient muss unverzüglich auf die **Intensivstation** gebracht werden. Bei akuter Linksherzinsuffizienz muss man Patienten mit **erhöhtem Oberkörper lagern**. Wegen der Gefahr der Bildung eines Schocks ist es notwendig, in jedem Fall einen **venösen Zugang** zu sichern. Es ist jedoch wichtig, die Tropfgeschwindigkeit auf minimal zu stellen, um eine zusätzliche Herzbelastung zu vermeiden. Auf keinen Fall sollten intramuskuläre Injektionen erfolgen, da diese die Enzymdiagnostik verfälschen können. Wichtig ist, den Patienten zur **Ruhe** kommen zu lassen. Je größer die Aufregung, desto größer ist die Gefahr eines plötzlichen Herztodes. Dazu gehört auch die **Schmerzbekämpfung**. Falls vorhanden, darf in diesem Fall Morphium gegeben werden. Auch **Nitrolingual-Spray** eignet sich gut, um das Herz zu entlasten. Allerdings darf das Medikament auf keinen Fall bei einem systolischen Blutdruck unter 120 mmHg gegeben werden.

Frage 214

Welche Laborwerte würden Sie bei einem Herzinfarkt erwarten?

Antwort

Es besteht eine **Leukozytose** mit **Linksverschiebung** und eine erhöhte **Blutsenkungsgeschwindigkeit**. **Leichtes Fieber** kann ein bis zwei Tage nach einem Infarkt auftreten. Für die Diagnose eines Herzinfarkts spielt die Enzymdiagnostik eine wesentliche Rolle. Wichtige Enzyme in der internistischen Medizin sind CK-MB, die **herzspezifische Kreatinkinase**, **Troponin T**, **Myoglobin**, **GOT** und **LDH**. Das **Elektrokardiogramm** kann Ausmaß und Lokalisation des Infarktes aufzeigen.

Frage 215

Welche anderen Ursachen kommen bei akuten retrosternalen Schmerzen mit Angst und Atemnot noch in Frage?

Antwort

Differenzialdiagnostisch muss an **Lungenembolie**, **Spontanpneumothorax**, **Myokarditis**, **Herzrhythmusstörungen**, **akutes Abdomen**, **Angina-pectoris-Anfall** oder Aortendissektion gedacht werden.

Frage 216

Was verstehen Sie unter Aortendissektion?

Antwort

Dissektion bedeutet Trennung, Spaltung. Bei der Aortendissektion handelt es sich um einen Einriss der innersten Wandschicht mit Einblutung und infolgedessen Trennung der Wandschichten. Es kommt zu plötzlichen, sehr starken Brust- oder auch Rückenschmerzen. Es handelt sich hier um ein akut lebensbedrohliches Ereignis.

! Merke

In der mündlichen Prüfung medizinische Fachbegriffe und lateinische Ausdrücke nur dann benutzen, wenn man diese auch zu hundert Prozent erklären kann.

Frage 217

Was ist Psoriasis? Beschreiben Sie die Symptome!

Antwort

Psoriasis, auch **Schuppenflechte** genannt, ist eine entzündliche Hauterkrankung unbekannter Ursache, die mit einer überschießenden Bildung der Oberhaut einhergeht und dadurch eine extreme Schuppenbildung aufweist. Dabei kommt es zu einer charakteristischen Ausbildung von scharf begrenzten roten **Hautplatten** und **silbrigweißen Schuppen**. Zeitweilig kann **Hautjucken** auftreten. Die **Ursache** ist **nicht bekannt**. Man weiß, dass eine vererbte Disposition besteht. Allerdings müssen noch bestimmte auslösende Faktoren hin-

zukommen, um eine Manifestation der Hautkrankheit zu bewirken, z. B. Hautverletzungen und -erkrankungen, Infektionen, psychische Belastungen, nach Alkoholgenuss oder nach Medikamenteneinnahme. **Bevorzugte Stellen** sind der **behaarte Kopf** und die **Nähe** von **Gelenken**, vor allem die **Knie- und Ellenbogenregion**, an den **Handtellern** und den **Fußsohlen**. Ein typisches Psoriasisphänomen ist das **Kerzenfleck-Phänomen**: nach Abkratzen der obersten Hautschuppen entsteht ein weiß glänzender Hautfleck, der wie ein Wachsfleck aussieht. Beim Weiterkratzen stößt man dann auf ein dünnes Häutchen, das sog. **Psoriasis-Häutchen**. Wird auch dieses letztes Häutchen entfernt, kommt es zur punktförmigen Blutung, dem sog. **Tautropfen-Phänomen** oder Auspitz-Phänomen.
Bei vielen Patienten treten zusätzlich **Nagelveränderungen** auf: Ölflecknägel, Tüpfelnägel, bis hin zur vollständigen Ablösung der Nagelplatte.
Bei einem kleinen Teil der Patienten besteht außerdem eine **Psoriasisarthritis**, bei der an mehreren Gelenken gleichzeitig Beschwerden auftreten.

Frage 218

Erzählen Sie uns etwas über Tollwut!

Antwort

Tollwut ist eine durch den **Biss** oder die **Berührung** eines **infizierten** und **kranken Tieres** übertragbare Infektionserkrankung mit Befall der grauen Substanz des Zentralnervensystems. Sie führt in der Regel zum Tod. Für den Heilpraktiker besteht gemäß Infektionsschutzgesetz § 6 bei **Verdacht** und **Erkrankung** an Tollwut **Meldepflicht**. Ebenfalls ist die Verletzung eines Menschen durch ein tollwutkrankes, -verdächtiges oder -ansteckungsverdächtiges Tier sowie die Berührung eines solchen Tieres oder Tierkörpers meldepflichtig. **Erreger** ist das **Tollwutvirus**, auch Rabiesvirus genannt. Die **Inkubationszeit** beträgt in der Regel **3 Wochen bis 3 Monate** und ist abhängig von der Anzahl der aufgenommenen Viren und der Distanz der Eintrittspforte zum Gehirn; je näher die Eintrittspforte zum Zentralnervensystem liegt, desto kürzer die Inkubationszeit. Die **Übertragung** erfolgt durch den infektiösen **Speichel erkrankter Tiere** bei Verletzung eines Menschen durch ein tollwutkrankes Tier oder bei Berührung eines solchen. Nach dem Biss eines tollwutkranken Tieres bricht die Erkrankung nur in 10–15 % der Fälle aus, **verläuft** dann aber **immer tödlich**. Die Viren dringen durch verletzte Hautstellen in den Körper ein und gelangen innerhalb der Nervenfa-

sern zur grauen Substanz. Dort kommt es zur einer **Enzephalitis**, einer Entzündung des Gehirns.
Bei der Symptomatik werden drei Stadien unterschieden:

- Das **Vorläuferstadium** dauert 2 bis 4 Tage und zeichnet sich durch eine **gerötete** und **schmerzhafte Bissstelle** aus. Es kann **leichtes Fieber** bestehen, der Patient ist meist **reizbar** und depressiv verstimmt, evtl. herrscht auch ein **Krankheitsgefühl** mit Übelkeit und Erbrechen vor.
- Im **Erregungs**- bzw. Krampfstadium kommt es zu den charakteristischen Symptomen der Tollwut. Der Patient zeigt eine starke **motorische Unruhe**, die allmählich in eine **psychische Erregtheit** mit Wutanfällen, Halluzination und sogar Beißattacken gipfelt. Es kommt zu **Muskelzuckungen** und **Muskelkrämpfen**. Der Patient hat starken **Durst**, bekommt aber beim Anblick von Wasser und anderen schluckbaren Flüssigkeiten starke Schlingmuskelkrämpfe, die ein Trinken verhindern. Man nennt dies **Hydrophobie**. Es besteht ein **starker Speichelfluss** und aufgrund der mangelnden Flüssigkeitszufuhr entwickeln sich **Exsikkose-Zeichen**. Der Patient ist äußerst **überempfindlich** und schon kleinste akustische, optische oder sensitive Reize können einen Erregungs- und Krampfanfall auslösen. Die meisten Patienten sterben in diesem Stadium.
- Wer das Erregungsstadium überlebt, gelangt in das **Lähmungsstadium**, die sog. stille Wut. Es entstehen sensible und motorische Lähmungserscheinungen, der Patient wird zunehmend benommen und komatös. Der Tod tritt dann durch Atemlähmung ein.

Frage 219

Ein Patient kommt zu Ihnen und berichtet, dass er von einem sonst sehr vertraulichen Hund ohne Grund gebissen wurde. Wie verhalten Sie sich?

Antwort

Es besteht ein **Tollwutverdacht**. Aufgrund der 100 %igen Letalität bei Ausbruch der Krankheit müssen dringend **Vorsorgemaßnahmen** erbracht werden. Die **Wunde** soll sofort mit Wasser und Seife **gründliche gereinigt** werden. Der Patient muss zum **Arzt** zur aktiven und passiven **Immunisierung** geschickt werden. Es muss beim Patienten erfragt werden, ob das Tier bekannt ist, welchem Herrn es gehört und wie die Adresse ist. Der Verdacht und alle weiteren Angaben betreff des Patienten und des Hundes müssen dem **Gesundheitsamt** unverzüglich **gemeldet** werden.

Frage 220

Was verstehen Sie unter Nephrolithiasis und welche Ursachen kennen Sie?

Antwort

Nephrolithiasis bedeutet das **Leiden** an **Harnsteinen**. Durch Übersättigung des Harns mit verschiedenen organischen Salzen kann es zur Kristallisierung und somit zur Harnsteinbildung in Niere, Nierenbecken, Harnleiter und Harnblase kommen. Die **Bildung** von Harnsteinen entsteht in der Regel **durch verschiedene Faktoren**; Männer sind dabei doppelt so oft betroffen wie Frauen. In unserer heutigen Wohlstandsgesellschaft mit übermäßig **eiweißreicher Ernährung**, **Bewegungsmangel** und häufig **ungenügender Flüssigkeitszufuhr** steigt die Gefahr der Harnsteinbildung in den ableitenden Harnwegen. So ist diese Erkrankung in den armen Ländern, wie z. B. Indien, fast unbekannt. Jedoch müssen auch Erkrankungen ausgeschlossen werden, die zu **Störungen des Kalziumstoffwechsels** oder des **Harnsäurestoffwechsels** führen, wie z. B. eine **Nebenschilddrüsenüberfunktion** oder **Gicht**. Auch sich wiederholende **Harnwegsinfektionen** begünstigen eine Harnsteinbildung, ebenso ein zu **alkalischer Harn**.

Merke
Nierensteine und Harnwegsinfektionen bedingen sich gegenseitig.

Frage 221

Welche Symptome erwarten Sie bei einem Harnsteinleiden?

Antwort

Es ist gut möglich, dass ein Patient mit Harnsteinleiden sein ganzes Leben lang **ohne Beschwerden** bleibt. Eine gefürchtete Komplikation ist allerdings die Wanderung von kleineren Harnsteinen in den Harnleiter, die dann dort an den physiologischen Engen „stecken bleiben" und durch die Überdehnung des Harnleiters zu heftigsten **wellenförmigen Schmerzen** führen. Je nach Lokalisation kann der Schmerz in den **Rücken**, in die **Lenden** oder bei tief sitzenden Steinen sogar in die äußeren **Geschlechtsorgane ausstrahlen**. Bei sehr heftigen Schmerzattacken kann eine **vegetative Begleitsymptomatik** mit Übelkeit und Erbrechen, bis hin zum akuten Abdomen ausgelöst werden. Dadurch kann es zu einer Fehldiagnose im Bereich des Verdauungskanals kommen. Die Steine können jedoch auch die Schleimhaut reizen und so **Nierenbeckenentzündungen** begünstigen. Große Steine, z. B. als Ausgussstein des Nierenbeckens, können im schlimmsten Fall zu einem **Harnstau** führen.

Frage 222

Nennen Sie Erreger, Übertragung und Symptome der Kinderlähmung!

Antwort

Die Kinderlähmung, oder auch **Poliomyelitis** genannt, stellt eine **Virusinfektionskrankheit** des **zentralen Nervensystems** dar. Sie tritt vor allem im **Kindesalter** auf, allerdings kommt es nur bei weniger als 1 % der Infizierten zum Krankheitsausbruch. Für den Heilpraktiker besteht gemäß Infektionsschutzgesetz § 6 bei **Verdacht** und **Erkrankung** an Poliomyelitis **Meldepflicht**. Dabei gilt als Verdacht jede akute schlaffe Lähmung, außer wenn sie durch eine Verletzung bedingt ist. Die **Erreger** sind **Polioviren**. Die **Inkubationszeit** beträgt in der Regel **1–2 Wochen**, gelegentlich auch kürzer oder länger. Die **Übertragung** erfolgt meist durch **Schmierinfektion** oder **verseuchtes Wasser**, seltener ist eine Tröpfcheninfektion möglich.

Der klinische Verlauf lässt sich in vier unterschiedliche Stadien einteilen. Die Erkrankung kann in jedem dieser Stadien zur Heilung führen. Das **Anfangsstadium** ähnelt einer **Grippe** mit Halsschmerzen, Husten, Fieber, Kopf- und Gliederschmerzen. Die Beschwerden klingen nach ein paar Tagen ab und nach einem wenige Tage dauernden fieberfreien Intervall steigt die Temperatur erneut an, diesmal höher als zu Beginn. Man nennt diese **zweigipflige Fieberkurve Dromedarkurve**. In diesem **meningitischen Stadium**, auch präparalytisches Stadium genannt, kommt es durch Reizung der Hirnhäute zu typischen **meningitischen Zeichen**: sehr starke Kopfschmerzen, Licht- und Berührungsempfindlichkeit, Nackensteifigkeit. Die Reflexe können gesteigert sein, das Brudzinski- sowie das Kernig-Zeichen fallen positiv aus. Von einem positiven Brudzinski-Zeichen wird gesprochen, wenn der Kopf des Patienten passiv angehoben wird und es dadurch zu einer reflektorischen Beugung der Beine im Kniegelenk kommt. Das Kernig-Zeichen wird als positiv betrachtet, wenn eine passive Streckung der gebeugten Knie nicht möglich ist. Bei vielen Kindern ist die Erkrankung in diesem Stadium abgeschlossen und es kommt zur Heilung. Bei einem kleinen Prozentteil kommt es jetzt zum paralytischen Stadium, dem **Lähmungsstadium**. Dabei treten vor allem an den **Beinen** und **Armen schlaffe Lähmungen** auf. Häufig berichten die Kinder von **Muskelschmerzen**. Im vierten Stadium, dem sog. **Reparationsstadium**, können sich die **Lähmungen** über einen Zeitraum von Wochen bis Monaten, manchmal sogar noch nach über einem Jahr **zurückbilden**.

Antwort

Frage 223

Besteht für Poliomyelitis eine Impfpflicht?

Nein, eine Impfpflicht gibt es in der BRD nicht mehr, aber eine **Impfempfehlung**. Diese wird jährlich von der **STIKO**, der Ständigen Impfkommission des Robert-Koch-Instituts, herausgegeben. Folgende Schutzimpfungen werden empfohlen: Diphtherie, Haemophilus influenzae Typ b, Hepatitis B, Keuchhusten, Masern, Meningokokken, Mumps, Papillomviren, Pneumokokken, Poliomyelitis, Röteln, Tetanus, Windpocken.

Antwort

Frage 224

Welche Symptome erwarten Sie bei einem Bandscheibenvorfall?

Beim Bandscheibenvorfall kommt es zum **Herausquetschen** des **Gallertkerns durch** die Lücken des überdehnten und **zerrissenen Faserrings**. Der Vorfall ereignet sich meist in den **Zwischenwirbellöchern**, so dass es dort zu einer Einklemmung der Nervenwurzel des entsprechenden Spinalnervs kommt. Am häufigsten ereignet sich so ein Bandscheibenvorfall zwischen dem **vierten** und **fünften Lendenwirbel** bzw. dem fünften **Lendenwirbel** und dem **Kreuzbein**. In einigen Fällen kann auch die **Halswirbelsäule** betroffen sein, vor allem die Bandscheibe zwischen dem sechsten und siebten Halswirbel. Davon sind am häufigsten Frauen betroffen. Kommt es zum Vorfall im Bereich der Lendenwirbel berichten die Patienten neben den teils starken **Rückenschmerzen** mit verspannter Muskulatur auch von **Schmerzen** und **Sensibilitätsstörungen** im **Bereich** des **Beins** der betroffenen Seite; dieses Syndrom wird **Ischialgie** genannt. Dabei kann es zu **sensiblen** und **motorischen Ausfällen** im Bereich des Ischiasnervs kommen. Je nachdem, welche Bandscheibe betroffen ist, kann ein **Fersenstand** oder ein **Zehenstand unmöglich** sein. Bei der weiteren Untersuchung wird das **Lasègue-Zeichen positiv** diagnostiziert, d. h. dem Patienten ist es nicht möglich, das gestreckte Bein in Rückenlage deutlich anzuheben. Unter Umständen ist der **Achillessehnenreflex** oder der **Patellarsehnenreflex** abgeschwächt bzw. aufgehoben.

Antwort

Frage 225

Welche Ursachen können noch hinter einer Ischialgie stecken, außer dem Bandscheibenvorfall?

Die Nervendehnung des Ischias kann auch durch **Tumoren**, **Entzündungen** oder nach **Traumen** entstanden sein. Häufig klagen auch **Schwangere** über Schmerzen im Bereich des Ischiasnervs. Nervenentzündungen treten vor allem bei **Diabetes mellitus** und **Alkoholkrankheit** auf.

Frage 226

Was ist Erysipel (Wundrose)?

Antwort

Bei der Wundrose handelt es sich um eine **akute Entzündung** der **Lederhaut**, die sich flächenhaft ausbreitet. Die Erreger, es sind meist **beta-hämolysierende Streptokokken** der **Gruppe A**, dringen über kleine Hautverletzungen ein. Die am häufigsten betroffenen Körperstellen sind das **Gesicht** und die **Unterschenkel**. Es kommt zu einer **hochroten, leicht ödematösen Schwellung** mit **flammenförmigen Ausläufern**. Der Ausschlag ist **deutlich begrenzt** und **schmerzt stark**. Es besteht **hohes Fieber** und **Krankheitsgefühl**. Die regionären Lymphknoten sind geschwollen.

Frage 227

Bei welchen Beschwerden haben Sie Verdacht auf ein Kolonkarzinom?

Antwort

Der Dickdarmkrebs tritt vor allem bei Patienten zwischen dem **60.** und **70. Lebensjahr** auf und ist häufig im Rektum, dem Mastdarm, lokalisiert. Wie die meisten bösartigen Tumoren entwickelt sich das Dickdarmkarzinom schleichend und am Anfang ohne Symptomatik. Als Leitsymptome bei Dickdarmkrebs gelten **Blutbeimischungen** im Stuhl, okkultes, also verstecktes Blut und **jegliche Veränderung** der **Stuhlgewohnheiten**, z. B. **Durchfall** und **Verstopfung im Wechsel** oder Abgang von übel riechenden Winden, die sich möglicherweise als feucht herausstellen. Häufig wird auch von einem **Gefühl** der **unvollständigen Entleerung** berichtet, evtl. besteht auch ein **unwillkürlicher Stuhlabgang**. Zu berücksichtigen ist auch, dass ungefähr die Hälfte der Patienten mit Dickdarmkrebs unter Hämorrhoiden leiden und eine Blutbeimischung im Stuhl bei diesen Patienten als normal gilt. Erst im späteren Stadium kommt es dann zum Leistungsknick, Gewichtsverlust, Schwellung der Lymphknoten und allgemeinem Kräfteverfall. Evtl. ist der Tumor dann auch vom Bauch aus zu ertasten.

Frage 228

Welche Faktoren kennen Sie, die auf die Entstehung eines Kolonkarzinoms günstig wirken?

Antwort

Man weiß, dass eine Ernährung mit **hohem Fett-** und **Cholesteringehalt** und einem **niedrigen Ballaststoffgehalt** eine Entartung im Dickdarm begünstigen kann. Als **Präkanzerose** gelten **Colitis ulcerosa** und **Dickdarmpolypen**.

Frage 229

Was können Sie zur Eisenmangelanämie berichten?

Antwort

Die Eisenmangelanämie ist die **häufigste Form** der Anämien. Durch den Eisenmangel ist die Bildung der Hämoglobin-Moleküle, die für den Transport des Sauerstoffs verantwortlich sind, behindert. Im Mikroskop erkennt man dann kleine und unterfärbte Erythrozyten, in der Fachsprache wird das **mikrozytäre, hypochrome Anämie** genannt. Bei Verdacht auf eine Eisenmangelanämie müssen als erstes chronische **Sickerblutungen** vor allem aus dem Magen-Darm-Trakt ausgeschlossen werden, da Eisenverluste durch **Blutungen** die **Hauptursache** der Eisenmangelanämie darstellen. Dies geschieht z. B. durch den **Hämoccult-Test**. Manchmal sind sogar verstärkte Regelblutungen oder ein Hämorrhoidalleiden für den Blutverlust maßgeblich. Als zweiter Ausschluss muss an **chronische Infekte**, z. B. Tuberkulose, oder **Tumorleiden** gedacht werden, da bei diesen Erkrankungen über einen längeren Zeitraum eine sog. **Eisenfehlverwertung** auftreten kann.

In der **Wachstumsphase**, bei **Schwangeren** und in der **Stillzeit** besteht ein **erhöhter Eisenbedarf**. Weitere seltenere Ursachen für einen Eisenmangel könnte eine **mangelnde Eisenzufuhr** bei einseitiger Ernährung sein, oder eine **verminderte Eisenaufnahme**, die durch chronische Entzündungen im oberen Dünndarmabschnitt entsteht.

Patienten mit Eisenmangelanämie zeigen die **typischen Anämiesymptome** auf: Blässe, Müdigkeit, Leistungsmangel und Atemnot bei körperlicher Belastung. Hinzu kommen eine **gerötete** und **brennende Zunge**, **Schluckbeschwerden**, **Mundwinkelrhagaden**, **brüchige Nägel** und Haare.

Frage 230

Wie therapieren Sie einen Patienten mit Verdacht auf Eisenmangelanämie?

Antwort

Zuerst einmal muss die **Ursache** des Eisenmangels **festgestellt** werden. Dazu muss der Patient zum Facharzt geschickt werden um die Werte von **Transporteisen** und **Speichereisen** feststellen zu lassen. Sind durch die internistischen Untersuchungen Tumoren, Blutungen und chronische Infekte ausgeschlossen, bedarf der Patient einer **oralen Eisenzufuhr** mit **2-wertigem Eisen**. Nach einer Woche müssen im Blutbild ein **deutlicher Retikulozytenanstieg** und eine Erhöhung der Hämoglobinwerte zu verzeichnen sein. Der Patient sollte aufgeklärt werden, dass eine orale Eisentherapie teilweise mit Magen-Darm-Beschwerden einhergehen kann. Bei einigen Patienten kann sich unter Umständen ein Geschwürsleiden ausbilden.

Frage 231

Nennen Sie die Ursachen und Symptome eines Gehirnschlags!

Antwort

Unter einem Gehirnschlag, medizinisch **Apoplexie** genannt, versteht man ein neurologisches Defizit mit **Ausfall verschiedener Hirnareale**. Grundsätzlich ist der unblutige vom blutigen Schlaganfall zu unterscheiden. Ein **blutiger** Schlaganfall, medizinisch **intrazerebrale Massenblutung** genannt, entsteht durch **Zerreißen** eines **Blutgefäßes** innerhalb des Gehirns. Als häufigste Ursache ist die **Arteriosklerose** der Hirngefäße zu nennen, in selteneren Fällen kann auch das Reißen einer örtlich begrenzten Arterienausbuchtung, genannt **Aneurysmaruptur**, verantwortlich dafür sein. Möglich ist auch eine Hirnblutung im Rahmen einer **erhöhten Blutungsneigung** oder einer **Bluthochdruckkrise**. Die Symptomatik einer intrazerebralen Massenblutung ist ausgesprochen schwerwiegend und zeigt eine **ungünstige Prognose**. Ungefähr die Hälfte der Patienten sterben daran. Aufgrund der Blutungen in das Hirngewebe hinein kommt es zu einer **Hirndrucksteigerung**. Die Symptomatik beginnt plötzlich mit stärksten Kopfschmerzen, Erbrechen und Bewusstseinsverlust. Überlebt der Patient, bleiben häufig schwerwiegende neurologische Ausfälle bestehen.

Beim **unblutigen Hirninfarkt** kommt es zu einem teilweisen oder kompletten **Verschluss** einer **Hirnarterie**, dieser ist meist durch eine **arteriosklerotische Veränderung** oder seltener durch eine **Verschleppung** eines **Blutgerinnsels** aus dem arteriellen Körperkreislauf bedingt. Der Hirninfarkt tritt **häufig nachts** auf und kann sich **plötzlich oder** auch **langsam entwickeln**. Der Patient ist in der Regel nur kurz bewusstlos. Die neurologischen Ausfallserscheinungen können recht unterschiedlich ausfallen und hängen von der Lokalisation und der Größe des Gefäßverschlusses ab. Häufig sind die **halbseitigen Lähmungen** und **Sensibilitätsstörungen** im **Gesichts-** und **Armbereich** zu finden, wobei die schlaffen Lähmungen **später** in **spastische Lähmungen** übergehen. Meist ist der Anfall mit vegetativer Symptomatik begleitet, wie z. B. Kopfschmerzen, Übelkeit, Schwindel und Erbrechen. In vielen Fällen zeigen die Patienten auch einen länger anhaltenden Dämmerzustand. Häufig treten auch **Sprach**- und **Sehstörungen** hinzu.

Frage 232

Gibt es Vorzeichen, die auf einen Hirnschlag hinweisen könnten?

Antwort

Ja. Dabei handelt es sich um neurologische Ausfallerscheinungen, die zeitlich begrenzt sind und die sich wieder völlig zurückbilden. Die transitorische ischämische Attacke, abgekürzt **TIA**, bildet sich innerhalb von 24 Stunden wieder zurück, während das prolongierte reversible ischämische neurologische Defizit, kurz **PRIND** genannt, innerhalb von sieben Tagen eine vollständige Rückbildung vollzieht.

Frage 233

Was unternehmen Sie, wenn ein Patient bei Ihnen in der Praxis offensichtlich einen Schlaganfall erleidet?

Antwort

Es handelt sich um einen **Notfall** und eine **sofortige Krankenhauseinweisung** ist notwendig. Die **Vitalfunktionen** müssen gesichert werden. Ist der Patient **bewusstlos**, muss er in die **stabile Seitenlage** gebracht werden. Besteht eine Hypertonie, erfolgt eine Lagerung mit erhöhtem Oberkörper, besteht dagegen Hypotonie, sollte der Patient flach gelagert werden. Es ist angebracht einen **venösen Zugang** zu legen, falls Lähmungen bestehen, geschieht dies immer auf der nicht gelähmten Seite.

Frage 234

Welche Harnausscheidungsstörungen kennen Sie?

Antwort

Bei den Blasenentleerungsstörungen werden verschiedene medizinische Begriffe verwendet, die unterschiedliche Störungen der Harnentleerung angeben. Im Normalfall und im Durchschnitt werden ca. 1500 ml Harn pro Tag abgegeben. Unter **Dysurie** versteht man eine erschwerte und auch meist schmerzhafte Harnentleerung, vorwiegend bei Harnwegsinfektionen und Harnabflussstörungen. **Oligurie** bezeichnet eine Harnausscheidung unter 500 ml innerhalb 24 Stunden, insbesondere bei Infektionen der Harnwege, Harnabflussstörungen und akutem Nierenversagen. Dagegen bezeichnet **Anurie** eine vollständige oder stark verminderte Harnausscheidung unter 100 ml innerhalb 24 Stunden. Dies ist typisch bei Schock, Niereninsuffizienz im letzten Stadium oder bei Verlegungen im Bereich der Harnblase und Harnröhre, z. B. Prostatahyperplasie. Eine Harnausscheidung über 3000 ml innerhalb von 24 Stunden nennt man **Polyurie**. Gleichzeitig besteht ein reflektorisch gesteigerter Durst. Als häufigste Ursache ist Diabetes mellitus zu nennen, andere Ursachen können sein: Diabetes insipidus, Einnahme von Diuretika oder auch die psychogene

Polyurie, wenn der Patient sehr viel trinkt, ohne dass ein ausreichender Grund dafür besteht. **Algurie** kennzeichnet ein schmerzhaftes, meist brennendes Wasserlassen, wie es z. B. bei einer Harnblasenentzündung festzustellen ist. **Pollakisurie** gibt einen häufigen Harndrang mit nur geringer Harnmenge an, typisch bei Harnabflussstörungen, wie z. B. Prostatahyperplasie oder Prostatakarzinom. **Nykturie** bezeichnet häufiges nächtliches Wasserlassen und findet sich vor allem bei Herzinsuffizienz.

Frage 235

Was verstehen Sie unter Harninkontinenz und welche Ursachen kennen Sie?

Antwort

Harninkontinenz bezeichnet einen **unfreiwilligen Harnabgang**. Bei der **Stressinkontinenz**, auch Belastungsinkontinenz genannt, besteht eine Schwäche der Schließmuskel- bzw. Insuffizienz der Beckenbodenmuskulatur. Infolge einer Druckerhöhung im Bauchraum, z. B. beim Pressen, Husten, Lasten heben und tragen, kommt es zu einem unwillkürlichen Harnabgang, meist in Form von einigen Tropfen. Frauen sind davon am häufigsten betroffen. Die **Dranginkontinenz** macht sich durch unwiderstehliche Harndrangattacken mit unfreiwilligem Urinabgang bemerkbar. Am häufigsten ist sie psychosomatisch bedingt, kann jedoch auch Harnabflussbehinderungen oder neurologische Erkrankungen als Ursache haben. Schädigungen der Nervenbahnen im Rückenmark oder im Gehirn führen zur sog. **Reflexinkontinenz**, z. B. infolge einer Querschnittslähmung, eines Bandscheibenvorfalls, einer Multiplen Sklerose oder im Rahmen einer Polyneuropathie. Als **Überlaufinkontinenz** wird der Harnabgang bezeichnet, wenn die passive Dehnung der Blasenwand den Druck der Blasenschließmuskel übersteigt.

Frage 236

In welchen Organen bzw. Organsystemen können Probleme durch Alkoholabusus entstehen?

Antwort

Im Verlauf einer Alkoholkrankheit kann es zu verschiedenen Organerkrankungen kommen. Typische Erkrankungen sind z. B. **Ösophagitis**, **Ösophaguskarzinom**, **chronische Gastritis** vom Typ C, chronische **Pankreatitis**, **Pankreaskarzinom**, **Kardiomyopathie**, **Polyneuropathie**, Abnahme der Knochensubstanz, genannt Osteopenie, Impotenz und Libidoverlust. Bei der Leber finden sich zuerst eine **Fettleber** und später eine **Leberzirrhose**. Infolge des bindegewebigen Umbaus der Gefäßarchitektur kommt es zur Pfortaderstauung, auch portale Hypertension genannt. Zudem zeigen Alkoholkranke ein erhöhtes Risiko ein **primäres Leberzellkarzinom** zu entwickeln. Häufig entstehen auch degenerative Veränderungen im **Gehirn** mit der Gefahr des **geistigen Verfalls** oder Ausbildung einer **organischen Psychose**, z. B. das **Korsakow-Syndrom**, welches eine Desorientiertheit, Gedächtnisstörungen und Konfabulation, eine Erzählung ohne Bezug zur Realität, bezeichnet. Infolge eines Vitamin-B_1-Mangels können Alkoholkranke an einer **Wernicke-Enzephalopathie** leiden. Gefürchtet sind außerdem das **Alkoholdelir**, erhebliche psychische und motorische Störungen infolge eines Absetzens von Alkohol und die **Alkoholembryopathie**, eine Schädigung des Ungeborenen bei alkoholkranken Schwangeren.

Frage 237

Wie entsteht eine Arteriosklerose und welche Risikofaktoren kennen Sie?

Antwort

Arteriosklerose ist eine **Arterienverkalkung**. Dabei handelt es sich um einen degenerativen Prozess der Arterienwand, der, meist ausgehend von kleinsten Schäden der inneren Gefäßwand, zu einer **Anlagerung von** verschiedensten **Stoffwechselprodukten** führt. Diese können verhärten und zusammen mit einer reaktiven Vermehrung des umliegenden Bindegewebes zu einem **Elastizitätsverlust** und einer **Einengung** des **Gefäßlumens** führen. Aufgrund der veränderten Oberflächenstruktur können sich **Thrombosen** bilden und die Verengung beschleunigen. Die Folge ist eine unzureichende Versorgung bestimmter Organe mit Blut. In der Fachsprache nennt sich dies **Ischämie**.
Als **Risikofaktoren** zur Entstehung von Arteriosklerose sind bekannt: **Hypertonie**, **erhöhte Blutfettwerte**, **Nikotinmissbrauch**, **Übergewicht**, Bewegungsmangel und **Diabetes mellitus**. Eine genetische Disposition scheint für die Entwicklung der Arteriosklerose auch von Bedeutung zu sein.

Frage 238

Welche Symptome entstehen durch Arteriosklerose?

Antwort

Der degenerative Prozess in und an der Gefäßwand verursacht keine Beschwerden. Zur Symptomatik kommt es erst, wenn die Lichtungseinengung des Gefäßes so groß ist, dass die Versorgung des jeweiligen Zielgebietes nicht mehr ausreicht. Im schlimmsten Fall kommt es zum Untergang des Gewebes. Je nach Verschlusslokalisation kommt es zu verschiedenen Beschwerdebildern. Sind z. B. die **Koronararterien** am Herzen betroffen, spricht man von der **koronaren Herzkrankheit**, die letztendlich zum **Herzinfarkt** führen kann. Sind die **Gehirngefäße** von der Arterienverkalkung betroffen, entstehen entweder reversible Hirndurchblutungsstörungen, **TIA** oder **PRIND** genannt, oder irreversible Durchblutungsstörungen, der **Hirninfarkt**. Bei der **peripheren arteriellen Verschlusskrankheit** sind häufig die Gefäße der Beine betroffen. Dabei kommt es im Zuge der Gefäßverengung zu einer charakteristischen Symptomatik, die **Claudicatio intermittens** genannt wird. In seltenen Fällen kann es zum Ablösen eines Thrombus von der Arterienverkalkung kommen und zur arteriellen Embolie führen.

Frage 239

Welche Stadien unterscheidet man bei der peripheren arteriellen Verschlusskrankheit der Beine und welche Beschwerden beschreibt der Patient?

Antwort

Nach den Fontaine-Stadien werden **vier Grade** unterschieden:

- Im Stadium I bestehen Gefäßeinengungen, die keinerlei Beschwerden aufweisen.
- **Stadium II** bezeichnet **Claudicatio intermittens**, auch als **Schaufensterkrankheit** tituliert. Dabei handelt es sich um **krampfartige Schmerzen** der **Beinmuskulatur**, die den Patienten nach einer bestimmten Gehstrecke aufgrund des akuten Sauerstoffmangels zum kurzweiligen Stehenbleiben zwingt. Diese Beschwerden zeigen, dass die Verengung des betroffenen Blutgefäßes mehr als $^2/_3$ der Gefäßlichtung beträgt.
- Das **dritte Stadium** bezeichnet die Phase, in der es auch schon **in Ruhe** zu **Schmerzen** kommt.
- Im **vierten Stadium** kommt es schließlich zum **Absterben** von Zellen und **Gewebe**. Es entsteht das Gangrän. In der fortgeschrittenen Phase klagen die Patienten infolge der Minderversorgung des Gewebes unter **Kältegefühl** und **Missempfindungen** in den Beinen. Die Haut ist **blass** oder **zyanotisch**, meist bestehen **Pilzerkrankungen** und/oder **schlecht heilende Wunden**.

Frage 240

Welche anderen Erkrankungen könnten bei Schmerzen in den Beinen vorliegen?

Antwort

Auch entzündliche Erkrankungen der Gefäße können in Betracht kommen, z. B. **Thrombangiitis obliterans**, die sog. Raucherkrankheit, so genannt, weil fast ausschließlich Raucher von der Krankheit betroffen sind. Oder **Panarteriitis nodosa**, eine knötchenförmige und nekrotische Entzündung der Arterien, deren Ursache auch unbekannt ist. Auch Erkrankungen der Venen, wie z. B. **Phlebothrombose**, die tiefe Beinvenenthrombose, müssen ausgeschlossen werden. Letztendlich können auch Erkrankungen der **Knochen**, **Gelenke, Nerven** und **Muskeln** zu Schmerzen in den Beinen führen.

Frage 241

Wie können Sie erkennen, dass eine periphere arterielle Durchblutungsstörung vorliegt?

Antwort

Bei Verdacht auf eine arterielle Verschlusskrankheit werden zuerst die Extremitäten untersucht: Ist die **Haut kühl** oder **blass**? Liegen Störungen im Bereich der Haut vor, die auf mangelnde Ernährung schließen lassen? Als Nächstes werden die verschiedenen **Pulsstellen seitenvergleichend** ertastet: die **Femoralisarterie** auf der Mitte der Linie zwischen oberem vorderen Darmbeinstachel und innerem Beinwinkel, die **Kniekehlenschlagader** in der Kniebeuge, die **Arteria tibialis posterior** zwischen dem inneren Fußknöchel und der Achillessehne und schließlich die **Arteria dorsalis pedis** auf dem Fußrücken zwischen den Sehnen der 1. und 2. Zehe. Ist der Puls definitiv nicht zu erfühlen, bedeutet dies einen Gefäßverschluss von mehr als 90 %! An den gleichen Stellen wird mit dem **Stethoskop** nach **Gefäßgeräuschen** gefahndet. Als Funktionstest eignet sich der **Gehversuch**, die **Lagerungsprobe nach Ratschow** und bei Untersuchung der oberen Extremitäten die **Faustschlussprobe**. Bei der Lagerungsprobe nach Ratschow liegt der Patient auf dem Rücken und hebt die Beine senkrecht nach oben, wobei die Beine mit den Händen abgestützt werden. Der Patient wird aufgefordert mit den Füßen kreisende Bewegungen auszuführen. Liegt eine arterielle Durchblutungsstörung der Beine vor, so kommt es während der Übung zum Abblassen der Hautfarbe und Wadenschmerzen. Danach soll der Patient aufsitzen und die Beine hängen lassen. Bei einem Gesunden kommt es nach wenigen Sekunden zur Hautrötung, der reaktiven Hyperämie. Bei einem an peripherer arterieller Durchblutungsstörung Leidenden tritt die vermehrte Rötung und die anschließende Venenfüllung verspätet auf.

Frage 242

Was wissen Sie über Morbus Raynaud?

Antwort

Beim Morbus Raynaud handelt es sich um **anfallsweise** mit **Gefäßkrämpfen** einhergehende **Durchblutungsstörungen** der **Finger**, **ohne** dass **organische Erkrankungen** dafür zugrunde liegen. Hauptsächlich sind **jüngere Frauen** betroffen. Als **auslösender Faktor** kommen meist **Kältereize** in Frage. Es kommt zu einer akut auftretenden mangelhaften Blutversorgung im Bereich der Finger II bis V. Meist tritt zuerst **Blässe** auf, dann eine **bläuliche Verfärbung** und schließlich eine **schmerzhafte** Rötung. In der Regel gilt das primäre Raynaud-Syndrom als harmlos.

Frage 243

Welche Erkrankungen kennen Sie, die zu einem sekundären Raynaud-Syndrom führen können?

Antwort

Das sekundäre Raynaud-Syndrom entsteht als Folge von schon bestehenden Erkrankungen, wie z. B. **progressive Sklerodermie**, **Thrombangiitis obliterans**, **Kälteagglutininkrankheit** oder **Diabetes mellitus**.

Frage 244

Welche Symptome erwarten Sie bei der tiefen Beinvenenthrombose und welche Untersuchungsmethoden bieten sich an, um den Verdacht zu erhärten?

Antwort

Bei der **Phlebothrombose** handelt es sich um eine akute **Thrombose** der **tiefen Beinvenen** mit **entzündlicher Reaktion** der umliegenden Venenwand. Vor allem in den ersten drei Tagen besteht **erhöhte Gefahr** einer **Lungenembolie.** Daher muss der Patient bei Verdacht auf tiefe Beinvenenthrombose in eine Klinik eingewiesen werden. Wichtig ist es, darauf zu achten, dass der Patient **auf keinen Fall aufstehen** darf.

In der Mehrzahl der Fälle bleibt die tiefe Beinvenenthrombose **symptomlos**, nicht selten ist dann die Lungenembolie das erste klinische Zeichen. Bei Symptomen klagt der Patient über **ziehende** oder auch **dumpfe Schmerzen** im Bein, die manchmal als Muskelkater fehlgedeutet werden. Die Schmerzen können sich bei Tieflagerung des Beins oder manchmal auch **beim Husten verstärken**. Das betroffene **Bein** ist **geschwollen,** mit **glänzender** und **gespannter Haut** und **überwärmt**. Beim Herunterhängen des Beins kann eine zyanotische, also eine **bläuliche Verfärbung** auftreten. Die allgemeinen Entzündungszeichen im Blut sind erhöht, evtl. kann auch Fieber vorhanden sein.

Bei den möglichen Früherkennungszeichen, die alle in Rückenlage des Patienten ausgeführt werden sollen, um das Loslösen eines Thrombus und die damit verbundene Lungenembolie zu verhindern, handelt es sich um das **Payr-Zeichen**, der Fußsohlendruckschmerz und das **Homann-Zeichen**, der Schmerz bei Dorsalflexion, d. h. beim Heranziehen des Fußrückens. Die sog. **Meyer-Druckpunkte** entlang der medialen Schienbeinkante können sich auch als schmerzhaft erweisen.

Frage 245

Welche Ursachen der tiefen Beinvenenthrombose kennen Sie?

Antwort

Generell sind bei der Entstehung einer Thrombose drei grundsätzliche Faktoren zu erwähnen, die zusammen als sog. **Virchow-Trias** bezeichnet werden. Darunter sind **Gefäßwandschäden**, eine **verlangsamte Blutgeschwindigkeit** und eine **veränderte Blutzusammensetzung** zu verstehen.

Bei der tiefen Beinvenenthrombose sind vor allem **ältere Personen** mit **Bettlägerigkeit** sowie Personen mit **Übergewicht** und vorbestehenden **Venenerkrankungen** betroffen. Auch eine **Östrogentherapie** in Kombination mit **Nikotinmissbrauch** birgt eine erhöhte Gefahr der Thrombosebildung.

Frage 246

Welche Komplikationen der tiefen Beinvenenthrombose können Sie nennen?

Antwort

Eine gefürchtete Komplikation ist sicherlich die **Lungenembolie**, die je nach Größe des Embolus zur akuten Rechtsherzinsuffizienz und nicht selten auch zum Tod führen kann. Als Spätkomplikation kann infolge der Verlegung des venösen Gefäßes eine **chronisch venöse Insuffizienz** entstehen. Infolge der venösen Stauung kann es zu Ernährungsstörungen der Oberhaut, meist im Bereich des inneren Knöchels, mit Bildung eines sog. **offenen Beins** kommen. Die medizinische Fachbezeichnung lautet: **Ulcus cruris**.

Frage 247

Was ist eine Anämie, welche Ursachen sind Ihnen bekannt und welche allgemeinen Anämiezeichen kennen Sie?

Antwort

Unter Anämie versteht man **Blutarmut**, jedoch ist nicht nur die Ermittlung der Erythrozytenzahl entscheidend, sondern auch die des Hämatokritwertes und vor allem die der Hämoglobinmenge. Dabei können sich die roten Blutkörperchen in der Größe, Färbung und evtl. auch Form verändern.
Nach den Ursachen lassen sich die Anämien einteilen in:

- **Mangelanämien**, z. B. die Eisenmangelanämie oder die Vitamin-B_{12}-Mangel-Anämie,
- **Blutungsanämien** infolge eines chronischen oder akuten Blutverlustes,
- **hämolytische Anämien** infolge eines gesteigerten Abbaus der Erythrozyten,
- **aplastische Anämien** infolge einer Knochenmarkschädigung,
- **sekundäre Anämien**, welche durch andere Organerkrankungen entstehen; zu nennen ist hier die renale Anämie und die Tumor- bzw. Infektanämie. Die **renale Anämie** entsteht durch Mangel an Erythropoetin infolge des Untergangs von Nierengewebe. Die **Tumor-** und **Infektanämie** entsteht durch eine sog. Eisenfehlverwertung, dabei handelt es sich um noch ungeklärte Eisenverteilungsstörungen. Während bei einer Eisenmangelanämie das Speichereisen Ferritin erniedrigt und das Transporteisen Transferrin erhöht ist, verhält es sich bei der Tumor- und Infektanämie eher umge-

kehrt: Transferrin ist erniedrigt und Ferritin ist normal bis erhöht.

Die typischen allgemeinen Anämiesymptome sind **Müdigkeit**, **Leistungsabfall**, Konzentrationsschwäche, **Blässe** von Haut und Schleimhäuten, vor allem an den Augenbindehäuten, **Kälteempfindlichkeit**, **Kopfschmerzen**, Appetitlosigkeit, **Schlafstörungen**, **Herzklopfen** und **Atemnot** bei Belastung, **Schwindelgefühl** und **Schwarzwerden vor den Augen**.

Frage 248

Nennen Sie die Ursachen und Symptome einer perniziösen Anämie!

Antwort

Unter perniziöser Anämie versteht man eine **Vitamin-B_{12}-Mangel-Anämie**. Perniziös bedeutet bösartig; man bezeichnet diese Anämie aufgrund der Nervenbeteiligung so. Meist besteht eine Störung des Vitamin-B_{12}-Stoffwechsels infolge eines **Mangels** an **Intrinsic-Faktor**, welcher auf dem Boden einer chronischen Gastritis Typ A, einer **Autoimmungastritis**, entsteht. Möglich ist aber auch eine **Resorptionsstörung** von Vitamin B_{12} aufgrund von Erkrankungen der Schleimhaut im unteren Krummdarm, denn in diesem Teil des Dünndarms erfolgt gewöhnlich die Aufnahme des Vitamins. Als seltenere Ursachen sind eine **mangelnde Zufuhr** von Vitamin B_{12} bei streng vegetarischer Kost oder **ein erhöhter Bedarf**, z. B. in der Schwangerschaft, zu nennen.

Bei den Symptomen ist eine **Vitamin-B_{12}-Mangel-Trias** typisch. Darunter versteht man die **allgemeinen Anämiesymptome**, **Beschwerden** des **Magen-Darm-Traktes** und **neurologische Symptome**, allerdings ist diese Trias nicht immer zwingend. So ist eine Vitamin-B_{12}-Mangel-Symptomatik auch ohne gleichzeitige Anämiesymptome denkbar, d. h. dass nur neurologische Defizite imponieren. Typisch sind **Missempfindungen wie Kribbeln**, **pelziges Gefühl** und **Schmerzen.** In schweren Fällen kann es zur **Gangunsicherheit** bis hin zu Lähmungen kommen, die Eigenreflexe können fehlen und das Vibrationsempfinden ist meist gestört. Letztendlich kann es in sehr schweren Fällen auch zu Bewusstseinsstörungen kommen. Zusätzlich zeigt sich meist eine **hochrote** und **glatte Zunge**, die schmerzhaft brennt. Bei der Vitamin-B_{12}-Mangel-Anämie handelt es sich um eine hyperchrome und makrozytäre Anämie, d. h. die Erythrozyten sind überfärbt und vergrößert. Durch ihre abnorme Größe kommt es zur **frühzeitigen Hämolyse**, also zum vermehrten Abbau der roten Blutkörperchen und somit zu einer **leichten Gelbfärbung** der Haut.

Frage 249

Sind die Symptome eines Folsäuremangels identisch mit denen eines Vitamin-B_{12}-Mangels?

Antwort

Nicht ganz. Es **fehlen** die **neurologischen Symptome**, aber im Labor findet sich genau wie bei der Vitamin-B_{12}-Mangel-Anämie eine makrozytäre und hyperchrome Anämie.

Frage 250

Nennen Sie bei Masern das komplette Bild mit Komplikationen!

Antwort

Masern ist eine allgemein zyklische Infektionskrankheit, die so ansteckend ist, dass die meisten Kinder davon befallen werden. Für den Heilpraktiker besteht gemäß Infektionsschutzgesetz § 6 bei **Verdacht** und **Erkrankung** an Masern **Meldepflicht**. Erreger ist das **Masernvirus**. Die Inkubationszeit beträgt in der Regel 10–14 Tage. Die Übertragung erfolgt durch **Tröpfcheninfektion**, wobei als **Eintrittspforten** die **Schleimhäute** der oberen **Atemwege** und der **Augenbindehaut** dienen.
Die Erkrankung kann in mehrere Stadien unterteilt werden:

- Das **Prodromalstadium** dauert ca. 3–5 Tage und geht mit **Entzündungen** der **oberen Atemwege** einher. Es bestehen Fieber, Husten, Halsschmerzen und meist auch eine Augenbindehautentzündung mit ausgeprägter Lichtscheu. Charakteristisch sind die **Koplik-Flecken**, das sind nicht abwischbare weiße Flecken an der Wangenschleimhaut. Als typische Beschreibung eines Masernkindes gilt der Satz: ein **Masernkind** ist **verheult**, **verrotzt** und **verquollen**.
- Nach einem **fieberfreien Intervall** von meist 1–2 Tagen erfolgt das Organstadium mit einem **erneuten Fieberanstieg** bis zu 40 °C und der Manifestation des typischen Masernausschlages, der in der Regel 3–4 Tage anhält. Dabei handelt es sich um **rote**, **leicht erhabene Flecke**, die **hinter den Ohren** beginnen und sich vom Kopf über den Rumpf zu den Extremitäten ausbilden. Sie sind **konfluierend**, d. h. sie fließen zusammen und sie jucken meist nicht.
- In der Heilungsphase kommt es zum allmählichen Abblassen des Ausschlags.

Die häufigsten Komplikationen sind Pseudokrupp, eine entzündliche Schwellung der Kehlkopfschleimhaut mit Heiserkeit und Atemnot, Lungenentzündung, Mittelohrentzündung oder Meningitis bzw. Enzephalitis. Eine sehr seltene Komplikation ist die subakut sklerosierende Panenzephalitis, die 7–10 Jahre nach einer Maserninfektion auftreten kann.

Frage 251

Ein Patient hat Blut im Stuhl, was kann das alles bedeuten?

Antwort

Sichtbare Blutbeimengungen stammen in der Regel aus den unteren Anteilen des Dickdarms. **Helles Blut**, das meist mit Schleim dem Kot direkt aufgelagert ist, weist auf eine Blutungsquelle im Analkanal oder Mastdarm. Möglicher Ausgangspunkt dieser Blutungen sind vor allem **Hämorrhoiden** und **bösartige Tumoren** des Analkanals bzw. des Rektums. Auch Erkrankungen in den höheren Abschnitten des Dickdarms führen zu Blutbeimengung im Stuhl, wie z. B. **Dickdarmkarzinom, Colitis ulcerosa, Dickdarmdivertikel** und **Dickdarmpolypen**.
Nicht sichtbare Blutbeimengungen im Stuhl sind „versteckt", d. h. der rote Blutfarbstoff Hämoglobin ist durch Einwirkung von Salzsäure so verändert worden, das er die rote Farbe verliert. Diese Blutungen sind nur chemisch mit einem Testbrief für okkultes Blut nachzuweisen, z. B. durch Hämoccult. Mögliche Blutungsquellen sind Sickerblutungen aus dem oberen Magen-Darm-Trakt, wie z. B. Ulcus ventriculi, Ulcus duodeni, Magenkarzinom.

Frage 252

Was verstehen Sie unter Meläna, Teerstuhl?

Antwort

Teerstuhl ist ein **glänzender**, äußerst **schwarz gefärbter** und klebriger, **teerartiger Stuhl**, der durch eine **erhöhte Blutungsmenge** (100–200 ml/24 h) aus dem **oberen Magen-Darm-Trakt** entsteht. Die Schwarzfärbung des Stuhls entsteht durch den Abbau des Hämoglobins durch Salzsäure. Ein Teerstuhl wird immer als Notfall eingestuft.

Frage 253

Beschreiben Sie uns das Krankheitsbild der Lyme-Borreliose!

Antwort

Die Lyme-Borreliose wird durch den **Biss** einer **Zecke** übertragen, wobei in der Hälfte der Fälle der Biss unbemerkt bleibt. Der Erreger ist **Borrelia Burgdorferi** und die Inkubationszeit beträgt etwa zwei Wochen. Die Erkrankung kann in unterschiedliche Stadien eingeteilt werden. Im ersten Stadium kann es an der **Zeckenbissstelle** zu einem **rötlichen Fleck** kommen, der sich in der Rundung ausbreitet und in der Mitte häufig eine **zentrale Aufhellung** aufweist. Dieser Ausschlag nennt sich **Erythema migrans**, die sog. Wanderröte. In der Regel ist er nicht juckend oder schmerzhaft. Es können sich jedoch auch noch andere Hauterscheinungen entwickeln. Im zweiten Stadium kann es zu **allgemeinen Grippesymp-**

tomen mit Fieber, Gelenk- und Muskelschmerzen, bis hin zum meningealen Syndrom, also **Reizerscheinung** der **Hirnhäute**, kommen. Häufig wird auch von einem akut entzündlichen Befall eines oder mehrerer, meist größerer Gelenke berichtet.

Das dritte Stadium charakterisiert die Spätsymptomatik, die erst nach Wochen, Monaten oder manchmal auch Jahren auftritt. In diesem Stadium ist die Erkrankung mit Antibiotika nicht mehr zu therapieren. Typische Erkrankungen in diesem Stadium sind **Lyme-Arthritis** mit Gelenkdeformitäten, Myokarditis, Meningitis und Enzephalitis mit Lähmungserscheinungen. Seltener kommt es zu Hauterscheinungen mit Schwund des subkutanen Fettgewebes und einer blau-rötlichen Fältelung und ausgeprägter Venenzeichnung, medizinisch genannt: Acrodermatitis chronica atrophicans.

Frage 254

Was versteht man unter koronarer Herzkrankheit und welche Symptome sind zu erwarten?

Antwort

Die koronare Herzkrankheit bezeichnet eine **Einengung** der **Herzkranzgefäße**, die zu einer **verminderten Durchblutung** des **Herzmuskels** führt. Ursächlich ist dafür meist eine Verkalkung der Gefäße, die **Koronarsklerose**, aber auch Gefäßspasmen können verantwortlich sein. Als **Risikofaktoren** für die Koronarsklerose gelten Erhöhung der **Blutfette**, **Bluthochdruck**, **Rauchen**, **Fettleibigkeit**, **Diabetes mellitus**, Bewegungsmangel, erbliche Disposition, männliches Geschlecht und hohes Alter.

Als **Leitsymptom** der koronaren Herzkrankheit ist die **Angina pectoris** zu betrachten. Hier handelt es sich um eine **akute vorübergehende Mangelversorgung** des Herzmuskels mit Sauerstoff. Der Patient erleidet ein akutes Gefühl der **Brustenge** mit plötzlich einsetzenden, meist **stechenden Schmerzen**, die ähnlich wie beim Herzinfarkt Ausstrahlungscharakter haben können. Jedoch kommt es nicht zum Untergang von Herzmuskelzellen. Die Symptomatik eines Angina-pectoris-Anfalles ist von einem Herzinfarkt nicht zu unterscheiden. Der einzige Unterschied ist, dass die Beschwerden nach Nitratgabe beim Angina-pectoris-Anfall verebben.

Die durch Sauerstoffmangel verursachte Schädigung des Herzmuskels kann sich jedoch auch in **Herzrhythmusstörungen** oder einer **Linksherzinsuffizienz** bemerkbar machen. Gleichwohl kann die Klinik der koronaren Herzkrankheit auch asymptomatisch bleiben, bis ein **Herzinfarkt** oder ein plötzlicher **Herztod** resultiert.

(Herzinfarkt siehe Frage Nr. 210 (S. 93))

Frage 255

Welche Formen der Angina pectoris können Sie unterscheiden?

Antwort

Man unterscheidet die stabile und die instabile Angina-pectoris-Form. Von einer **stabilen Angina** pectoris wird gesprochen, wenn die anfallsartigen Beschwerden durch bestimmte Faktoren, wie z. B. körperliche Tätigkeit oder kalte Außentemperatur ausgelöst werden und die Anfälle gut mit Nitratgabe therapierbar sind. Als **instabile Angina pectoris** bezeichnet man jeden erstmalig auftretenden Anfall und alle anderen Angina-pectoris-Anfälle, die durch einen zunehmenden Beschwerdegrad und eine verlängerte Dauer auffallen. Häufig bestehen schon nächtliche Anfälle mit Ruheschmerzen. Dieser Zustand gilt als akutes Risiko einen Herzinfarkt zu erleiden.

Frage 256

Ein Patient hat eine sichtbare arterielle Pulsation im Halsbereich. Woran denken Sie?

Antwort

Nur bei einem Teil der Menschen ist die arterielle **Pulsation** der Arteria carotis, also der **Halsschlagader physiologisch leicht sichtbar**. Ein deutlich sichtbarer rhythmischer Puls an der Karotis entsteht durch die vermehrte Leistung der linken Herzkammer mit einem erhöhten Herzminutenvolumen. Diese kann z. B. aus **Fieber**, **Blutarmut**, **Schilddrüsenüberfunktion**, **Aortenklappeninsuffizienz** oder **Bluthochdruckkrise** resultieren.

Frage 257

Was verbirgt sich hinter einer venösen Pulsation im Halsbereich?

Antwort

Hier handelt es sich um einen sog. positiven Halsvenenpuls, welcher durch eine **Trikuspidalinsuffizienz** oder durch Stauungserscheinungen vor dem rechten Herzen infolge einer **Rechtsherzinsuffizienz** bedingt ist. Der Rückstoß der rechten Herzkammer führt in den davor gestauten Gefäßen zu einem scheinbaren Puls. Manchmal sind dabei gleichzeitig fühlbare oder sichtbare Pulsationen im Bereich der Leber festzustellen.

Frage 258

Welche Symptome erwarten Sie bei einem Patienten mit einer Schließunfähigkeit der Aortenklappe?

Antwort

Eine Schließunfähigkeit der Aortenklappe wird als **Aortenklappeninsuffizienz** bezeichnet. Sie ist meistens infolge einer rheumatischen Endokarditis entstanden, seltener angeboren. Während der Erschlaffung des Herzmuskels fließt ein Teil des Auswurfvolumens der linken Herzkammer durch die nicht vollständig verschlossene Aortenklappe wieder zurück in die Kammer. Dieses sog. **Pendelblut** führt zu einer erhöhten Kammerfüllung mit

der Folge eines **vergrößerten Schlagvolumens**. Charakteristisch dafür ist die **große Blutdruckamplitude** mit einem erhöhten systolischen und einem erniedrigten diastolischen Blutdruckwert. Die enorme Mehrarbeit des linken Ventrikels führt zum **hämmernden Puls** und zu **sichtbaren Pulsschlägen** im Bereich der Karotis, in schweren Fällen kann der Puls sogar als **Kapillarpuls** im Bereich des Nagelbetts sichtbar sein. Ein weiteres klassisches Zeichen ist das **pulssynchrone Kopfnicken**, das sog. Musset-Zeichen (sprich: „müsä").
Die vermehrte Belastung der linken Herzkammer führt schließlich zu einer allmählichen Vergrößerung des linken Herzmuskels, der nach Überschreiten des kritischen Herzgewichtes von 500 Gramm dilatiert und schließlich zur **Linksherzinsuffizienz** mit dem klinischen Bild des Asthma cardiale führt.

Frage 259

Ein Patient kommt zu Ihnen in die Praxis und beklagt häufiges „Herzstolpern". Nennen Sie mir mindestens vier Ursachen!

Antwort

Unter „Herzstolpern" versteht man **vom regelmäßigen Herzrhythmus abweichende Störungen**. Diese können recht unterschiedliche Ursachen haben. Zum einen können diese Herzrhythmusstörungen auch bei **gesunden Menschen** vorkommen, ausgelöst z. B. durch Genussgifte, körperliche Betätigung oder emotionalen Stress, zum anderen können die Herzrhythmusstörungen auf Erkrankungen innerhalb oder auch außerhalb des Herzens hinweisen. Die häufigste Erkrankung am Herzen, die zu Störungen im Herzrhythmus führen kann, ist die **koronare Herzkrankheit**. Infolge der verminderten Durchblutung des Herzmuskels durch die Koronarsklerose kann es zu Unregelmäßigkeiten im Herzreizleitungssystem kommen. Auch eine **Myokarditis**, die Entzündung des Herzmuskels oder eine **Herzinsuffizienz** können zu Herzrhythmusstörungen führen. Weitere Ursachen können sein: **Schilddrüsenüberfunktion**, **Elektrolytstörungen**, z. B. Hypo- oder Hyperkaliämie und **Medikamenteneinnahme**, z. B. Digitalis.

Frage 260

Welche Ursachen und Symptome können Sie uns über Asthma bronchiale erzählen?

Antwort

Asthma bronchiale ist eine **obstruktive Ventilationsstörung**, bei der es durch **spastische Kontraktion** der glatten Bronchialmuskulatur und **Schwellung** und **übermäßige Schleimproduktion** der Bronchialschleimhaut zu einer Verlegung der Bronchialwege kommt.
Bei der Ursache werden generell **zwei Asthmatypen** unterschieden: Das **Extrinsic-Asthma**, auch **allergisches**

Asthma genannt, entsteht bei Vorhandensein einer Überempfindlichkeitsreaktion in der Regel durch das Einatmen bestimmter **Allergene**, wie z. B. Blütenstaub, Tierhaare und Pilzsporen, kann aber auch durch die Aufnahme bestimmter Nahrungsmittel oder Medikamente beginnen. Diese exogene Asthmaform tritt typischerweise schon im **Kindesalter** auf. Das **Intrinsic-Asthma**, auch als **nichtallergisches** oder pseudoallergisches Asthma bezeichnet, wird durch **Infektionen** der **Atemwege**, **chemische Reizstoffe**, **körperliche Belastung** oder durch **psychische Abläufe** ausgelöst. Vielfach gibt es auch Mischformen aus allergischem und nichtallergischem Asthma.

Ein Asthmaanfall tritt **plötzlich** auf. Besonders **nachts** oder **früh morgens** kommt es zur **anfallsartigen Atemnot**. Der Patient begibt sich typischerweise in die aufrechte Position, um besser atmen zu können. Man nennt dies **Orthopnoe**. In schweren Fällen wird die **Atemhilfsmuskulatur** durch Aufstützen der Arme in Anspruch genommen. Typisch ist auch das deutlich **hörbare pfeifende Geräusch** bei der **Ausatmung**, der sog. **exspiratorische Stridor**. In der Regel besteht zusätzlich ein **quälender Hustenreiz** mit nur geringen Mengen eines **zähglasigen Auswurfs**. Durch die Atemnot kann es zur **Zyanose**, einer bläulichen Färbung von Haut und Schleimhäuten kommen. Der Patient hat vor allem Schwierigkeiten, die bereits eingeatmete Luft wieder auszuatmen. Deutlich kann die **verlängerte Ausatmung** beobachtet werden. Dabei kommt es zur **Lungenblähung**, die zu einem **sichtbaren Fassthorax** führt. Der Anfall kann Minuten, mitunter auch bis zu Stunden dauern. Beendet wird der Asthmaanfall meist mit einer heftigen Hustenattacke und dem Gefühl der Atemerleichterung.

Frage 261

Welchen Blutdruck, Puls, Auskultations- und Perkussionsbefund würden Sie bei einem Asthmaanfall erwarten?

Antwort

Der Patient hat aufgrund der Atemnot **Angst**, die **Pulsfrequenz** ist **erhöht** und **auch** der **Blutdruck**. Die Auskultation ergibt **trockene Rasselgeräusche** mit Giemen, Brummen und Schnurren. Allerdings gilt: je stärker die Lunge überbläht ist, desto schwächer sind die pathologischen Atemgeräusche zu hören. Die Perkussion ergibt einen **hypersonoren Klopfschall**, die **Zwerchfellgrenze** ist **tief** gestellt.

Frage 262

Welche Komplikationen eines Asthmaanfalls kennen Sie?

Antwort

Beim gefährlichen **Status asthmaticus** bahnen sich mehrere schwere Anfälle hintereinander an, die bis zu Tagen andauern können. Es handelt sich hier um einen **lebensbedrohlichen Zustand.**

Bei langem Bestehen kann Asthma bronchiale in ein **Lungenemphysem** übergehen. Dabei handelt es sich um eine Lungenüberblähung, die zu einer nicht mehr rückbildungsfähigen Zerstörung des Lungengewebes führt. Im Zuge dessen kann sich eine chronische **Rechtsherzinsuffizienz** entwickeln.

(Lungenemphysem siehe Frage Nr. 330 (S. 146))

Frage 263

Bitte erklären Sie uns, was eine Arteriosklerose der Nierenarterien zur Folge haben kann!

Antwort

Durch die Arteriosklerose kommt es zu einer allmählichen Einengung des betroffenen Blutgefäßes und somit auch zu **verminderter Durchströmung** der Blutgefäße. Diese führt zwangsläufig zu einer **Aktivierung** des **Renin-Angiotensin-Aldosteron-Systems**, um den effektiven Filtrationsdruck in den Kapillarschlingen der Nierenkörperchen konstant zu halten. Angiotensin ist ein hoch wirksames, **gefäßverengendes** Hormon. Bei einer allmählichen Nierenarterienverengung entsteht so eine **sekundäre Hypertonie**, auch renovaskuläre Hypertonie genannt. Typisch für diese Hypertonieform ist die Erhöhung des diastolischen Blutdruckwertes, teilweise **über 110 mmHg**. Letztlich kann die Arteriosklerose der Nierenarterien eine Niereninsuffizienz zur Folge haben.

Frage 264

Eine Mutter bringt ihre 5-jährige Tochter in Ihre Praxis. Das Kind besitzt auffällige Schwellungen im Nackenbereich. Außerdem hätte das Kind vor kurzem ein flüchtiges Exanthem gehabt. Wie ist Ihre Verdachtsdiagnose?

Antwort

Diese Angaben der Mutter geben den Verdacht auf eine **Rötelninfektion.** Für Heilpraktiker besteht gemäß IFSG schon bei Verdacht auf Röteln Meldepflicht. Röteln ist eine Virusinfektion, die mit einem **typischen Hautausschlag** und **Lymphknotenschwellungen**, vor allem am **Hinterkopf**, einhergehen. Meist sind Kinder davon betroffen. Die Inkubationszeit beträgt in der Regel 2–3 Wochen, die Übertragung entsteht durch **Tröpfcheninfektion**. Eine Ansteckung kann vier Tage vor bis zwei Wochen nach Beginn des Hautausschlages bestehen. Ein Prodromalstadium mit leichtem Fieber und Schleimhautentzündungen der Atemwege kann vorhanden sein, aber auch ganz fehlen. Auffällig sind die meist druckempfindlichen Lymphknotenschwellungen in der Hals- und

Kopfregion, die bereits vor dem Ausschlag erscheinen können. Der Hautausschlag beginnt in der Regel im **Gesicht** bzw. **hinter den Ohren** und breitet sich über den Rumpf auf die Extremitäten aus. Der typische Rötelnausschlag besteht aus **kleinen rosaroten Flecken**, die **nicht konfluieren**, d. h. nicht ineinander zusammenfließen. Die **Größe** der **Flecken** liegt **zwischen** denen von **Masern** und von **Scharlach**, wobei der Masernausschlag großfleckig und der von Scharlach kleinstfleckig ist. In der Regel besteht der Ausschlag nur wenige Tage.

Frage 265

Welche Komplikationen können bei Röteln entstehen?

Antwort

Vereinzelt kann es zu einer **Rötelnenzephalitis** kommen, einer Entzündung des Gehirns, manchmal wird auch von Gelenkentzündungen berichtet. Jedoch ist die **Rötelnembryopathie** am gefürchtetsten. Dabei kommt es zu einer Schädigung der werdenden Frucht im Mutterleib während einer gleichzeitigen und erstmaligen Infektion der Mutter mit einem Rötelnvirus.

Frage 266

Was verstehen Sie unter dem Begriff „akutes Abdomen“? Erläutern Sie uns die Symptomatik und nennen Sie die möglichen ursächlichen Erkrankungen!

Antwort

Auf Deutsch übersetzt bedeutet dieser Begriff „akuter Bauch, akuter Unterleib“. Er beschreibt **akut auftretende, stärkste Bauchschmerzen** mit einer **Abwehrspannung** der **Bauchmuskulatur**, die auf eine **lebensbedrohliche Erkrankung** hinweisen können. In der Regel sind dies akute Erkrankungen im Bereich des Bauchraums, z. B. **Durchbruch** des **Magens** oder des **Zwölffingerdarms, akute Appendizitis, akute Pankreatitis, mechanischer Darmverschluss**, Gallen- und Nierensteinkolik und akute Durchblutungsstörungen der die im Bauchraum liegenden Organe zu versorgenden Arterien. Gleichwohl können auch akute Erkrankungen **außerhalb** des **Bauchraums** zum Bild des akuten Abdomens führen, z. B. beim **Herzinfarkt**. Die plötzlich auftretenden Bauchschmerzen können druck- bzw. bewegungsabhängig sein. Es kann zu einer **brettharten Bauchdeckenmuskulatur** kommen, die infolge einer Reizung des Bauchfells durch einen entzündlichen Prozess entsteht. Der **Allgemeinzustand** des Patienten **verschlechtert** sich in der Regel. Begleitend sind häufig Fieber, Erbrechen und eine akute Kreislaufstörung mit der **Gefahr des Schocks** zu finden.

Frage 267

Wie verhalten Sie sich bei einem Patienten mit „akutem Abdomen“?

Antwort

Es handelt sich um einen **Notfall**, der Patient muss sofort in die Klinik gebracht werden. Der Patient wird mit **angezogenen Beinen** gelagert, am besten wird eine Knierolle unter die Beine gelegt. Die **Vitalfunktionen** müssen bis zum Eintreffen des Notarztwagens ständig überwacht werden, außerdem lege ich, falls möglich, einen **venösen Zugang**.

Frage 268

Was können Sie uns über Diphtherie berichten?

Antwort

Bei der Diphtherie handelt es sich um eine **Lokalinfektionskrankheit** der Schleimhäute des **Nasen-** und **Rachenraums** und seltener auch der Bronchialwege. Charakteristisch ist dabei die Bildung der sog. **Pseudomembranen**. Es dreht sich hier um eine grau-weißlich-gelbe, durch Fibrinausschüttung entstandene, **festsitzende** Abdeckung der eigentlichen Entzündung. Typisch ist dabei der **süßlich-faulige Geruch**. Beim Abstreifen dieser Pseudomembran bleiben blutige Geschwüre zurück. Für den Heilpraktiker besteht gemäß Infektionsschutzgesetz § 6 bei **Verdacht** und **Erkrankung** an Diphtherie **Meldepflicht**. Erreger ist das **Corynebacterium diphtheriae**, gefürchtet sind vor allem die toxinbildenden Stämme. Die Inkubationszeit beträgt in der Regel wenige Tage. Je nach dem Ort der Infektion werden verschiedene Formen unterschieden: Die **Nasendiphtherie**, die vorwiegend bei Säuglingen vorkommt, einen **blutig-wässrigen Schnupfen** zeigt und meist eine gute Prognose aufweist; die **Rachendiphtherie**, bei der die **Pseudomembranen** vor allem auf den **Rachenmandeln** sichtbar sind und die **Kehlkopfdiphtherie**, die mit Atemnot, Heiserkeit und einem trockenen Husten, dem sog. **echten Krupp** einhergeht. Diese Lokalisation birgt vor allem die Gefahr auf Erstickung. Am gefährlichsten ist jedoch die **toxische Diphtherie**, die im schlimmsten Fall zum Kreislaufversagen führt. Auffällig ist bei dieser bösartigen Form der Diphtherie eine ominöse Schwellung im Halsbereich, dem sog. **Cäsarenhals**.

! Merke

Alle Infektionskrankheiten, die im IFSG § 6 genannt sind, müssen vom Heilpraktikeranwärter gelernt werden.

Frage 269

Wie sieht die Symptomatik bei der Multiplen Sklerose aus?

Antwort

Die **Multiple Sklerose**, abgekürzt MS, stellt eine **Entmarkung** der **Nervenfasern** dar, wobei die Ursache derzeit nicht geklärt ist. Dabei erkranken Frauen doppelt so häufig wie Männer. Die MS kann eine Vielzahl von zentralnervösen Erscheinungen provozieren, die jedoch in der Mehrzahl der Fälle in Schüben auftreten. Als klassische Syndrome gelten **Nystagmus**, ein unwillkürliches Zittern des Augapfels, die **skandierende Sprache** mit einer „abgehackten", in einzelnen Silben voneinander getrennten Sprechweise und **Intentionstremor**, das Zittern einer Extremität bei Zielbewegungen kurz vor dem Ziel. Weitere häufige Symptome sind vorübergehende **Doppelbilder**, Sehstörungen, Augapfelschmerzen, **Sensibilitätsstörungen**, **Lähmungen** und **Bewegungsstörungen**, abgeschwächter oder fehlender Bauchdeckenreflex, Blasenentleerungsstörungen und **psychische Veränderungen**.

Frage 270

Welche Hirnnerven sind bei Multipler Sklerose betroffen?

Antwort

Vor allem die Hirnnerven, die für die **Steuerung** der **Augenmuskeln** maßgebend sind und bei Lähmung zum Sehen von Doppelbildern führen.

! Merke

Denken Sie bitte daran, dass die Fragen nicht immer „direkt" gestellt werden, wie in diesem Fall. Häufig gehen die Prüfer über Beispiele „von hinten" an die Thematik heran. Dabei will der Prüfer, dass der HP-Anwärter differenzialdiagnostisch denkt.
Ein Beispiel:
„Ein 50-jähriger Mann kommt zu Ihnen in die Praxis und berichtet, dass er seit vier Wochen Sehstörungen und Kopfschmerzen habe. In der letzten Woche sei ihm beim Frühstück eine Tasse aus der Hand gefallen. Was untersuchen Sie? Wie gehen Sie vor und woran denken Sie?"
Es wird erwartet, dass Sie neben Multipler Sklerose auch an Hirntumoren, die Vorstufen des Hirnschlags, TIA und PRIND und vor allem an ein subdurales bzw. epidurales Hämatom denken.
Hier ist die Frage, ob ein traumatisches Erlebnis vor den Symptomen bestanden hat, unabdingbar.

Antwort

Diese beiden Anzeichen, der helle Stuhl und ein brauner Urin, geben den dringenden Verdacht auf **Hepatitis**. Evtl. könnte auch eine **Gallenstauung** außerhalb der Leber durch z. B. **Gallengangstumoren** oder **Pankreaskopftumor** in Frage kommen. Charakteristisch wäre dann eher eine Gelbsucht mit starkem Juckreiz. Die Frage ob der Patient in letzter Zeit im **Urlaub** gewesen ist bzw. einen Auslandsaufenthalt hinter sich hat, kann den Verdacht auf Hepatitis lenken. Die beiden Symptome des Patienten werden durch eine **Harnanalyse mittels Mehrfachteststreifen** bestätigt. Sind diese positiv, wird der Patient an einen Arzt des Vertrauens überwiesen. Für den Heilpraktiker besteht gemäß Infektionsschutzgesetz §6 bei **Verdacht** und **Erkrankung** an akuter Virushepatitis **Meldepflicht**.
(Hepatitis siehe auch Frage Nr. 351 (S. 157), Posthepatischer oder intrahepatischer Ikterus siehe Frage Nr. 184 (S. 81))

Frage 271

Ein sonst gesunder Patient berichtet über braunen Urin und hellen Stuhl. An was denken Sie dabei? Wie gehen Sie vor?

Antwort

Das Wort Struma, auf Deutsch Kropf, bezeichnet jede Vergrößerung der Schilddrüse. Die häufigste Ursache ist **Jodmangel**. Dieser Kropf wird dann **euthyreote Struma** genannt. Euthyreot bedeutet, dass es sich um eine Vergrößerung der Schilddrüse mit normaler Hormonproduktion handelt. In der Regel findet sich diese Erkrankung in einem **Jodmangelgebiet**, wobei der Jodmangel bei bestimmten Personen zu einer Schilddrüsenvergrößerung führt. **Frauen** sind von dieser Erkrankung wesentlich **häufiger betroffen** als Männer.
Der Kropf ist als tastbare oder sichtbare, schluckbewegliche Masse am Hals zu ertasten.

Frage 272

Nennen Sie die häufigste Ursache eines Strumas!

Antwort

Andere Ursachen eines Kropfes können z. B. **Schilddrüsenunterfunktion** und auch **Schilddrüsenüberfunktion** sein. Letztendlich kann es sich auch um einen bösartigen Kropf handeln, um ein **Schilddrüsenkarzinom**. Dieses kann als nicht schluckverschieblicher Knoten von harter und knotiger Konsistenz ertastet werden. Auf jeden Fall muss jede Kropfbildung differenzialdiagnostisch vom Facharzt abgeklärt werden.

Frage 273

Welche anderen Ursachen für eine Kropfbildung sind Ihnen bekannt?

Frage 274

Welche Komplikationen eines Strumas kennen Sie?

Antwort

Am ehesten sind Komplikationen zu befürchten, wenn der Kropf nach innen wächst. Dabei kann es zu einer **Verdrängung** der **Luftröhre** mit **Atemnot** und einem **inspiratorischen Stridor**, einem während der Einatmungsphase ohne Stethoskop zu hörenden Atemgeräusch kommen. Auch die Speiseröhre kann verdrängt werden, so dass **Schluckbeschwerden** auftreten können. Im Extremfall kann die Kropfbildung auf den Nervus laryngeus recurrens drücken und so zur **Stimmbandlähmung** führen.

Als weitere Komplikation ist die **Schilddrüsenautonomie** zu nennen. Hier handelt es sich um ein umschriebenes Gebiet der Schilddrüse, das sich hormonell verselbstständigt hat und nicht mehr dem Regelkreis des Hypothalamus-Hypophysen-Systems unterliegt. Durch die unkontrollierte Hormonausschüttung kommt es zur Schilddrüsenüberfunktion.

Frage 275

Wie sind die Symptome einer Hyperthyreose?

Antwort

Bei der Hyperthyreose werden zu viele Schilddrüsenhormone ausgeschüttet. Die Schilddrüsenhormone T_3 und T_4 führen zu einer generellen Steigerung des Stoffwechsels. Bei der Schilddrüsenüberfunktion sind die Verbrennungsvorgänge im Körper gesteigert. Bei einer ausgeprägten Schilddrüsenüberfunktion sind folgende Symptome typisch: **beschleunigter Herzschlag**, **psychomotorische Unruhe**, **feines Zittern** der Hände, **gesteigerte Reflexe**, **Unverträglichkeit** von **Wärme**, **vermehrtes Schwitzen**, **Gewichtsabnahme** trotz gesteigertem Appetit, **Schlaflosigkeit**, **Durchfall**, weiches und dünnes Haar, **Haarausfall**. Recht häufig findet sich auch eine **Kropfbildung**, hyperthyreote Struma genannt. Bei der körperlichen Untersuchung lässt sich unter Umständen eine vergrößerte Blutdruckamplitude feststellen. **Exophthalmus**, das deutlich sichtbare Hervortreten beider Augäpfel, tritt nur im Rahmen des **Morbus Basedow** auf. Jedoch tritt diese klassische Symptomatik nicht bei jeder Schilddrüsenüberfunktion auf. So z. B. bei der **Altershyperthyreose**, die mit recht **undeutlichen Symptomen** einhergeht, wie Müdigkeit, Gewichtsverlust, Kräfteverfall und Depressionen. Häufig wird aufgrund dieser Symptomatik die Verdachtsdiagnose Tumor gestellt.

Frage 276

Wie kommt die Hyperthyreose zustande?

Antwort

Nach der Ursache ist erst einmal die immunogene Hyperthyreose, der **Morbus Basedow**, von den nicht immunogenen Formen der Hyperthyreose zu unterscheiden. Bei der Basedow-Krankheit handelt es sich um eine **Autoimmunkrankheit**, bei der sich Autoantikörper nachweisen lassen, die ähnlich wie das TSH eine Stimulation der Schilddrüse mit erhöhter Produktion von Schilddrüsenhormonen bewirken. Zusätzlich zum bekannten Bild einer Hyperthyreose kommt es häufig zu einem eigenständigen Krankheitsbild, das **endokrine Ophthalmopathie** genannt wird. Dabei kann es neben Sehstörungen zum beidseitigen Hervortreten der Augäpfel kommen, welches als Exophthalmus bezeichnet wird.

Bei der nicht immunogenen Form der Hyperthyreose ist im Wesentlichen die **Schilddrüsenautonomie** zu nennen.

Frage 277

Wie sind die Symptome einer Hypothyreose?

Antwort

Bei der Hypothyreose werden zu wenige Schilddrüsenhormone ausgeschüttet, d. h. es kommt zu einer generellen **Verlangsamung** des **Stoffwechsels**. Bei einer ausgeprägten Schilddrüsenunterfunktion sind folgende Symptome typisch: **verlangsamter Herzschlag**, körperlicher und geistiger **Leistungsabfall**, **verlangsamte Reflexe**, Teilnahmslosigkeit und **Antriebslosigkeit**, Unverträglichkeit gegenüber Kälte, trockene und **kühle Haut**, **blasses Aussehen**, **Gewichtszunahme** trotz **Appetitlosigkeit**, permanente Müdigkeit, Verstopfung, trockenes und brüchiges Haar, **tiefe** und heisere **Stimme**. In einigen Fällen findet sich ein **Myxödem**. Hier handelt es sich nicht um ein echtes Ödem im Sinne von Wassereinlagerung, sondern um eine krankhafte Ablagerung von Stoffwechselprodukten vor allem in der Haut und Unterhaut, die zu einer teigigen Aufschwemmung führt. Die Haut ist dabei trocken und blass.

Frage 278

Wie kommt die Hypothyreose zustande?

Antwort

Nach der Ursache wird die **primäre** von der **sekundären Hypothyreose** unterschieden. Bei der primären Hypothyreose ist das pathologische Geschehen in der Schilddrüse lokalisiert, welches zu einer verminderten Produktion der Schilddrüsenhormone führt, z. B. die **Hashimoto-Thyreoiditis**, eine **Autoimmunerkrankung**, die

eine Schilddrüsenentzündung verursacht oder infolge eines langanhaltenden Jodmangels. Die sekundäre Hypothyreose entsteht aufgrund einer Schädigung bzw. Insuffizienz des Hypophysenvorderlappens.
Zu erwähnen ist noch die **angeborene Hypothyreose**, Kretinismus genannt, die in der Regel durch Jodmangel bzw. Schilddrüsenhormonmangel der Mutter entsteht. Diese Kinder fallen durch Bewegungsarmut, Wachstumsrückstand und geistige Behinderung auf.

Frage 279

Nennen Sie den Verlauf und die Symptome bei virusbedingtem hämorrhagischem Fieber!

Antwort

Die Bezeichnung virusbedingtes hämorrhagisches Fieber umfasst **verschiedene Virusinfektionen**, die vor allem in den Tropen auftreten und mit **hohem Fieber** und **Blutungen** einhergehen. Für den Heilpraktiker besteht gemäß Infektionsschutzgesetz §6 bei **Verdacht** und **Erkrankung** an hämorrhagischem Fieber **Meldepflicht**. Die bekanntesten Erreger sind **Ebolaviren**, **Hantaviren**, **Lassaviren** und **Marburgviren**. Es gibt aber noch eine große Zahl von anderen Viren, die zum Krankheitsbild des hämorrhagischen Fiebers gezählt werden. Übertragen werden die Viren in der Regel durch **Stechmücken** oder **Zecken**. Das Charakteristische der Erkrankung zeichnet sich durch einen **plötzlichen Beginn** mit hohem **Fieber**, schwerem Krankheitsbild und **Blutungsneigung** aus. Dabei können alle Organe betroffen sein. Gefürchtet ist der **hypovolämische Schock**, der infolge der verstärkten Blutungen eintreten kann.

Frage 280

Welche Symptome erwarten Sie bei einem Hirntumor?

Antwort

Das häufigste Erstsymptom, unter dem etwa die Hälfte der Patienten leiden, sind **hartnäckige Kopfschmerzen**. Diese entstehen infolge des **erhöhten Hirndrucks** und sind auch für Personen, die schon immer unter Kopfschmerzen oder Migräne gelitten haben neu. Die Kopfschmerzen nehmen in relativ kurzer Zeit an Intensität zu und sind von außen kaum zu beeinflussen. Typisch ist, dass die Patienten in den frühen Morgenstunden mit heftigen Kopfschmerzen aufwachen, nicht selten kann **Übelkeit** und **Erbrechen** hinzukommen. Nicht immer ist jedoch das Erstsymptom Kopfschmerz, so kann als Symptom der Drucksteigerung im Gehirn **plötzliches Erbrechen** auftreten, das ohne Vorwarnung **schwallartig** auftritt und durch schnelle Bewegungen des Kopfes verursacht werden kann. **Epileptische Anfälle**, die erstmals im Leben und bei sonst völliger Gesundheit auftreten,

sind als dringender Tumorverdacht anzusehen. Je nachdem wo der Tumor lokalisiert ist, entstehen durch die Verdrängung **neurologische Symptome**, z. B. Seh-, Hör- und Sprachstörungen, Lähmungserscheinungen, Taubheitsgefühl und andere Sensibilitätsstörungen, Störungen der Koordination. Häufig ist auch eine **Persönlichkeitsveränderung** zu beobachten.
In vielen Fällen kann die Diagnose durch den Augenarzt mittels einer Ophthalmoskopie, einer Augenhintergrundspiegelung gesichert werden. Dabei kann eine **Stauungspapille** festgestellt werden. Dies ist eine pilzartige Vorwölbung des blinden Flecks und beweisend für eine Hirndrucksteigerung.

Frage 281

Welche Beschwerden berichtet ein Patient mit klassischer Lungenentzündung?

Antwort

Bei der klassischen Lungenentzündung ist ein gesamter, evtl. auch mehrere Lungenlappen, befallen, daher auch der Ausdruck Lobärpneumonie. Sie wird in der Regel durch Pneumokokken verursacht, jedoch bedarf es einer Abwehrschwäche, um zum Ausbruch der Infektion zu kommen. So ist der Häufigkeitsgipfel der Erkrankung in den Wintermonaten zu finden. In der heutigen Zeit ist diese Pneumokokkenpneumonie durch Antibiotikabehandlung seltener geworden. Typisch für den Verlauf der klassischen Lungenentzündung ist der **plötzliche Beginn** mit **hohem Fieber** und **Schüttelfrost**. Das Fieber bleibt über eine Woche lang bestehen. Der Patient klagt über ein **schweres Krankheitsgefühl**, der **Puls** ist **beschleunigt**, die Atmung auch. Meist besteht **Atemnot**. Ist die Pleura, das Brustfell, mitbeteiligt, so kann es zu atemabhängigen und stechenden Schmerzen kommen. Es liegt ein heftiger **Husten** vor, welcher gewöhnlich vom zweiten Tag an einen **rostbraunen Auswurf** zu Tage befördert. Später kann dieser dann eitrig werden. Häufig findet sich auch Herpes labialis, schmerzhafte Bläschen an den Lippen.

Frage 282

Welchen Untersuchungsbefund würden Sie bei der Lobärpneumonie erwarten?

Antwort

Wie schon erwähnt, ist der Auswurf rostbraun. Durch Fibringerinnsel bekommt er ein **pflaumenkompottartiges Aussehen**. Erst im Laufe der Woche wird der Auswurf gelblich. Typisch bei der Auskultation sind **klingende Rasselgeräusche** und **Bronchialatmen**. Die Perkussion ergibt eine **Dämpfung** über dem betroffenen Lungenabschnitt, der **Stimmfremitus** ist **verstärkt**. Bei der Inspektion wird ein Nachschleppen der betroffenen

Brustseite sichtbar. Die Blutsenkungsgeschwindigkeit ist deutlich erhöht, eine Leukozytose mit Linksverschiebung ist typisch. Im Röntgenbild lässt sich eine Verschattung des befallenen Lungenlappens feststellen.

Frage 283

Können Sie uns die klassische Stadieneinteilung der Lobärpneumonie erläutern?

Antwort

Die Krankheit verläuft in vier Stadien:

- Das erste Stadium wird als **Anschoppung** bezeichnet und erfolgt am ersten Tag. Es handelt sich hier um eine vermehrte Durchblutung der Lunge im betroffenen Bereich mit Zerstörung der Luft-Blut-Schranke und dem Eintritt von Erythrozyten in den Alveolarraum.
- Am zweiten und dritten Tag spielt sich die sog. **rote Hepatisation** ab. Das Blut in den Alveolen gerinnt und dadurch ähnelt die Konsistenz der Lunge der der Leber. In diesem zweiten Stadium fällt auch der rostbraune Auswurf auf.
- Im dritten Stadium, am vierten bis achten Tag, ereignet sich die **graugelbe Hepatisation**, die durch die Einwanderung von Leukozyten in die Alveolen charakterisiert ist.
- Das letzte Stadium ist das Stadium der **Lysis**, bei der das Infiltrat sich auflöst und eitrig abgehustet wird. Dies geschieht in der Regel ab dem achten Tag. Es kommt zu einer kritischen Entfieberung mit der Gefahr des Kreislaufkollapses.

Frage 284

Welche anderen Formen der Lungenentzündung kennen Sie noch?

Antwort

Von der **klassischen** Lungenentzündung wird die **atypische Lungenentzündung** unterschieden. Damit sind Lungenentzündungen gemeint, die nicht dem Bild der klassischen Pneumonie entsprechen. Als Erreger kommen vor allem **Chlamydien**, Rickettsien, **Legionellen**, Mykoplasmen und **Influenzaviren** in Frage.

Je nach Einteilung können verschiedene Formen der Lungenentzündung unterschieden werden, z.B. nach dem Verlauf in **akute** und **chronische** Pneumonie, nach den Erregern in **bakterielle** und **atypische** Pneumonie, nach der Ursache in **primäre** und **sekundäre** Pneumonie und nach der Lokalisation in **Lappenpneumonie** und **Herdpneumonie**.

Frage 285

Nennen Sie die wesentlichen Unterschiede zwischen der klassischen und der atypischen Pneumonie.

Antwort

Während die klassische Lungenentzündung plötzlich anfängt, beginnt die **atypische langsam** mit **subfebrilen Temperaturen**, erst im weiteren Verlauf steigt das Fieber allmählich an. Die **typischen Symptome** der klassischen Pneumonie **fehlen völlig**. Die Symptomatik und auch der **Untersuchungsbefund** ist vor allem am Anfang **sehr uncharakteristisch**. Meist weist erst das Röntgenbild durch deutliche Lungenveränderungen auf eine Lungenentzündung hin.

Frage 286

Welche Krankheiten verursacht Husten?

Antwort

Husten ist eine reflektorische Antwort auf einen Reiz in der Bronchialschleimhaut. Die Ursachen können generell in **pulmonale** und **kardiale Ursachen** unterteilt werden, d. h. Husten, welcher durch Erkrankungen in der Lunge bedingt ist und Husten, welcher durch Erkrankungen im Herzen bedingt ist. Letzterer entsteht infolge einer Linksherzinsuffizienz, z. B. im Rahmen eines **Asthma cardiale** oder **Lungenödems**. Die Reizungen der Schleimhaut in Bronchien und Luftröhre, die zu einem Hustenreflex führen, können verschiedene Ursachen haben, z. B. **akute** und **chronische Entzündungen** oder im Rahmen eines allergischen Geschehens, dem **Asthma bronchiale**. Die Schleimhaut wird gereizt durch eingedrungene Fremdkörper, ätzende Dämpfe verschmutzte Luft. Letztendlich können alle Erkrankungen der Lunge zum Husten führen, so z. B. **Pneumonie**, **Pleuritis**, **Pneumothorax**, **Lungenembolie**, Lungentuberkulose, Lungenfibrosen und **Bronchialkarzinom**.

Frage 287

Was können Sie uns zum Bronchialkarzinom erzählen?

Antwort

Das Bronchialkarzinom ist der **häufigste Tumor** beim **Mann** und ist weitgehend durch das **Zigarettenrauchen** bedingt. Jedoch kann auch eine jahrzehntelange Inhalation von Schwermetallen oder z. B. **Asbeststaub** zur Entartung führen. Der Häufigkeitsgipfel der Erkrankung liegt zwischen dem fünften und sechsten Lebensjahrzehnt. Wie bei allen Krebserkrankungen gibt es keine typischen Frühsymptome. Das erste Symptom ist in der Regel ein **uncharakteristischer chronischer Reizhusten**, der vor allem nachts auftritt. Manchmal kann der Auswurf auch kleine Blutbeimengungen enthalten. Häufig wird auch von **retrosternalen**, d. h. hinter dem Brustbein

liegenden, meist dumpfen **Schmerzen** bzw. von Rückenschmerzen berichtet. Im fortgeschrittenen Stadium kommt es dann zu deutlichen Symptomen, wie z. B. **Nachtschweiß**, **Appetitlosigkeit**, **Gewichtsverlust**, **blutigem Auswurf**, Atemnot und **Lymphknotenschwellungen**.
Infolge der Ausbreitung des Bronchialkarzinoms kann es zu Einbrüchen in das die Lunge umgebende Gewebe mit daraus resultierenden Symptomen kommen. Typisch dafür ist der **Pancoast-Tumor**, der sog. Ausbrecherkrebs, der in den Lungenspitzen lokalisiert ist und sehr frühzeitig die umliegenden Strukturen, vor allem die Nerven, infiltriert. Sind sympathische Nervenfasern beschädigt, kann daraus das **Horner-Syndrom** resultieren. Dabei handelt es sich um Miosis, eine Pupillenverengung, um Ptosis, das Herabhängen des Oberlids und um Enophthalmus, das scheinbare Zurücksinken des Augapfels. Bei Schädigung des Plexus brachialis kann es zu Schulter-Arm-Schmerzen oder zu Taubheitsgefühl im Arm kommen. Ist die erste Rippe betroffen, entstehen atemabhängige Schmerzen. Bei Infiltration der Brustwirbelkörper entstehen Rückenschmerzen. Es kann zur Heiserkeit durch Lähmung des Nervus recurrens oder zur Zwerchfelllähmung durch Schädigung des Nervus phrenicus kommen.

! Merke

Jeder Husten, der länger als 3–4 Wochen trotz Therapie andauert, ist bis zur beweisenden Diagnose karzinomverdächtig.

Frage 288

Wann wird von einer chronischen Bronchitis gesprochen und welche Ursachen sind denkbar?

Antwort

Nach der Definition der WHO wird dann von einer chronischen Bronchitis gesprochen, wenn bei einem Patienten Husten und Auswurf **in zwei aufeinander folgenden Jahren während mindestens drei Monaten pro Jahr** bestanden hat. Am häufigsten sind Raucher von der Erkrankung betroffen, jeder zweite Raucher über 40 Jahren erkrankt an einer chronischen Bronchitis. Jedoch kann auch eine über Jahre bestehende berufliche oder umweltbedingte Luftverschmutzung zu einer chronischen Entzündung der Bronchialwege führen. Manchmal ist auch eine vererbte Krankheitsbereitschaft ausschlaggebend für den chronischen Verlauf. Diese Personen leiden vor allem bei feuchtem und kaltem Klima unter wiederkehrenden Bronchitiden.

Antwort

Frage 289

Was kann die Folge von chronischer Bronchitis sein?

Es kann zu einer **COPD** kommen, einer chronisch obstruktiven Lungenerkrankung. Von dieser Erkrankung wird in der Fachwelt gesprochen, wenn der Patient Belastungsdyspnoe, Husten und Auswurf zeigt. COPD ist durch eine Verengung und Verlegung der Bronchialwege gekennzeichnet. Dies hat einen **erhöhten Atemwegswiderstand** zur Folge, der wiederum zu einer erschwerten und verlängerten Ausatmungsphase führt. Daraus resultiert die Gefahr einer allmählichen Lungenüberblähung, dem sog. **Lungenemphysem**. Durch den Schwund der Alveolarzwischenwände kommt es zu einer Verminderung der Gasaustauschfläche mit Entstehung einer Belastungsdyspnoe. Durch den Abbau der Lungenkapillaren in den Alveolarzwischenwänden entsteht ein Blutstau, der das rechte Herz belastet. Letztendlich kann aus einer chronischen Bronchitis eine **Rechtsherzinsuffizienz** entstehen. Als weitere Komplikationen sind **Bronchopneumonie**, **Bronchiektasen** und **Lungenabszess** zu nennen.
(Lungenemphysem siehe Frage Nr. 330 (S. 146), Bronchiektasen siehe Frage Nr. 375 (S. 168))

Antwort

Frage 290

Was verstehen Sie unter arterieller Hypertonie und wie entsteht diese?

Von einem arteriellen Bluthochdruck wird dann gesprochen, wenn der systolische Blutdruckwert **dauerhaft über 140 mmHg** und der diastolische **dauerhaft über 90 mmHg** erhöht ist.
Bei der Ursache wird zwischen der **essenziellen** und der **sekundären Hypertonie** unterschieden. Die essenzielle Hypertonie macht ca. 90 % aller Fälle aus und zeichnet sich dadurch aus, dass keine organischen Gründe gefunden werden können. Die essenzielle Hypertonie tritt jedoch häufig zusammen mit den Erkrankungen des **metabolischen Syndroms** auf. Damit sind die sog. Wohlstandskrankheiten gemeint: Fettsucht, Gicht, Hypercholesterinämie und pathologische Glukosetoleranz. Andere bekannte **Risikofaktoren** sind **familiär-erbliche Veranlagung**, **salzreiche Ernährung**, Frauen nach der Menopause, **Stress**, Bewegungsmangel.
Bei der sekundären Hypertonie liegen Organerkrankungen vor, die zum Bluthochdruck führen. Eine der häufigsten sekundären Hypertonieformen ist sicherlich die **renale Hypertonie**. Dabei wird durch Gefäßverengungen, Tumoren oder Entzündungen in der Niere das Renin-Angiotensin-Aldosteron-System aktiviert. Charak-

teristisch dafür ist der stark erhöhte **diastolische Wert** von **über 110 mmHg**. Bei der **endokrinen Hypertonie** handelt es sich um erhöhte Blutdruckwerte infolge von Erkrankungen des endokrinen Systems, z. B. das **Cushing-Syndrom**, das **Conn-Syndrom**, die **Hyperthyreose** und das **Phäochromozytom**. Ebenfalls zur sekundären Form der Hypertonie wird die **schwangerschaftsinduzierte Hypertonie** gezählt. Hier ist der Bluthochdruck zeitlich begrenzt und tritt vor allem bei Erstgebärenden auf.

Frage 291

Welche Symptome erwarten Sie bei einem Patienten mit Bluthochdruck und welche Wirkung hat ein permanent erhöhter arterieller Bluthochdruck auf den Organismus?

Antwort

Die Symptomatik bei einem arteriellen Bluthochdruck ist **häufig symptomlos** oder wird nicht deutlich bemerkt. Typisch ist jedoch der **frühmorgendliche Kopfschmerz**, der häufig von Schwindel begleitet wird. Andere Symptome sind **Sehstörungen**, **Nasenbluten**, **Ohrensausen**. Nicht selten wird auch über **Nervosität**, **Depressionen**, **Atemnot bei Belastung** und Herzklopfen berichtet.

Der anhaltend erhöhte Druck in den Gefäßen führt auf Dauer zur Überbelastung des Herzmuskels mit allmählicher Ausbildung einer **Linksherzinsuffizienz**. Außerdem sind in der Mehrzahl der Fälle **Gefäßwandschädigungen** mit Entstehung von **Arteriosklerose** zu befürchten. Das Ausmaß der Gefäßwandveränderungen kann am **Augenhintergrund** mittels eines Augenspiegels erfasst werden. Gefährdet sind vor allem die Niere und das Gehirn. Im Extremfall kann der erhöhte Blutdruck zur Zerreißung eines Hirngefäßes, zum sog. **blutigen Insult**, führen.

Frage 292

Was sagt Ihnen der Begriff „Blutdruckkrise“?

Antwort

Die Blutdruckkrise, auch hypertensive Krise genannt, ist eine **plötzlich auftretende**, **lebensbedrohliche Erhöhung** des **Blutdrucks**, die mit Blutdruckwerten auf über 230 mmHg systolisch und über 130 mmHg diastolisch einhergeht. Dabei kann es zu einer **akuten Linksherzinsuffizienz** mit Ausbildung eines **Lungenödems** kommen. Bei einer bestehenden koronaren Herzkrankheit ist ein **Angina-pectoris-Anfall** zu befürchten. Gefahr besteht vor allem auf eine Schädigung des Gehirns infolge eines Durchdringens der Blut-Hirn-Schranke mit Einlagerung von Wasser in das Nervengewebe. Diese wird **Hochdruckenzephalopathie** genannt und führt zu schwersten **Kopfschmerzen**, **Erbrechen**, **neurologischen Ausfällen** und **Bewusstseinsstörungen**.

► **Tab. 2.3** RR-Klassifikation.

	Systolischer Blutdruck	**Diastolischer Blutdruck**
normaler Blutdruck	unter 130 mmHg	unter 85 mmHg
„noch“ normal	bis 139 mmHg	bis 89 mmHg
Schweregrad I (leichte Hypertonie)	140–159 mmHg	90–99 mmHg
Schweregrad II (mittelschwere Hypertonie)	160–179 mmHg	100–109 mmHg
Schweregrad III (schwere Hypertonie)	ab 180 mmHg	ab 110 mmHg
isolierte systolische Hypertonie	über 140 mmHg	unter 90 mmHg
hypertensive Krise	ab 230	ab 130

Frage 293

Schildern Sie uns das Wichtigste über Cholera!

Antwort

Cholera ist eine **Lokalinfektion** vorwiegend des **Dünndarms**, die beim schweren Verlauf mit akutem **Brechdurchfall** und demzufolge mit hohem Wasser- und Elektrolytverlust einhergeht. Für den Heilpraktiker besteht gemäß Infektionsschutzgesetz § 6 bei **Verdacht** und **Erkrankung** an Cholera **Meldepflicht**. Bei den Erregern handelt es sich um das Bakterium **Vibrio cholerae**. Die Inkubationszeit beträgt in der Regel **wenige Stunden** bis **wenige Tage**. Die Infektion wird vor allem über **kontaminiertes Trinkwasser**, **Lebensmittel** und **Meeresfrüchte** übertragen. Die Toxine der Erreger führen in den Resorptionszellen des Dünndarms zu einem umgekehrten Wasserfluss, so dass jetzt die Dünndarmzellen vermehrt Wasser und Natriumionen in den Darm abgeben. Dabei ist die Gefahr der Austrocknung, der **Exsikkose**, am größten. Charakteristisch sind bei den schweren Verläufen die **reiswasserartigen**, nicht schmerzhaften **Stühle** und das gleichzeitige Erbrechen, welches meist nicht von Übelkeit begleitet wird. Aufgrund des Volumenverlustes bestehen starkes **Durstgefühl** und **Untertemperatur**. Bei der Inspektion ist das **Choleragesicht** typisch, das sich mit eingefallenen Wangen und tief liegenden Augen auszeichnet. Die Hände sind faltig und schrumpelig, beim Kneifen der Haut sind deutlich **stehen bleibende Hautfalten** zu beobachten, was als Ausdruck der Exsikkose zu werten ist. Der **Blutdruck** ist **erniedrigt**, die Herzfrequenz erhöht. Im Extremfall kommt es zum **hypovolämischen Schock**.

Frage 294

Wie definieren Sie ein nephrotisches Syndrom?
Wie äußert sich diese Erkrankung und was sind die Ursachen?

Antwort

Beim nephrotischen Syndrom handelt es sich um eine sog. **Eiweißverlustniere.**
Durch unterschiedliche Erkrankungen im Bereich der Glomeruli entsteht eine große Proteinurie, ein Ausscheiden von mehr als 3 Gramm Eiweiße pro Tag über den Urin. Dadurch zeigen sich folgende Symptome: Eine **Hypoproteinämie**, eine **Hyperlipidämie** bzw. Hypercholesterinämie und **Ödeme**, die infolge des hohen Eiweißverlustes entstehen und die sich vor allem als Unterschenkelödeme oder als Lidödeme bemerkbar machen. Die Ursache des Eiweißverlustes liegt in einer erhöhten Durchlässigkeit der Kapillarschlingen in den Nierenkörperchen. Diese entsteht im Rahmen von **entzündlichen** oder **degenerativen Erkrankungen** der Niere, z. B. bei **Diabetes mellitus**, **Glomerulosklerose**, Kollagenosen oder Nierenvenenthrombosen.

Frage 295

Bei welchen Erkrankungen ist die seitengleiche Atmung gestört?

Antwort

Das Nachschleppen einer Thoraxseite beobachtet man typischerweise bei der **trockenen** und **feuchten Brustfellentzündung**, beim **Pneumothorax**, evtl. bei der **Lungenentzündung** und bei der **Atelektase**. Der Begriff „Atelektase“ bezeichnet einen luftleeren Lungenabschnitt, in dem die Lungenbläschen zusammengeklappt sind. Die Ursache ist eine Verlegung der Atemwege durch z. B. Tumoren, Schleimpfropf, Fremdkörper oder im Rahmen einer Lungenembolie.

Frage 296

Welchen weiteren Untersuchungsbefund würden Sie bei einer Brustfellentzündung erheben?

Antwort

Bei der Pleuritis müssen wir die trockene von der feuchten Form unterscheiden. Bei der trockenen Brustfellentzündung, der **Pleuritis sicca**, ist das Leitsymptom der **atemabhängige Schmerz**. Bei der Auskultation lässt sich ein **Pleurareiben** feststellen, die Perkussion und der Stimmfremitus sind in der Regel normal. Bei der feuchten Brustfellentzündung, der **Pleuritis exsudativa**, die häufig in Folge einer trockenen entsteht, führen große Ergüsse zu **Atemnot**. Bei der Auskultation ist das **normale Atemgeräusch über dem Erguss abgeschwächt** oder aufgehoben. Die Perkussion ergibt einen aufsteigenden **Schenkelschall**. Der **Stimmfremitus** ist **abgeschwächt** oder aufgehoben. Um einen Pleuraerguss zu beweisen, wird die Untersuchung in verschiedenen Körperlagen durchgeführt, so dass die Dämpfung immer nur über dem der Schwerkraft folgenden Erguss zu finden ist.

Frage 297

Welche Ursachen vermuten Sie bei einer Brustfellentzündung?

Antwort

Die primäre Pleuritis, bei der der pathologische Prozess seinen Ausgang vom Brustfell hat, ist sehr selten. Meist ist die Entzündung **sekundär** bedingt, d. h. sie entsteht durch **übergreifende Prozesse** oder im Rahmen von **Systemerkrankungen**, so z. B. bei **Lungenentzündung**, **Lungentuberkulose**, **Bronchial**- und **Mammakarzinom** und Kollagenosen.

Frage 298

Was ist Cholelithiasis?

Antwort

Cholelithiasis bedeutet durch **Gallensteine** hervorgerufene **Leiden** bzw. Beschwerden in der Gallenblase oder den Gallengängen. Gallensteine entstehen durch **Kristallisierung** von **wasserunlöslichen Stoffen** wie **Cholesterin**, **Bilirubin** oder **Kalzium**, die entweder in der Gallenflüssigkeit vermehrt auftreten oder infolge einer geringeren Konzentration von Gallensäuren zu einer Übersättigung führen. Am häufigsten finden sich **Cholesterinmischsteine**. Es kann sich um einen einzelnen großen Gallenstein handeln oder um viele kleine Steine, bis hin zum sog. Gallengrieß. Diabetes mellitus, Fettsucht, Hyperlipidämie, Morbus Crohn, Lebererkrankungen und hämolytische Anämie können die Gallensteinbildung begünstigen.

Frage 299

Welche Risikofaktoren zur Bildung einer Cholelithiasis kennen Sie?

Antwort

Bei den Risikofaktoren zur Gallensteinbildung gilt die sog. **Sechs-F-Regel**, dabei handelt es sich um: female (weiblich), fat (dick), fair (blond), forty (über vierzig), fertile (fruchtbar bzw. vor der Menopause) und family (familiäre Disposition).

Frage 300

Wie kann sich die Cholelithiasis in ihrer Symptomatik äußern?

Antwort

Weit über die **Hälfte** der Gallensteinträger haben zeit ihres Lebens **keine Beschwerden**. Diese Steine bleiben „stumm". Bei den restlichen Patienten unterscheidet man in der Gallensteinsymptomatik zwischen den Beschwerden ohne Steineinklemmung und der klassischen **Gallenkolik** infolge einer Steineinklemmung. Hier klagen die Patienten über **plötzlich einsetzende Schmerzen** im rechten Oberbauch, die in den Rücken oder die **rechte Schulter** ausstrahlen können. Häufig ist dabei **Übelkeit** und **Erbrechen** zu beobachten. Ist die Steineinklemmung im Ductus choledochus lokalisiert, kommt es zum **Verschlussikterus** mit einer Gelbfärbung der Haut und Schleimhäute, einem **hellen Stuhl** und **dunklem Urin**. Häufig besteht auch ein unerträglicher **Juckreiz**. Bei den Gallensteinbeschwerden ohne Steineinklemmung handelt es sich um **uncharakteristische Symptome** wie diffuses Druckgefühl im rechten Oberbauch, Völlegefühl, Unverträglichkeit fetthaltiger Speisen und Übelkeit.

Frage 301

Was ist ein Volvulus und wozu kann dieser führen?

Antwort

Bei einem Volvulus handelt es sich um eine **Achsendrehung** einer **Darmschlinge** oder des **Magens**. Dabei kann es infolge einer Strangulation zu einem **mechanischen Ileus**, einem vollständigen Darmverschluss kommen. Hier handelt es sich um einen **Notfall**. Die Leitsymptome sind **plötzliche**, **stärkste kolikartige Schmerzen**, die durch schmerzlose Intervalle unterbrochen werden. Bei der Auskultation sind evtl. **spritzstrahlförmige Darmgeräusche** zu hören; diese Geräusche werden mit dem Streichen eines angefeuchteten Fingers über einen aufgeblasenen Luftballon verglichen. Ist der Darm vollständig verschlossen, kommt es zum **Erbrechen**. Wird die Ursache nicht behoben, geht der mechanische Ileus allmählich in einen **paralytischen Ileus** über, d. h. es kommt zur Darmlähmung, jegliche Peristaltik hat aufgehört. Beim Abhorchen des Abdomens wird dann eine **absolute Totenstille** festgestellt. Bei nicht rechtzeitiger Behandlung des Darmverschlusses kommt es zum letalen Ausgang.

Frage 302

Welche Ursachen eines mechanischen Darmverschlusses kennen Sie noch?

Antwort

Neben dem eben genannten Volvulus kann z. B. auch ein **Leistenbruch** oder ein **Narbenverwachsungsstrang**, genannt Bride, zum Strangulationsileus führen. Eine andere Möglichkeit, wie es zu einem Darmverschluss kommen kann, ist eine **Verlegung** des **Darmlumens** durch z. B. verschluckte Fremdkörper, **Wurmknäuel**, **Tumoren**, **Gallensteine**, **Kotsteine** oder im Rahmen eines **Morbus Crohn**.

Antwort

Frage 303

Nennen Sie die Ursachen und Symptome einer akuten Cholangitis!

Cholangitis ist eine Entzündung der Gallenwege. Die Erkrankung ist entweder **idiopathisch**, d. h. ohne erklärbaren Grund verursacht, oder infolge von **Bakterien** entstanden. Diese sind vor allem dann in den Gallenwegen zu finden, wenn eine **Behinderung** des **Gallenflusses**, z. B. durch **Steine** oder **Tumoren**, vorhanden ist. Beim akuten Verlauf sind die Leitsymptome **Schmerzen** im **rechten Oberbauch**, **Gelbsucht**, **Fieber** und **Juckreiz**. Bei einem Verschluss des Ductus hepaticus communis oder des Ductus choledochus kommt es zu **dunklem Urin** und **hellem Stuhl**. **Häufig** ist jedoch die **Symptomatik uncharakteristisch**. Bei unklaren rechtsseitigen Oberschmerzen muss auch an Erkrankungen der Leber, der Galle und der Bauchspeicheldrüse gedacht werden.

Merke
Als richtungweisend für eine akute Cholangitis gilt die Charcot-Trias: rechtsseitige Oberbauchbeschwerden, Fieber, Ikterus.

Antwort

Frage 304

Nennen Sie die Ursache und Symptome einer Lungenembolie!

Lungenembolie bezeichnet den plötzlichen Verschluss einer Lungenarterie durch einen Embolus. Ein **Embolus** ist eine in den Blutkreislauf verschleppte, aus verschiedenen Stoffen bestehende, nicht lösliche Materie. In den meisten Fällen entsteht eine Lungenembolie im Rahmen einer **tiefen Bein**- oder **Beckenvenenthrombose**, **nach Operationen** oder **im Rahmen einer Herzinsuffizienz**.
Das Beschwerdebild wird durch die Größe des verschleppten Embolus bestimmt. Eine akute Lungenembolie führt zu **starker Atemnot** mit Abfall des arteriellen Blutdrucks. Das klinische Bild ist dem eines **Herzinfarkts ähnlich** und kann bis zum Schock gehen oder zur **akuten Rechtsherzinsuffizienz** führen. **Kleinere** oder **subakute Lungenembolien** sind wesentlich **unauffälliger** und können sich entweder gänzlich ohne Symptomatik zeigen oder nur mit **leichter** und vorübergehender **Atemnot** und erhöhter Pulsfrequenz.
(Tiefe Beinvenenthrombose siehe Frage Nr. 244 (S. 109))

Frage 305

Wie verhalten Sie sich bei einem Patienten, der offensichtlich eine Lungenembolie erleidet?

Antwort

Es handelt sich um einen **Notfall**, ich rufe sofort den **Notarzt**. Der Patient wird mit **erhöhtem Oberkörper** gelagert und **beruhigt**. Wichtig sind das sofortige Legen eines **venösen Zugangs** und die dauernde Überprüfung der Vitalwerte bis zum Eintreffen des Notarztes. In der Intensivstation wird als medikamentöse Erstmaßnahme mit der Schmerzbekämpfung und einer intravenösen Gabe von **Heparin** begonnen.

Frage 306

Beschreiben Sie mir das Exanthemstadium von Scharlach!

Antwort

Beim Scharlach handelt es sich um eine akute Lokalinfektion des Rachenraums mit typischem Hautausschlag. Die Erreger sind beta-hämolysierende Streptokokken der Gruppe A. Die Inkubationszeit beträgt in der Regel 2–4 Tage. Die Übertragung erfolgt durch Tröpfcheninfektion. Der Ausschlag bildet sich am 2.–3. Krankheitstag durch **punktförmige rote Flecken**, die dicht **aneinander stehen** und **nicht jucken**. Er beginnt häufig im Bereich von **Achseln** und **Leistenbeugen** und breitet sich von dort über **Rumpf** und **Gliedmaßen** aus. Nach Abklingen des Exanthems kommt es zu einer **Abschuppung** der **Haut**, vor allem die **Handflächen** und die **Fußsohlen** sind betroffen.

Frage 307

Welche anderen Scharlach-Symptome kennen Sie neben Ausschlag?

Antwort

Scharlach beginnt **plötzlich** mit **hohem Fieber** und **Kopf-** und **Gliederschmerzen**. Zuweilen beginnt die Erkrankung auch mit Übelkeit, Erbrechen und Durchfall. Charakteristisch ist die **Rachenentzündung** mit **eitriger Angina tonsillaris**, die zu **Schluckbeschwerden** führt. Die **Lymphknoten** am **Kieferwinkel** sind **geschwollen** und druckschmerzhaft. Ebenfalls typisch sind die Veränderungen der Zunge, die anfänglich weißlich belegt ist und dann als **Himbeerzunge** erscheint. Das **Gesicht** ist durch das Fieber **hochrot**, nur um den Mund herum wird eine leichte Aufhellung festgestellt, die sog. **periorale Blässe** oder auch als Milchbart bekannt.

Frage 308

Welche Komplikationen von Scharlach kennen Sie?

Antwort

Gefürchtet ist als **Zweiterkrankung** das **rheumatische Fieber**, eine wandernde akute Entzündung der großen Gelenke, die **Endokarditis**, eine Entzündung der Herz-

innenhaut und der Herzklappen, die **Myokarditis**, eine Entzündung des Herzmuskels und die **Glomerulonephritis**, eine Entzündung der Kapillarschlingen der Nierenkörperchen.
Die Erreger können sich aber auch direkt vor Ort ausbreiten und andere Organe befallen, so kann es zu einer **Mittelohrentzündung**, einer **Sinusitis** oder einer Bronchitis kommen. Im Extremfall kann sich daraus auch eine **Lungenentzündung** oder eine Streptokokkensepsis entwickeln.

Frage 309

Wie ist die Symptomatik einer akuten Appendizitis?

Antwort

Die akute Appendizitis ist eine akute Wurmfortsatzentzündung des Blinddarms, im Volksmund fälschlicherweise als Blinddarmentzündung bekannt. Davon sind am häufigsten Kinder und Jugendliche betroffen. Die Erkrankung beginnt in der Regel mit **plötzlichen kolikartigen Bauchschmerzen**, die **anfänglich** im **mittleren Oberbauch bzw.** in der **Nabelgegend** lokalisiert sind, **später** dann, nach einigen Stunden im **rechten Unterbauch** angegeben werden. Meist hat der Betroffene dabei das rechte **Bein angezogen** um ein Nachlassen der Schmerzen zu erwirken. Der rechte Unterbauch ist **druckschmerzhaft**, meist besteht eine **lokale Abwehrspannung**. Typisch sind dabei auch **Übelkeit**, **Erbrechen** und **mäßiges Fieber**. Die **Temperaturdifferenz** zwischen dem „Fiebermessen“ unter dem Arm und im Analkanal beträgt mehr als 0,6 °C. Normal sind 0,5 °C.

Frage 310

Welche Untersuchungsmöglichkeiten bei einer akuten Appendizitis kennen Sie?

Antwort

Es gibt einige Untersuchungsmöglichkeiten, die bei positivem Befund einen Verdachtshinweis geben. Zwei Punkte weisen bei einer Druckschmerzhaftigkeit auf eine Appendizitis hin, der **McBurney-Punkt**, welcher in der Mitte der Linie zwischen rechtem Darmbeinstachel und Nabel liegt und der **Lanz-Punkt**, welcher den rechten Drittelpunkt der Verbindungslinie beider Darmbeinstachel darstellt. Als weitere Verdachtszeichen gelten das **Blumberg-Zeichen**, ein Loslassschmerz der gegenüber liegenden Bauchregion und das **Psoas-Zeichen**. Dies gilt als positiv, wenn beim Heben des rechten Beines gegen den Widerstand Schmerzen wahrgenommen werden. **Schmerzen** bei der **Untersuchung** des **Mastdarms** werden bei bestehenden rechtsseitigen Unterbauchschmerzen ebenfalls als ein Verdachtszeichen angesehen.

Frage 311

Welche Ursachen der Polyneuropathie kennen Sie, wie sind die Symptome?

Antwort

Polyneuropathie ist eine Bezeichnung für die Erkrankung mehrerer Nerven bzw. Nervenbahnen, vor allem der peripheren. Diese Erkrankung ist am häufigsten bei **Diabetes mellitus** und bei der **Alkoholkrankheit** zu finden. Aber auch **Infektionskrankheiten**, wie z. B. AIDS, Lepra und Borreliosen oder **Vergiftungen** durch Schwermetalle und infolge einer längeren Einnahme bestimmter **Medikamente** können zu Schädigungen der Nerven führen.

Die Symptomatik ist **äußerst verschiedenartig**. Es können **Schmerzen unterschiedlichster Art** auftreten, z. B. das **Burning-feet-Syndrom**, ein schmerzhaftes Brennen der Füße. Die Schmerzen können zeitweilig aussetzend oder auch dauerhaft sein. Das Empfindungsvermögen ist gestört, man nennt dies **Parästhesie**. Dabei kann ein **Taubheitsgefühl** auftreten oder das Gefühl von **Ameisenlaufen**. Häufig sind diese Missempfindungen strumpf- oder handschuhförmig charakterisiert. In schweren Fällen können sogar **Lähmungen** auftreten. Sind die vegetativen Nerven betroffen (Parasympathikus und Sympathikus) wird von einer **autonomen Neuropathie** gesprochen. Folgende Symptome sind dafür typisch: Diarrhö, Verstopfung, Tachykardie, Bradykardie, schwitzige Haut, trockene Haut.

Frage 312

Ein Patient kommt zu Ihnen und berichtet von einem plötzlichen Juckreiz. Bei der Inspektion stellen Sie einen deutlichen Ikterus fest. Der Patient fühlt sich sonst gesund. Woran denken Sie? Wie gehen Sie vor?

Antwort

Bei einer Gelbsucht sind generell drei Unterscheidungen zu machen: der **prähepatische**, der **intrahepatische** und der **posthepatische** Ikterus. In diesem Fall weist der starke Juckreiz auf einen **Verschlussikterus** hin. Da sonst keine Beschwerden vorliegen, müssen zuerst Tumoren, z. B. **Gallengangstumoren** oder ein **Pankreaskopfkarzinom**, ausgeschlossen werden. Bei der Leberpalpation achte ich auf eine schmerzlos tastbare vergrößerte Gallenblase, das sog. **Courvoisier-Zeichen**, welches als weiteres Verdachtszeichen einer Tumorkompression gilt.

Frage 313

Was ist die Blutsenkungsgeschwindigkeit und wann ist sie erhöht?

Antwort

Eine Blutkörperchensenkungsgeschwindigkeit ist ein **unspezifischer Test**, welcher einen **Hinweis** auf ein **entzündliches Geschehen** im Körper geben kann. Er gibt an, wie schnell sich Erythrozyten und kleinste Teilchen der Blutflüssigkeit im ungerinnbar gemachten Blut in einer

senkrecht aufgestellten Pipette nach unten absetzen. Diese Pipette ist skaliert, so dass nach einer Stunde die Werte in mm abgelesen werden können. Als Normalwert gelten bei Frauen unter 50 Jahren bis 20 mm und über 50 Jahren bis 30 mm, bei Männern unter 50 Jahren bis 15 mm und über 50 Jahren bis 20 mm. Die Blutsenkungswerte können erhöht sein bei **allen infektiösen** und **nicht infektiösen Entzündungen**. Von einer **Sturzsenkung** spricht man dann, wenn die Blutsenkung nach einer Stunde mehr als 100 mm beträgt. Dies ist der Fall z. B. beim **Plasmozytom** und bei anderen **bösartigen Tumoren**, oder bei **rheumatischem Fieber** und beim Schub im Rahmen einer **chronischen Polyarthritis**. Beim Plasmozytom handelt es sich um eine bösartige Vermehrung von nicht funktionsfähigen Antikörpern, die unkontrolliert von den Plasmazellen produziert werden.
(Durchführung der BSG siehe Frage Nr. 429 (S. 191))

Frage 314

Kennen Sie Erkrankungen, die zu einer erniedrigten Blutsenkungsgeschwindigkeit führen?

Antwort

Eine verlangsamte Blutsenkung findet sich z. B. bei **Polyglobulie**, **Polyzythämie**, **Lebererkrankungen**, **Herzinsuffizienz** und bei Einnahme bestimmter **Medikamente**, wie z. B. bei Acetylsalicylsäure oder bei Kortison.

Frage 315

Welche Symptome erwarten Sie bei einem Magenkarzinom?

Antwort

Das Magenkarzinom, von dem Männer zwischen dem fünften und sechsten Lebensjahrzehnt am häufigsten betroffen sind, macht so gut wie **keine Frühsymptome**. Im weiteren Verlauf, bei dem sich schon meist Metastasen gebildet haben, berichtet der Patient von **uncharakteristischen Beschwerden**, wie z. B. **Druck**- und **Völlegefühl**, **unklare Schmerzen** im **Oberbauch**, Sodbrennen, **Übelkeit**, **Appetitlosigkeit**. Typisch für diese Krankheit ist der **Widerwille gegen** bestimmte **Nahrungsmittel**, am häufigsten gegen **Fleisch**. Im Spätstadium kommt es dann zur allmählichen **Gewichtsabnahme**, evtl. lässt sich **Blut im Stuhl** nachweisen. In einigen Fällen besteht deshalb auch eine **Eisenmangelanämie**. Nicht selten findet sich bei der körperlichen Untersuchung hinter dem Schlüsselbein im Bereich des Ansatzes des linken Kopfwenders die sog. **Virchow-Drüse**. Hier handelt es sich um eine Lymphknotenmetastase aus dem Bauchraum.

Frage 316

Welche Komplikationen sind Ihnen bekannt, die aus einem Magenkarzinom resultieren?

Antwort

Das Magenkarzinom kann **perforieren**, d. h. durch alle Wandschichten hindurch in die Bauchhöhle hineinbrechen oder in andere Organe eindringen. Das Magenkarzinom kann auch zu einer **akuten** Blutung führen, indem es größere Gefäße eröffnet. Entweder kommt es dann zum **Bluterbrechen** mit **kaffeesatzartigem Blut** oder zum **Teerstuhl**. Dieser ist ein sehr schwarz gefärbter und klebriger Stuhl.

Frage 317

Nennen Sie mir die Symptome einer Magenperforation!

Antwort

Wie gesagt handelt es sich hier um einen Durchbruch der Magenwand in die Bauchhöhle, welcher zu einer Bauchfellentzündung, einer **Peritonitis** führt. Es kommt zur Symptomatik des **akuten Abdomens** mit **plötzlich** einsetzenden **Oberbauchschmerzen**, die in die linke Schulter ausstrahlen können. Die **Bauchmuskulatur** reagiert mit **Abwehrspannung**, der Bauch wird **bretthart**. Der **Allgemeinzustand** des Patienten **verschlechtert** sich zunehmend, der Patient sieht **blass** aus, es kann zu **Fieber** und **Erbrechen** kommen. Letztlich kommt es zur **Schocksymptomatik**.

(Siehe akutes Abdomen Frage Nr. 266 (S. 119))

Frage 318

Können Sie mir etwas über Arteriitis temporalis berichten?

Antwort

Bei der Arteriitis temporalis handelt es sich um eine **Gefäßentzündung**, die auf **Autoimmunvorgängen** beruht und vor allem die **Schläfenschlagader** und die Augenschlagader befällt. In der Regel sind **ältere Menschen**, vor allem Frauen, betroffen. Die **Schläfenschlagader** tritt **sichtbar** hervor, sie ist **verhärtet** und **druckschmerzhaft**. Der **Puls** ist **nicht** mehr **festzustellen**. Der Patient klagt unter starken **einseitigen Kopfschmerzen**, vor allem in der Schläfenregion. Meist bestehen auch **Schmerzen beim Kauen**. Ist die Augenschlagader mitbetroffen kommt es zu Sehstörungen mit der Gefahr auf Erblindung.

Frage 319

Was wissen Sie über Endokarditis?

Antwort

Es handelt sich um eine **Entzündung** der **Herzinnenhaut**, die häufig narbige Veränderungen hinterlässt. Sind dabei die Herzklappen betroffen, können daraus **Herzklappenfehler** resultieren. Bei der Ursache wird die rheumatische von der infektiösen Endokarditis unterschieden. Die **rheumatische Endokarditis** entsteht im Rahmen eines **rheumatischen Fiebers**, während die **infektiöse Endokarditis** vorwiegend durch **Bakterienverschleppung** entsteht. Bei der rheumatischen Endokarditis fehlen die Symptome häufig oder sind sehr uncharakteristisch, wie z.B. vorübergehende **Herzrhythmusstörungen**. Im Vordergrund steht vor allem die fieberhafte und wandernde Entzündung großer Gelenke. Bei der bakteriellen Endokarditis wird nach der Schwere der Verlaufsform eine subakute Form, die **Endocarditis lenta**, und eine akute Form, die **Endocarditis septica**, unterschieden. Die akute Endokarditis beginnt plötzlich mit hohem Fieber und Schüttelfrost und schneller Zerstörung der betroffenen Herzklappe. Es besteht eine **erhöhte Emboliegefahr**. Es kann letztlich zur Herzinsuffizienz kommen. Bei der subakuten Verlaufsform ist der Krankheitsbeginn eher schleichend und das Krankheitsbild eher uncharakteristisch. So sind z. B. folgende Symptome möglich: mäßiges Fieber, erhöhte Schweißneigung, Appetitlosigkeit, Gewichtsabnahme, Leistungsminderung, Herzrhythmusstörungen und **Osler-Knötchen**. Dies sind infolge einer bakteriellen Mikroembolie entstandene kleine schmerzhafte, rote Schwellungen. Sie treten vor allen an den Fingerkuppen und Zehen auf. Letztlich kann auch die Endocarditis lenta zu einer Herzinsuffizienz führen.

Frage 320

Kennen Sie Faktoren, die eine Endokarditis begünstigen?

Antwort

Begünstigend sind vor allem eine bestehende **Abwehrschwäche** bzw. **Erkrankungen** oder **Medikamenteneinnahme**. Ebenfalls begünstigend können schon vorher bestehende **Herzklappenfehler** wirken. Häufig ist diese Erkrankung bei Patienten mit **Heroinsucht** zu finden.

Frage 321

Durch was ist Diabetes mellitus verursacht?

Antwort

Diabetes mellitus wird in vier Typen unterschieden:

- Beim **Diabetes Typ I** handelt sich um eine **Autoimmunerkrankung**, bei der Antikörper gegen die Inselzellen und teilweise auch gegen das Insulin vom Körper hergestellt werden. Dieser Typ wird auch **insulinabhängiger Diabetes** genannt.
- Beim **Diabetes Typ II** verhält es sich ganz anders, hier handelt es sich um eine **erworbene herabgesetzte Insulinempfindlichkeit** der **Zielzellen**. Am Anfang tritt diese Erkrankung als **Glukoseintoleranz** auf, d. h. der Körper ist nach Aufnahme von Glukose nicht mehr in

der Lage den Blutzuckerspiegel in der Norm zu halten. Erst nach einiger Zeit sinkt der Blutzuckerspiegel allmählich wieder ab. Man weiß, dass der Diabetes Typ II durch eine übermäßige Zufuhr von zuckerhaltigen Nahrungsmitteln im Rahmen einer Überernährung entsteht. Denn ca. **90 % der Patienten** des **Diabetes Typ II** sind **übergewichtig**.

- **Diabetes Typ III**, früher sekundärer Diabetes, entsteht aufgrund von anderen schon bestehenden Erkrankungen, z. B. beim **Cushing-Syndrom**, bei Erkrankungen der Bauchspeicheldrüse, beim Phäochromozytom, bei Hyperthyreose, Gigantismus oder Akromegalie.
- **Diabetes Typ IV** bezeichnet den Schwangerschaftsdiabetes.

(Folgeschäden von Diabetes siehe Frage Nr. 185 (S. 81))

Frage 322

Was verstehen Sie unter Stridor und welche Ursachen kennen Sie?

Antwort

Stridor ist ein **laut pfeifendes Atemgeräusch**, das man ohne Stethoskop aus **nächster Nähe hören** kann und durch eine Verlegung bzw. **Einengung** der **Atemwege** entsteht. Ist das Atemgeräusch während der Einatmungsphase zu hören, so spricht man vom **inspiratorischen Stridor**. Dieser entsteht durch **Verlegung** der Atemwege **außerhalb des Brustkorbes**, z. B. bei Pseudokrupp, bei Epiglottitis, beim Ödem der Stimmlippen, bei einem Kehlkopftumor oder auch bei einer Schilddrüsenvergrößerung. Ist das Atemgeräusch jedoch während der Ausatmungsphase zu hören, spricht man vom **exspiratorischen Stridor**. Dieser entsteht durch **Verlegung** der Atemwege **innerhalb** des **Brustkorbes**, z. B. bei Asthma bronchiale, bei chronisch obstruktiver Bronchitis oder bei einem Bronchialkarzinom.

Frage 323

Beschreiben Sie uns das klinische Bild des Pfeiffer'schen Drüsenfiebers!

Antwort

Das Pfeiffer-Drüsenfieber, auch **Mononukleose** genannt, ist eine Infektionskrankheit, die mit katarrhalischen Erscheinungen der **Mandeln** und des **Rachenraums** und mit **generalisierten Lymphknotenschwellungen** einhergeht. Zusätzlich kann die **Milz** enorm **geschwollen** sein, in selteneren Fällen ist auch die Leber mitbetroffen. Der Erreger ist das **Epstein-Barr-Virus**. Die Inkubationszeit beträgt in etwa 1–3 Wochen. Die Übertragung entsteht durch **Tröpfchen**- und **Kontaktinfektion**, z. B. kann ein infizierter Speichel beim Küssen die Infektion übertragen. Am häufigsten sind **Jugendliche** und **Kinder** betroffen. Die Erkrankung beginnt in der Regel mit Fieber und starkem Krankheitsgefühl. Im Labor sind für diese Krankheit **typische Leukozyten** nachweisbar. Meist hat das Pfeiffer-Drüsenfieber einen gutartigen Verlauf.

Frage 324

Welche Auswirkungen hat Hypothyreose auf das ungeborene Kind im fetalen Stadium?

Antwort

Ein **Jodmangel** bzw. eine **Schilddrüsenunterfunktion** der **Mutter** kann zu erheblichen **Entwicklungsstörungen** des **Kindes** führen. Diese sind direkt nach der Geburt noch nicht festzustellen, sie äußern sich gewöhnlich in den ersten Wochen durch eine deutliche **Lethargie** des **Säuglings**, das Kind **bewegt sich** auffallend **wenig** und lässt den sonst auffälligen Drang zum Trinken missen. Diese Entwicklungsstörungen des Kindes infolge eines Schilddrüsenhormonmangels wird **Kretinismus** genannt. Die Erkrankung kommt heutzutage seltener vor, da bei Vorsorgeuntersuchungen das TSH, das die Schilddrüse stimulierende Hormon, in der ersten Woche des Säuglings bestimmt wird. Das Vollbild des Kretinismus zeigt einen sog. **hypothyreoten Zwergwuchs** mit hochgradiger **geistiger Behinderung**.

Frage 325

Was verstehen Sie unter Cor pulmonale?

Antwort

Cor pulmonale ist ein Ausdruck für eine **Rechtsherzinsuffizienz**, die als **Folge einer Erkrankung** in **der Lunge** entsteht, z. B. im Rahmen eines **Lungenemphysems** oder einer **Lungenfibrose**. Die durch die Lungenerkrankungen entstandenen Veränderungen im Lungengewebe führen langfristig zum Abbau der Lungenkapillaren. Dadurch entsteht ein Rückstau des Blutes mit einer Mehrbelastung des rechten Herzens. Die Bezeichnung „akutes Cor pulmonale“ steht für eine akute Rechtsherzinsuffizienz infolge eines akuten Geschehens in der Lunge, z. B. aufgrund einer Lungenembolie oder beim Status asthmaticus.

Frage 326

Worüber klagt ein Patient mit Neurodermitis?

Antwort

Neurodermitis ist eine **stark juckende**, **allergische Hauterkrankung**, die gerne in **Schüben** verläuft und sich oft schon im Kindesalter manifestiert. Es entwickeln sich **nässende Hautausschläge**, die Erosionen, Bläschen, Schuppen und Kratzspuren aufweisen. **Häufig** tritt der **Befall symmetrisch** an den **Beugeseiten** auf. Durch eine Unterfunktion der Talg- und Schweißdrüsen infolge der chronischen Entzündungen entsteht eine **trockene** und

glanzlose Haut. Die **Hautfelder** sind **vergröbert**, Lichenifikation genannt. Oftmals besteht auch eine **Neigung zu Hautinfektionen**. Die Intensität der Neurodermitis nimmt mit zunehmendem Alter ab.

Frage 327

Was ist die Ursache von Neurodermitis?

Antwort

Die Ursache ist **unbekannt**. Man weiß, dass eine Überempfindlichkeitsreaktion vom Soforttyp der Erkrankung zugrunde liegt. Nicht selten findet sich eine **familiäre Häufung**. Es sind viele Faktoren bekannt, denen man einen auslösenden Charakter zuschreibt, z. B. treten die Neurodermitisschübe besonders gerne während der **Jahreszeitenwechsel** auf. Außerdem spielen bestimmte **Allergene**, z. B. **Nahrungsmittel** oder tierische Wolle eine Rolle. Ebenso können **Infektionen** und **psychische Belastungen** auslösend sein.

Frage 328

Zu welcher Erkrankung führt der Hundebandwurm beim Menschen?

Antwort

Diese Erkrankung wird **Echinokokkose** bzw. Echinokokkeninfektion genannt. Nicht nur der Hundebandwurm, sondern auch der **Fuchsbandwurm** kann zu dieser Infektion führen. Die Übertragung geschieht durch **direkten Kontakt** mit den infizierten Tieren oder **indirekt über infizierte Nahrungsmittel**, z. B. Waldbeeren oder Pilze. Die Eier können über den Darm in den Körper gelangen und sich vor allem in der **Leber** oder den **Lungen** ansiedeln. Unterschieden wird die **zystische Echinokokkose**, die durch Bildung einer großen Zyste verdrängend auf die Umgebung wirkt, jedoch eine relativ gute Prognose besitzt, und die **alveoläre Echinokokkose**, die durch kleinste Hohlraumbildung zerstörend in das jeweilige Organ hineinwächst und daher eine ungünstige Prognose besitzt. Die Symptomatik ergibt sich aus dem Befall des jeweiligen Organs. So können bei einem **Leberbefall Druckgefühl** im rechten **Oberbauch**, **Übelkeit** und **Gelbsucht** als Symptome auftauchen. Bei einem **Befall** der **Lungen** kann sich eine **Bronchitis** oder eine **Lungenentzündung**, evtl. sogar eine Brustfellentzündung entwickeln.

Frage 329

Welche Erkrankungen kennen Sie, die mit einer Tonsillitis einhergehen?

Antwort

Unter Tonsillitis versteht man eine Entzündung des Gewebes des lymphatischen Rachenrings, besonders der Gaumenmandel. Die Ursache liegt in einer Vermehrung und Ansiedlung von Mikroorganismen, meist sind dies **beta-hämolysierende Streptokokken** der Gruppe A, **Staphylokokken** oder auch **Viren**. Die Mandelentzündung tritt als Begleiterkrankung typischerweise bei **Scharlach**, **Diphtherie** und **Pfeiffer-Drüsenfieber** auf.

Frage 330

Was ist ein Lungenemphysem und welche Ursachen sind Ihnen bekannt?

Antwort

Unter Lungenemphysem versteht man eine **nicht** mehr **rückbildungsfähige Erweiterung** der Räume innerhalb der **Lungenbläschen**. Im Normalfall sind diese Alveolen wie Weintrauben an einem Stiel, dem Bronchiolus terminalis, gruppiert; dabei existieren eine Menge Alveolarzwischenwände und genau diese sind beim Lungenemphysem zerstört, so dass es zu einem großen Lungenbläschen kommt. Die Folge ist zum einen eine **Verminderung** der **Gasaustauschfläche**, was zwangsläufig zu einer chronischen **Atemnot** führt, und zum anderen ein **Schwund** von **Lungenkapillaren**, was zu einem Rückstau des Blutes führt und allmählich in eine **Rechtsherzinsuffizienz** resultiert. Bei der Ursache unterscheidet man das **Altersemphysem**, das durch Elastizitätsverlust der Lungenbläschen im hohen Alter entsteht und das **obstruktive Emphysem**, das durch chronisch **obstruktive Lungenerkrankungen**, meist als Folge von **chronischer Bronchitis** oder **Asthma bronchiale** entsteht.

Frage 331

Wie ist die typische Symptomatik eines Emphysematikers, welchen Untersuchungsbefund würden Sie erheben?

Antwort

Handelt es sich um ein obstruktives Emphysem, dann wird der Patient über schon längere Zeit bestehenden **Husten** mit Auswurf berichten. Dem Betroffenen fällt eine **zunehmende Atemnot** auf, die zuerst während körperlicher Belastung und bei fortschreitender Erkrankung dann auch in Ruhe auftritt. Der Patient fühlt sich **kraftlos**, er berichtet über Schlaflosigkeit und **dauernde Kopfschmerzen**. Bei der Inspektion ist in einigen Fällen eine **Zyanose**, eine rot-bläuliche Verfärbung von Haut- und Schleimhäuten festzustellen. Deutlich ist auch der **fassförmige Brustkorb** mit einem vergrößertem Umfang und verminderten Atembewegungen auszumachen. Die **Rippen** sind **parallel gestellt**, die **Interkostalräume vergrößert** und die **Schlüsselbeingruben verstrichen**. Bei der Perkussion ist ein **hypersonorer Klopfschall** festzustellen. Das **Zwerchfell** ist **nach unten verlagert** und die **Atemgrenzen wenig verschieblich**. Der Leberrand ist aufgrund des Zwerchfelltiefstands deutlich unterhalb des Rippenbogens tastbar. Bei der Auskultation findet sich ein **abgeschwächtes Atemgeräusch**, die **Herztöne** sind **leise**. Der Patient ist nicht mehr in der Lage, eine Flamme in einem Abstand von 20 cm auszublasen.

Frage 332

Es gibt eine Unterscheidung der Emphysempatienten in zwei Emphysemtypen, kennen Sie diese?

Antwort

Ja, unterschieden wird der Emphysemtyp „pink puffer" und „blue bloater". Beim **„pink puffer"**, handelt es sich um einen schlanken, meist hageren Patienten, der unter starker Atemnot leidet, jedoch kaum Zyanose aufweist. Hinter dem Typ **„blue bloater"** verbirgt sich ein übergewichtiger Patient, der eine starke Zyanose aufweist, jedoch im Verhältnis kaum unter Atemnot klagt. In der Praxis ist der Übergang der Emphysemtypen jedoch häufig fließend.

Frage 333

Ein Mann kommt in Ihre Praxis mit einem Tremor.
Welche Krankheiten kennen Sie, die mit Tremor einhergehen?

Antwort

Unter Tremor wird ein rhythmisches und unwillkürliches Zucken von Muskeln verstanden. Beim **Parkinson-Syndrom** ist ein zeitweiliger Tremor, der sog. **Ruhetremor** zu beobachten. Dieser zeigt sich grobschlägig, betrifft vor allem die Hände und Beine und verliert sich bei Bewegung. Die **Multiple Sklerose** weist einen **Intentionstremor** auf. Dieser ist **typisch bei Kleinhirnerkrankungen** und äußert sich bei zielgerichteter Bewegung meist erst kurz vor dem Ziel. Einen feinschlägigen Tremor beobachten wir z. B. beim **Entzugsdelir**, bei der **Schilddrüsenüberfunktion** oder als seniler Tremor **bei älteren Menschen**. Letztendlich werden nicht alle unwillkürlichen Muskelzuckungen geklärt und diese werden dann als *essenzieller Tremor* bezeichnet. Dabei ist der **Haltetremor** der bekannteste essenzielle Tremor. Dieser Tremor tritt nur beim Halten oder Ausstrecken der Arme auf.

Frage 334

Ein Patient berichtet von feinen Zuckungen der Augenlider. Manchmal würden auch andere Gesichtsmuskel betroffen sein.
Ist dieser Befund als pathologisch zu bewerten?

Antwort

Nein, wenn nicht gleichzeitig andere neurologische Symptome erscheinen, z. B. Lähmungserscheinungen. Das wäre dann typisch für die amyotrophische Lateralsklerose. Hier handelt es sich um einen ungeklärten Schwund von motorischen Nervenkernen im Bereich der Großhirnrinde.
Sonst sind feine unregelmäßige Muskelzuckungen **harmlos**, sie sind vor allem beim **Einschlafen** zu beobachten. Man nennt diesen Tremor auch **faszikuläre Zuckungen**.

Frage 335

Warum würden Sie einem Patienten raten, sich das Rauchen abzugewöhnen?

Antwort

Ein Konsum von **mehr als 20 Zigaretten pro Tag über** mehr als **25 Jahre** führt nachweislich zu **Schäden** im Körper. Ist dies bei einem Patient gegeben, werde ich ihn mindestens einmal deutlich auf die Gefahren des Rauchens hinweisen. Im Wesentlichen sind drei Wirkstoffe im Tabakrauch enthalten, die zu Körperschäden führen können: Nikotin, Kondensat und Kohlenmonoxid. **Nikotin** führt zur **Abhängigkeit** und ist für die ganze Reihe von **arteriellen Verschlusskrankheiten** verantwortlich wie z. B. Herzinfarkt, Gehirnschlag, Schaufensterkrankheit. **Kondensat** bzw. **Teer** führt zur chronisch **obstruktiven Lungenerkrankung** mit der Gefahr auf Lungenemphysem und Rechtsherzversagen, außerdem ist bekannt, dass der Teer in den Zigaretten zu einem deutlich erhöhten **Krebsrisiko** führt, und nicht nur im Bereich der Lunge. So erkranken Raucher überdurchschnittlich häufig an **Speiseröhrenkrebs, Magenkrebs, Nieren- und Blasenkrebs.** Das **Kohlenmonoxid** bindet das Hämoglobin in den Erythrozyten und führt so zum **Sauerstoffmangel** und der daraus resultierenden Müdigkeit mit **Leistungsabfall.** Bei einem starken Raucher ist gut ein Drittel des Hämoglobins der Erythrozyten mit Kohlenmonoxid besetzt.

Frage 336

Welche Anamnese erheben Sie bei Verdacht auf Zuckerkrankheit?

Antwort

Als Leitsymptom ist **Polyurie** und **Polydipsie** zu nennen. Der Patient hat eine Harnausscheidung von mehr als zwei Liter am Tag bei gleichzeitig gesteigertem Durst. Dies ist jedoch erst bei **Überschreitung** der **Nierenschwelle** möglich, d. h. erst wenn der Blutzuckerspiegel mehr als 180 mg auf 100 ml aufweist, ist die maximale Rückresorptionskapazität der Niere für Glukose überschritten. Da Glukose in gelöster Form ausgeschieden wird, kommt es zur erhöhten Harnausscheidung mit reflektorisch gesteigertem Durst. Glukose im Harn kann durch **Mehrfachteststreifen** nachgewiesen werden. Besteht jedoch gleichzeitig schon eine diabetische Nephropathie, könnte unter Umständen bei nachgewiesener Hyperglykämie der Harntest negativ sein. Befindet sich der Blutzuckerspiegel unterhalb der Nierenschwelle, verursacht dies unmittelbar keine Symptome, führt aber auf Dauer gesehen zu einer Schädigung der Gefäße, d. h. zu einer Makro- und Mikroangiopathie. Diese Umstände sind Grundlagen des Diabetes Typ II und könnten erst durch einen Glukose-Toleranztest aufgedeckt werden.

Auf jeden Fall sollte bei **Bestehen einer essenziellen Hypertonie** und **gleichzeitigem Übergewicht** ein **erhöhter Blutzucker ausgeschlossen** werden. Oftmals wird der Diabetes Typ II im Anfangsstadium nicht erkannt, so dass die Erkrankung sich erst aufgrund von Gefäßschäden bemerkbar macht, z. B. **vermehrte Infektanfälligkeit**, **Pilzinfektionen** vor allem der Haut, **Furunkel** und **Karbunkel**, Hautjucken, **wiederkehrende Harnwegsinfektionen**, nachlassen von Libido und Potenz.

Frage 337

Nennen Sie die Ursachen und die wichtigsten Symptome einer Nebennierenrindeninsuffizienz!

Antwort

Die **primäre Nebennierenrindeninsuffizienz** entsteht durch **Autoimmunprozesse**, im Rahmen **bösartiger Tumoren** oder durch **Infektionskrankheiten** innerhalb der Nebennierenrinde. Sie wird auch als klassischer **Morbus Addison** bzw. Bronzehautkrankheit oder brauner Addison bezeichnet.

Die **sekundäre Nebennierenrindeninsuffizienz** entsteht durch **Insuffizienz** des **Hypophysenvorderlappens** und wird auch als so genannter **weißer Addison** bezeichnet.

Die Nebennierenrinde produziert Mineralokortikoide, deren Hauptvertreter das Aldosteron ist und Glukokortikoide, deren Hauptvertreter **Kortisol** bzw. **Kortison** sind. Außerdem werden noch Androgene, männliche Sexualhormone, produziert. Bei einer Nebennierenrindeninsuffizienz kommt es infolge des Hormonmangels zu einer **Hypovolämie**, **Hyponatriämie** und **Hypoglykämie**. Der gesamte **Stoffwechsel** ist **heruntergesetzt**, der **Blutdruck** ist **erniedrigt**, der Patient verliert an Gewicht und klagt unter allgemeiner **Müdigkeit** und **Antriebsmangel**. Durch die Elektrolytstörungen kann es zu **Herzrhythmusstörungen** und **Muskelkrämpfen** kommen. Außerdem besteht meist **Übelkeit** und **Erbrechen** und ein ausgeprägter **Salzhunger**.

Beim sog. braunen Addison ist die **Zunahme** der **Hautpigmentierung** zu beobachten, die dem Patienten ein **sonnenbraunähnliches Aussehen** verleiht. Auffällig ist vor allem, dass die Bräunung auch an Körperstellen zu finden ist, die normalerweise von einer typischen Sonnenbräunung ausgeschlossen sind, wie z. B. die Handflächen und Fußsohlen, oder der Hodensack. Im Gegensatz dazu weist die sekundäre Nebennierenrindeninsuffizienz weiße Hautflecken auf.

Antwort

Peritonitis ist eine lebensgefährliche Entzündung des Bauchfells, die sofortiger Behandlung bedarf und als Notfall einzustufen ist. In der Regel handelt es sich um eine infektiöse Peritonitis, die infolge eines **Durchbruchs** von pathologischen Prozessen in der Wand von **Hohlorganen** verursacht wird. Die Symptomatik tritt in der Regel **plötzlich** mit **heftigen Bauchschmerzen** auf. Es zeigt sich ziemlich schnell eine **Abwehrspannung** der **Bauchmuskulatur**, diese wird „**bretthart**". Der Patient ist in einem **schlechten Allgemeinzustand**, ihm ist übel und er **erbricht**. Evtl. bestehen auch Fieber und **Schocksymptome**. Relativ schnell kann es zu einer **Darmlähmung** kommen, dann wären bei der Auskultation keine Darmgeräusche mehr zu hören.

Frage 338

Wie sind die Ursachen und Symptome einer Peritonitis?

Antwort

Bei der **Skoliose** ist die Ursache am häufigsten **idiopathisch**, d. h. man kann den Grund der seitlichen Krümmung der Wirbelsäule nicht ausmachen. Freilich können **degenerative** oder auch **entzündliche Erkrankungen** der **Wirbelsäule** zu einer seitlichen Fehlstellung führen. Aber auch **Erkrankungen** der **Muskeln** und **Nerven** oder **Stoffwechselerkrankungen** können zu Fehlstellungen führen.
Eine **extreme Lordose** nennt sich Hohlkreuz und ist meist angeboren. Hier findet sich eine übermäßige Biegung der Lendenwirbelsäule zum Bauch hin. Eine **übermäßige Kyphose**, Buckel genannt findet sich beim Morbus Bechterew, beim Morbus Scheuermann oder bei der Osteoporose als sog. Witwenbuckel.

Frage 339

Können Sie uns erklären, wie es zu einer Wirbelsäulenverkrümmung kommen kann?

Antwort

Eine seitliche Wirbelsäulenverkrümmung kann am besten von der **Rückenansicht** aus wahrgenommen werden. Der **Verlauf der Dornfortsätze** ist **gebogen**, jedoch ist dies bei einer leichten Skoliose nicht immer deutlich zu sehen. Die unteren Ränder der **Schulterblätter** stehen auf **ungleicher Höhe**, der **Abstand** der **Schulterblätter** zur **Mittellinie** ist **unterschiedlich**. Bei entspannt herabhängenden Armen kann von hinten erkannt werden ob die **Taillendreiecke** symmetrisch sind, eine **Asymmetrie** weist auf eine Skoliose hin.

Frage 340

Wie können Sie erkennen, dass es sich um eine Skoliose handelt?

Frage 341

Welche weiteren Untersuchungsmethoden zur physiologischen Beweglichkeit der Wirbelsäule kennen Sie?

Antwort

Das untere und obere Schober-Zeichen. Beim unteren **Schober-Zeichen** wird die Beweglichkeit der Lendenwirbelsäule geprüft. Dabei wird im Stand ein Punkt auf dem Rücken ermittelt, welcher sich 10 cm kopfwärts von S_1 befindet. Bei maximaler Vorwärtsneigung vergrößert sich diese Strecke im Normalfall um 4–6 cm. Das obere Schober-Zeichen, welches auch als **Ott-Zeichen** benannt wird, prüft die Beweglichkeit der Brustwirbelsäule. Hier wird ein Punkt ermittelt, welcher sich 30 cm unterhalb von C_7 befindet. Bei maximaler Vorwärtsneigung vergrößert sich diese Strecke im Normalfall auch um 4–6 cm.

Frage 342

Schildern Sie uns den Verlauf des Morbus Bechterew!

Antwort

Beim Morbus Bechterew handelt es sich um eine **chronisch entzündliche Erkrankung** ungeklärter Ursache, die in der Regel an den **Iliosakralgelenken** beginnt und dann über die **Gelenke** der **Wirbelsäule, den Bänderapparat** und die **Bandscheiben von unten nach oben** weiter fortschreitet. Die entzündlichen Prozesse führen zur allmählichen **Verhärtung** und **Versteifung** der betroffenen **Gelenke**, so kann es im Extremfall zu einer **völligen Versteifung** der Wirbelsäule kommen. Das Wort **Bambusstabwirbelsäule** bezeichnet dann die Maximalerscheinung, bei der die Verknöcherungserscheinungen an der Wirbelsäule an einen Bambusstab erinnern.

Zu Beginn fallen dem Patienten **früh morgendliche Kreuzschmerzen** auf, die bei Bewegung besser werden. Vor allem im unteren Bereich der Wirbelsäule klagt der Patient unter **Steifigkeit** und **Schmerzen**, welche durch Klopfen oder Erschütterung stärker werden können und manchmal auch bis in den **Oberschenkel ausstrahlen**. Es kann zu einer **Gewichtsabnahme** kommen, der Betroffene fühlt sich **entkräftet** und erschöpft, häufig wird **Nachtschweiß** angegeben. In einigen Fällen treten auch Symptome außerhalb der Wirbelsäule auf, z. B. wiederkehrende **Entzündung** der **Regenbogenhaut** oder **Fersenschmerzen**, die durch Entzündungen an der Achillessehne entstehen, seltener kommt es zum entzündlichen Befall größerer Gelenke.

Bei Fortbestehen der schleichenden oder schubweisen Entzündungsprozesse stellt sich eine **zunehmende Bewegungseinschränkung** der Wirbelsäule ein. Langsam entsteht ein ausgeprägter **Buckel** bzw. ein **Rundrücken**. Auch der Brustkorb ist mitbetroffen, so dass die Umfassungsdifferenz zwischen Ein- und Ausatmung allmählich geringer wird. Durch den Bewegungsmangel entsteht eine **Muskelatrophie**, die zusammen mit den Verknöcherungsprozessen der Wirbelsäule zur typischen **Bechterew-Haltung** führt. Der Patient läuft Gefahr, nach vorne zu kippen. Durch den Rundrücken werden die Baucheingeweide nach vorne geschoben, das hat eine extreme **Vorwölbung** des **Bauches** zur Folge.

Frage 343

Welche Untersuchungen können Sie als Heilpraktiker durchführen, um den Verdacht auf Morbus Bechterew zu erhärten?

Antwort

Die Beweglichkeit der Iliosakralgelenke kann durch das **Mennell-Zeichen** überprüft werden. Beim Patient in Bauchlage wird das Bein im Hüftgelenk nach hinten überstreckt, während die zweite Hand das Kreuzbein nach ventral drückt. Bei entzündlichen Prozessen im ISG gibt der Patient Schmerzen an bzw. die Beweglichkeit ist nicht möglich. Das **Schober-** und das **Ott-Zeichen** sind positiv. Der **Hinterkopf-Wand-Abstand-Test** ist positiv, das bedeutet, dem Patienten ist es nicht mehr möglich, den Kopf bei senkrechter Anlehnung an eine Wand rückwärts anzulehnen. Wenn auch die Halswirbelsäule von den pathologischen Prozessen betroffen ist, dann wird auch der **Kinn-Sternum-Test** positiv sein. Der Patient ist nicht mehr in der Lage, mit dem Kinn das Brustbein zu berühren, auch dieser Abstand wird immer größer. Im Blut lässt der positive **Nachweis von HLA-B27**, ein körpereigenens Antigen, den Verdacht erhärten.

Frage 344

Was verstehen Sie unter Morbus Scheuermann?

Antwort

Der Morbus Scheuermann wird auch als **juvenile Kyphose**, also als „jugendliche Buckelbildung“ bezeichnet. Hier handelt es sich um **degenerative Veränderungen** an den **Brustwirbelkörpern** und den dazugehörigen **Bandscheiben**. Die Erkrankung beginnt meist zwischen dem elften und dreizehnten Lebensjahr und kommt in der Regel spätestens im achtzehnten Lebensjahr zum Stillstand. Die **Ursache** ist **unbekannt**, allerdings ist bekannt, dass eine **schlaffe Körperhaltung** das Fehlwachstum an der Wirbelkörper-Bandscheiben-Grenze unterstützt. Typisch für diesen pathologischen Prozess sind die Bandscheibeneinbrüche in die Grund- und Deckplatten. Diese sog. **Schmorl-Knorpelknötchen** verkalken später und sind dann im Röntgenbild sichtbar und diagnoseweisend. Die **Symptome** sind eher **milde**, auffallend ist die **schlechte Haltung**. Rückenschmerzen können bestehen, sind aber nicht unbedingt vorhanden. Auffallend ist die Entstehung des Rundrückens. Die eigentlichen **Be-**

schwerden treten erst **im Erwachsenenalter** auf. **Chronische Rückenschmerzen** und **Bandscheibenvorfälle** zwingen den Patienten zu einer leichten körperlichen Arbeit.

Frage 345

Ein Patient kommt zu Ihnen mit Schmerzen hinter dem Sternum. Welche Erkrankungen kommen dafür in Betracht?

Antwort

Sicherlich muss bei Schmerzen hinter dem Brustbein oder allgemein bei Thoraxschmerzen zuerst an das Herz gedacht werden. Es kann sich um **Angina pectoris** oder einen **Herzinfarkt** handeln, letztlich auch um **Perikarditis**, die Herzbeutelentzündung, um eine Myokarditis, die Herzmuskelentzündung, oder um **Herzrhythmusstörungen**. Gleichwohl können die Ursachen auch lungenbedingt sein, zu nennen sind **Lungenembolie**, **Spontanpneumothorax**, **trockene Rippenfellentzündung** und **Bronchitis**. Auch **Erkrankungen der Speiseröhre** können zu retrosternalen Schmerzen führen, z. B. **Ösophagitis** oder ein Speiseröhrenkrampf. In gleicher Weise kann auch ein **Aneurysma dissecans** zu Brustschmerzen führen, diese treten allerdings plötzlich auf. Häufig finden sich gleichzeitig starke Rückenschmerzen. Beim Aneurysma dissecans kommt es meist infolge eines Bluthochdrucks zu einem Einriss der Intima der Aorta, dabei entsteht eine Spaltbildung der Arterienwand. Aber auch Erkrankungen aus dem Oberbauchraum, z. B. die **akute Pankreatitis**, können Anlass von Brustschmerzen sein. Zu guter Letzt kann auch ein **hyperkinetisches Herzsyndrom** Grund der retrosternalen Beschwerden sein. Hier handelt es sich um eine Erkrankung, die psychovegetativ bedingt ist und keine organische Ursache besitzt.

Frage 346

Erzählen Sie mir etwas über Influenza!

Antwort

Bei der Influenza handelt es sich um eine **epidemische Grippe**, die akut mit hohem Fieber verläuft und sehr **ansteckend** ist. Die Erreger sind **Influenza-Viren**, die in drei Typen A, B und C unterteilt werden. Die Ansteckung erfolgt über **Tröpfcheninfektion** und die Inkubationszeit beträgt in der Regel 1–3 Tage. Die Erkrankung tritt vor allem während der kalt-nassen Jahresperiode auf und beginnt in der Regel akut mit **hohem Fieber** und **Schüttelfrost**. Meist besteht ein **schweres Krankheitsgefühl**. Der Patient berichtet über Kopf- und Gliederschmerzen, Entzündungserscheinungen der Atemwege, Husten, Heiserkeit und Schmerzen hinter dem Brustbein. Bei schweren Verläufen kann es durch eine **toxische Schädigung** zu einer **Blutungsneigung** und

Organschädigung kommen. **Besonders betroffen** sind **Säuglinge**, Kinder, **ältere Menschen** und **Personen mit** einer **Abwehrschwäche**.

Frage 347

Welche Komplikationen einer Virusgrippe kennen Sie?

Antwort

Bei den schweren Verläufen sind die bakteriellen Sekundärinfektionen der Atemwege gefürchtet. Hierbei kann es zu einer **Lungenentzündung** kommen. Besonders ältere Menschen oder Personen mit einem chronischen Organleiden weisen häufig Kreislaufregulationsstörungen auf. Auch das **Herz** kann mitbetroffen sein, besonders dann, wenn eine Vorschädigung besteht. In einigen Fällen kann sogar eine Mitbeteiligung des **Zentralnervensystems** in Erscheinung treten, z. B. als **Meningismus** oder **Enzephalitis**.

Frage 348

Was wissen Sie über die Creutzfeldt-Jakob-Krankheit?

Antwort

Bei der Creutzfeldt-Jakob-Krankheit handelt es sich um eine **humane spongiforme Enzephalopathie**, eine bei Menschen auftretende nicht entzündliche Erkrankung des Gehirns, die mit einer schwammartigen Degeneration der Nervensubstanz einhergeht. Für den Heilpraktiker besteht gemäß Infektionsschutzgesetz § 6 bei **Verdacht** und **Erkrankung** an humaner spongiformer Enzephalopathie **Meldepflicht**, außer bei den erblichen Formen. Als Erreger werden **Prionen** angesehen, kleinste aus Eiweißen bestehende infektiöse Partikel. Die Übertragung durch Verzehr von infizierten „risikobehafteten" Produkten des Rindes, z. B. Hirn oder Rückenmark, gilt mittlerweile als gesichert. Bekannt ist diese Rindererkrankung als **BSE**. Die Creutzfeldt-Jakob-Krankheit verläuft **unaufhaltsam** zur **Demenz** und endet **immer tödlich**. Es werden zwei Formen unterschieden: die „klassische" Creutzfeldt-Jakob-Krankheit, die ihre Erscheinung erst im Alter hat und die „neue Variante", die einen viel schnelleren Krankheitsverlauf besitzt und von der vor allem junge Menschen befallen sind.

! Merke

Sich immer über die aktuellen Erkrankungen und Themenbereiche informieren und Bescheid wissen!

Frage 349

Schildern Sie das Krankheitsbild des Morbus Crohn!

Antwort

Morbus Crohn, auch Enteritis regionalis Crohn genannt, ist eine **chronisch-entzündliche Erkrankung**, die **diskontinuierlich** den **gesamten Verdauungskanal** betreffen kann, jedoch am häufigsten im **terminalen Ileum** und Anfang Dickdarm zu finden ist. Die Ursache ist nicht bekannt. Der Entzündungsprozess betrifft **alle vier Wandschichten** und ist charakterisiert durch **Geschwürsbildung** mit **granulomatösen** und **narbigen Veränderungen**. Teilweise kommt es zu tiefen Schleimhauteinschnitten mit der Gefahr auf **Abszess**- und **Fistelbildung**. Die Symptomatik hängt von der Lokalisation des Entzündungsvorgangs ab, am häufigsten entstehen allerdings Beschwerden, die einer Appendizitis ähnlich sind, also **Schmerzen** und **Koliken** im **rechten Unterbauch**. Daher auch die Bezeichnung **Pseudoappendizitis**. Durchfälle müssen nicht immer vorhanden sein, in der Regel sind diese aber unblutig und zeigen eine Frequenz von vier- bis achtmal täglich. Weitere typische Symptome sind **Fieber**, **Gewichtsverlust**, **Abgeschlagenheit**, **Übelkeit** und **Erbrechen**. Evtl. ist der geschwollene Darm als walzenartige Resistenz am Bauch tastbar. Nicht selten treten Abszess- und Fistelbildung in Erscheinung. Bei längerer Erkrankungsdauer tritt häufig ein **Malabsorptionssyndrom** auf.

Ein Teil der Patienten klagt über extraintestinale Symptome, d. h. über Beschwerden, die nichts mit dem Entzündungsprozess im Verdauungstrakt zu tun haben. Typisch sind z. B. **Haut**-, **Gelenk**- und **Augenentzündungen**, die sich als Erythema nodosum, Arthritis und Iridozyklitis manifestieren können. Auch die Gallenwege oder die Bauchspeicheldrüse können betroffen sein. In einigen Fällen tritt v. a. bei den Männern ein Morbus Bechterew auf.

Frage 350

Was wissen Sie über Colitis ulcerosa? Grenzen Sie sie zum Morbus Crohn ab!

Antwort

Im Gegensatz zum Morbus Crohn breitet sich die **chronische Entzündung kontinuierlich** aus und zwar **vom Mastdarm ausgehend** in Richtung der Bauhin'schen Klappe. Auch sind nicht alle Wandschichten betroffen, sondern in der Regel **nur** die **Mukosa**, die Schleimhaut. Die Ursache ist genau wie beim Morbus Crohn unbekannt. Die Colitis ulcerosa lässt sich nach der Schwere in **drei Verläufe** unterscheiden, in einen chronisch rezidivierenden, einen chronisch kontinuierlichen und einen fulminanten Verlauf. Am häufigsten ist der **chronisch**

rezidivierende Verlauf, der die leichteste Form darstellt. Er geht mit beschwerdefreien Intervallen einher, die Wochen bis Jahre dauern können. Nicht selten kann es auch zur vollständigen Genesung kommen. Bei dem **chronisch kontinuierlichen Verlauf** kommt es zu Beschwerden unterschiedlichster Intensität, indes ist der Patient nie ganz beschwerdefrei. Als Leitsymptome gelten **blutig-schleimige Durchfälle**, **Koliken** und **schmerzhafter Stuhldrang**. Bei der sehr akuten, aber auch seltenen Form der Colitis ulcerosa sind alle Wandschichten des Dickdarms vom Entzündungsprozess betroffen. Diese Form geht mit sehr starken blutigen Durchfällen und hohem Fieber einher, hier besteht die Gefahr auf einen Durchbruch mit dem klinischen Bild eines akuten Abdomens oder eines hypovolämischen Schocks.

► **Tab. 2.4** Differenzialdiagnose Morbus Crohn/Colitis ulcerosa.

	Morbus Crohn	Colitis ulcerosa
Lokalisation	gesamter Verdauungskanal, am häufigsten im terminalen Ileum	im Dickdarm, meist im Rektum beginnend mit aufsteigender Tendenz
Verlauf	chronisch mit schubweiser Verschlechterung	leichter, mittlerer oder fulminanter Verlauf
Histopathologie	granulomatöse Entzündung der gesamten Darmwand mit allmählicher Ausbildung eines sog. Pflastersteinreliefs	geschwürige Entzündung der oberflächlichen Wandschicht (Mukosa und Submukosa); tiefere Wandschichten sind nur bei der fulminanten Form betroffen
Symptomatik	Schmerzen oder Koliken im rechten Unterbauch, Durchfälle (meist nicht blutig), Gewichtsverlust, Müdigkeit, Fieberschübe, Appetitlosigkeit, Erbrechen, evtl. tastbare walzenartige Verdickungen im Abdomen; extraintestinale Symptome an Haut, Gelenken und Augen	schleimig-blutige Durchfälle (Leitsymptom), Tenesmus (= schmerzhafter Stuhldrang), Koliken, Fieber, Gewichtsabnahme, seltener extraintestinale Symptome
Komplikationen	Fistel- und Abszessbildung, mechanischer Ileus, Perforation, Malabsorption	toxisches Megakolon, Perforation, Peritonitis, Anämie, maligne Entartung

Frage 351

Schildern Sie das klinische Bild einer akuten Virushepatitis!

Antwort

Die akute Virushepatitis beinhaltet eine durch **verschiedene Hepatitisviren** verursachte **Entzündung** des **Leberparenchyms.** Für den Heilpraktiker besteht gemäß Infektionsschutzgesetz §6 bei **Verdacht** und **Erkrankung** an akuter Virushepatitis **Meldepflicht**. Das klinische Bild erlaubt keine Differenzierung der verschiedenen Virushepatitiden; sie sind im Allgemeinen ähnlich, allerdings verlaufen sie unterschiedlich schwer. Grundsätzlich werden zwei Stadien unterschieden, einmal das Prodromalstadium bzw. das präikterische Stadium und dann das ikterische Stadium. Das **Prodromalstadium** weist sehr uncharakteristische Symptome auf, wie z.B. **grippeähnliche Symptome** mit leichtem **Fieber** und **Entzündungen** der **Rachenschleimhaut** oder auch **Magen-Darm-Beschwerden** wie z.B. Appetitlosigkeit, Übelkeit und Durchfall. In einigen Fällen kann es auch zu Gelenkbeschwerden kommen. Das **ikterische Stadium** stellt das **Organstadium** dar, die Erreger siedeln sich in der Leber an und vermehren sich. Allerdings fehlt in der Hälfte der Fälle die **Gelbsucht**. Richtungweisend ist dagegen ein **heller Stuhl** und **dunkelbrauner Urin**. Durch den Anstieg der Gallensäuren im Blut kann es zum **Juckreiz** kommen. In der Regel bessern sich die subjektiven Beschwerden. Die Leber ist **druckempfindlich** und palpatorisch **vergrößert**. Im Urin ist mittels der Harnteststreifen direktes Bilirubin feststellbar. Im Blut kann der Arzt erhöhte Werte spezifischer **Transaminasen** wie GPT, GOT, GLDH und Gamma-GT feststellen, ebenfalls erhöht sind die Bilirubinwerte.

Frage 352

Welche Erreger der Virushepatitiden kennen Sie?
Unterscheiden Sie die Formen!

Antwort

Unterschieden werden **Hepatitisviren A bis E**.

- Das **Hepatitis-A-Virus** wird in der Regel **fäkal-oral** übertragen, also durch verunreinigtes **Wasser** oder infizierte **Lebensmittel**, z. B. ungenügend gekochte **Meeresfrüchte**. Die Inkubationszeit beträgt in der Regel zwei bis sechs Wochen. Risikogruppen sind vor allem **Urlauber** in den Endemiegebieten, Homosexuelle und Beschäftigte in Kindergärten bzw. Kinderkliniken. In der Regel hat die Hepatitis A eine gute Prognose, der **Verlauf** ist meist **wohlwollend**, chronische oder fulminante Verläufe sind äußerst selten.
- Das **Hepatitis B-Virus** wird meistens durch **infiziertes Blut**, z. B. durch **Bluttransfusionen** oder unsterile **Nadelstiche** übertragen. Ein weitere Möglichkeit der Übertragung ist der **sexuelle Weg**, da sich diese Erre-

ger auch im Sperma und anderen Sexualsekreten aufhalten. Die Inkubationszeit beträgt in der Regel ein bis sechs Monate. Risikogruppen sind vor allem **Drogensüchtige**, **medizinisches Personal** und Personen mit **häufig wechselnden Sexualpartnern**. Chronische Verläufe sind möglich.

- Das **Hepatitis C-Virus** wird auch parenteral, d. h. über **infiziertes Blut** übertragen. Die Inkubationszeit ist ähnlich wie bei der Hepatitis B. Betroffen sind vor allem **Transfusionsbedürftige** und **Drogenabhängige**. **Chronische Verläufe** sind **häufig**.
- Das **Hepatitis D-Virus benötigt** zur Vermehrung das **Hepatitis B-Virus**. Die Erkrankung verläuft sehr häufig chronisch, es gibt jedoch auch fulminante Verläufe. Betroffen sind vor allem **Drogensüchtige**.
- Das **Hepatitis E-Virus** wird wie bei Hepatitis A **fäkal-oral** übertragen und verläuft in der Regel auch mild und nicht chronisch. Jedoch sind **fulminante Verläufe** bekannt. Besonders betroffen sind **Schwangere** und **Reisende** in den Endemiegebieten.

Frage 353

Kennen Sie außer den Hepatitisviren noch andere Ursachen, die zu einer Hepatitis führen können?

Antwort

Unter den infektiösen Ursachen gibt es außer den Hepatitisviren noch andere Viren, die gelegentlich zu einer Entzündung der Leber führen, z. B. **Epstein-Barr-Viren, Herpes-simplex-Viren, Zytomegalieviren** und **Gelbfieberviren**. Auch bestimmte **Bakterien** und **Parasiten**, z. B. Brucellen und Echinokokken, können sporadisch eine Hepatitis zum Ergebnis haben. Bei den nichtinfektiösen Ursachen ist vor allem **Alkohol** zu nennen, aber auch **Medikamente**, bestimmte **Gifte** oder eine **chronische Gallenstauung** können eine Leberschädigung bewerkstelligen.

► **Tab. 2.5** Differenzialdiagnose der Virushepatitiden.

	Hepatitis A (infektiöse Hepatitis)	Hepatitis B (Serumhepatitis)	Hepatitis C	Hepatitis D	Hepatitis E
Erreger	Hepatitis-A-Virus (HAV)	Hepatitis-B-Virus (HBV)	Hepatitis-C-Virus (HCV)	Hepatitis-D-Virus (HDV)	Hepatitis-E-Virus (HEV)
Inkubationszeit	10–40 Tage (2–6 Wochen)	30–180 Tage (1–6 Monate)	20–40 Tage	20–90 Tage	14–60 Tage (2 Wochen bis 2 Monate)
Übertragung	fäkal-oral; verunreinigtes Trinkwasser	parenteral, venerisch	parenteral	parenteral, braucht HBV	fäkal-oral
Chronizität	nein (äußerst selten)	in ca. 10 % der Fälle	in ca. 50 % der Fälle	in ca. 90 % der Fälle	nein

▸ **Tab. 2.5** Fortsetzung.

	Hepatitis A (infektiöse Hepatitis)	Hepatitis B (Serumhepatitis)	Hepatitis C	Hepatitis D	Hepatitis E
fulminanter Verlauf	nein	sehr selten	in ca. 1 % der Fälle	in ca. 2 % der Fälle	in ca. 10 % der Fälle
Vorkommen	weltweit	weltweit	weltweit	Mittelmeerländer, Amerika, in Nordeuropa überwiegend bei Drogensüchtigen	epidemisch außerhalb Europas
Schutzimpfung	aktive + passive vorhanden	aktive + passive vorhanden	keine vorhanden	keine vorhanden	keine vorhanden
CA-Risiko	nein	ja	ja	ja	nein

Frage 354

Erzählen Sie uns das Wichtigste über die bakterielle Ruhr!

Antwort

Die bakterielle Ruhr, die aufgrund der Erreger auch **Shigellenruhr** oder Shigellose genannt wird, ist eine **Lokalinfektion** mit vorherrschendem Befall des **Dickdarms**. Die Inkubationszeit beträgt in der Regel ein bis sieben Tage. Die Übertragung erfolgt **fäkal-oral**. Leitsymptome sind **blutige Durchfälle**. Die Erkrankung beginnt meist plötzlich mit **Fieber**, **Koliken** und evtl. mit Erbrechen. Typisch ist der **schmerzhafte Stuhldrang**. Bei der schweren Verlaufsform kann es infolge der zahlreichen Durchfälle zu Zeichen der Austrocknung kommen, im Extremfall zum hypovolämischen Schock.

Frage 355

Woran erkennen Sie eine Rechtsherzinsuffizienz?

Antwort

Unter Rechtsherzinsuffizienz wird die Unfähigkeit des rechten Herzens, die vom venösen Kreislauf ankommende Blutmenge vollständig in den Lungenkreislauf zu pumpen, verstanden. Die Folge ist ein **Rückstau** des **Blutes** in die obere und untere **Hohlvene**. Aufgrund dessen sind die **Halsvenen deutlich sichtbar**, auch die **Unterzungenvenen** sind klar zu erkennen. Weitere Stauungserscheinungen sind beidseitige **Knöchelödeme**, **vergrößerte Leber**, **Stauungshepatitis** mit Ausbildung einer Gelbsucht, Stauungszirrhose mit Ausbildung einer Leberzirrhose, **Aszites**, **Stauungsgastritis** bzw. -**enteritis**, **vergrößerte Milz**, **Stauungsniere** mit Proteinurie. Durch Bildung der Ödeme kommt es zu einer **Gewichtszunahme**. Am Anfang besteht ein **nächtliches Wasserlassen**, das dadurch zustande kommt, dass in der nächtlichen Ruhe die Herzleistung jetzt ausreicht und die durch den Rückstau ins Gewebe ausgetretene Flüssigkeit wieder in die Gefäße gelangt und über die Nieren ausgeschieden wird. Durch die ungenügende Aufnahme von Sauerstoff klagen die Patienten über **Leistungsminderung**, **Müdigkeit** und **Atemnot** bei Belastung.

Antwort

Frage 356

Welche Ursachen liegen der Rechtsherzinsuffizienz zugrunde?

Als Ursachen sind Lungenerkrankungen wie z. B. das **Lungenemphysem** oder **Lungenfibrosen** denkbar. Dies wird dann als **„Cor pulmonale“** bezeichnet. Aber auch **Herzklappenfehler** im rechten Herzen sind als Grund vorstellbar. Letztlich können auch eine „**durchgestaute**“ **Linksherzinsuffizienz** oder wiederkehrende Lungenembolien zum Versagen des rechten Herzmuskels führen.

Antwort

Frage 357

Welche Ursache kennen Sie, die zu einer akuten Rechtsherzinsuffizienz führen kann?

Eine **Lungenembolie** größeren Ausmaßes kann ohne weiteres zur akuten Rechtsherzinsuffizienz führen. Dies ist dann auch immer der Grund, warum eine Lungenembolie zum Tode führt. Aber auch ein Herzinfarkt kann zum akuten Rechtsherzversagen führen.
(Lungenembolie siehe Frage Nr. 304 (S. 136))

Antwort

Frage 358

Was bedeutet für Sie Polyglobulie?

Polyglobulie zeigt eine **Vermehrung** der **Erythrozyten** im Blut an. Der Grund liegt meist in einem **Sauerstoffmangel**, der Körper versucht diesen durch eine gesteigerte Bildung der Erythrozyten im Knochenmark auszugleichen. Die Gründe für den Sauerstoffmangel können in **Erkrankungen** der **Lunge** bzw. des **Herzens** liegen, z. B. Lungenfibrose oder Herzinsuffizienz. Aber auch bei **starken Rauchern** findet sich aufgrund des vermehrten Kohlenmonoxids im Blut eine Polyglobulie. Als **Höhenpolyglobulie** wird die vermehrte Produktion von Erythrozyten infolge eines verminderten Sauerstoffgehalts in großen Höhen bezeichnet.
Durch die gesteigerte Erythropoese kommt es zu einer **pathologischen Erhöhung** des **Hämatokritwertes** und damit zum **Anstieg** der **Viskosität** des **Blutes** mit der Gefahr auf Entstehung von **Thrombosen** und **Embolien**. Der Patient zeigt eine auffallende **Gesichtsrötung**, die infolge der Blutfülle, Plethora genannt, entsteht. Auch die **Augenbindehaut** kann **gerötet** sein. Weitere Symptome können sein: **Kopfschmerzen**, **Ohrensausen** und **Schwindel**.

Frage 359

Erklären Sie uns die Ursachen und Symptome der Osteoporose!

Antwort

Osteoporose ist eine generalisierte **Stoffwechselstörung** des **Knochens**, die mit einer **Verminderung** der **Knochenmasse** und der daraus resultierenden **Gefahr von Frakturen** einhergeht. Der Grund liegt in einem **Ungleichgewicht zwischen Knochenaufbau** und **Knochenabbau**. Der Knochenabbau überwiegt. Am **häufigsten** sind **Frauen** von der Erkrankung betroffen.
Bei den Ursachen unterscheidet man generell zwischen primärer und sekundärer Osteoporose:

- Die **sekundäre Osteoporose** entsteht in der Folge von anderen Erkrankungen, dabei sind die hormonell bedingten Erkrankungen am häufigsten zu nennen, z. B. **Cushing-Syndrom**, **Diabetes mellitus**, Schilddrüsenüberfunktion, Nebenschilddrüsenüberfunktion. Auch Nierenerkrankungen oder eine Langzeiteinnahme bestimmter **Medikamente** können zur sekundären Osteoporose führen.
- Bei der **primären Osteoporose** wird der Typ I, die **postmenopausale Osteoporose**, vom Typ II, der **Altersosteoporose**, unterschieden. Die postmenopausale Osteoporose steht in einem indirekten Zusammenhang mit einem Östrogenmangel. Im Alter ist ein Knochenschwund physiologisch, so dass erst von einer Osteoporose gesprochen wird, wenn Mikrofrakturen zu Beschwerden geführt haben.

Betroffen sind vor allem die **Wirbelsäule** und der **Oberschenkelhals**. Patienten mit Wirbelsäulenfrakturen klagen unter **akuten** sowie **chronischen Rückenschmerzen**. Die Rückenmuskulatur ist aufgrund der Deformationen an der Wirbelsäule verspannt. Im fortgeschrittenen Verlauf kommt es durch zahlreiche Einbrüche der Wirbelkörper zu einer Rumpfverkürzung mit **Abnahme** der **Körpergröße**. Gleichzeitig entwickelt sich der sog. **Witwenbuckel**, der Brustraum wird durch die **verkrümmte Haltung** eingeengt, Herz und Lungen können eingeengt werden. Auffallend ist auch die **Vorwölbung des Bauches**, die gleichermaßen durch Fehlhaltung der Wirbelsäule entstehen kann. **Oberschenkelhalsfrakturen** sind vor allem bei der Altersosteoporose zu beobachten.

Frage 360

Kennen Sie Faktoren, die eine Osteoporose begünstigen können?

Antwort

Aufgrund der Statistik sind die Risikofaktoren bekannt. Der typische Osteoporosepatient ist eine **schlanke Frau** mit **bewegungsarmer** Beschäftigung. Sie **raucht**, **trinkt**

gern Kaffee, ernährt sich **kalziumarm** und **meidet** eine **Sonnenexposition**.
Weitere Risikofaktoren sind positive Familienanamnese, später Menstruationsbeginn, früher Beginn der Wechseljahre, frühe Entfernung beider Eierstöcke und keine Entbindung.

Frage 361

Nennen Sie mögliche Ursachen von Gleichgewichtsstörungen!

Antwort

Bei Gleichgewichtsstörungen äußert der Patient Gangstörungen, Schwindel, Übelkeit und Erbrechen, er verliert das räumliche Körpergefühl. Die Ursachen können sehr **unterschiedlich** sein. Sie können bedingt sein durch **Schädigungen** des **Gleichgewichtsorgans** im Innenohr, z. B. durch **Morbus Ménière**, durch **Entzündungen** oder **Schädigungen** des **Gleichgewichtsnervs**, z. B. beim Akustikusneurinom, durch **Kleinhirnschädigungen**, oder durch Schädigungen im Zentralnervensystem, z. B. Tumore, TIA, PRIND und Apoplex.

Frage 362

Zählen Sie uns die Symptome der Ménière-Krankheit auf!

Antwort

Bei der Ménière-Krankheit handelt es sich um einen **anfallsartig** auftretenden heftigen **Drehschwindel** mit **Übelkeit** und **Erbrechen**. Die Ursache liegt in einer Regulationsstörung zwischen Produktion und Rückresorption von Endolymphe. Es kommt zu einer zeitweise auftretenden **Schallempfindungsschwerhörigkeit**, **Ohrgeräuschen** und **unwillkürlichem Augenzittern**, Nystagmus genannt.

Frage 363

Welche Stadien unterscheidet man bei der chronischen Niereninsuffizienz?

Antwort

Eine chronische Niereninsuffizienz entsteht dann, wenn es über Jahre hinweg zu einem fortschreitenden Untergang von funktionsfähigem Nierengewebe kommt. Dabei wird die glomeruläre Filtrationsrate immer mehr eingeschränkt, bis schließlich als Endstadium das völlige Versagen der Niere mit Entstehung einer Harnvergiftung eintritt. Bei diesem, die Niere schädigenden Prozess, werden **vier Stadien** unterschieden: Im **ersten Stadium** kommt es zu einer **Einschränkung** der **Kreatinin-Clearance**, die harnpflichtigen Substanzen sind im Blut nicht erhöht. Bei der Kreatinin-Clearance handelt es sich um eine Laboruntersuchung, bei der die Funktion der Niere überprüft wird. In einer bestimmten Zeit wird eine bestimmte Einheit einer Blutplasmamenge von einer bestimmten Menge von Kreatinin befreit. Beim **zweiten Stadium** handelt es sich auch noch um ein **kompensiertes Stadium**, d. h. dass keine Symptome einer Harnvergiftung vorhanden sind, jedoch sind die **harnpflichtigen Substanzen**, allen voran das Kreatinin, im Blut **erhöht**. Im **dritten**, **dekompensierten** Stadium sind alle **harnpflichtigen Substanzen erhöht** und fortschreitende Symptome der **Harnvergiftung** zu beobachten. Bis zum dritten Stadium ist die Niereninsuffizienz noch reversibel, d. h. wenn der pathologische Prozess zum Stillstand kommt, kann das noch vorhandene gesunde Gewebe der Niere die Blutwäsche des Körpers ausreichend bewerkstelligen. Das **vierte Stadium** wird als **terminale Niereninsuffizienz** bezeichnet. Ohne Dialysebehandlung oder Nierentransplantation würde die **Harnvergiftung** zum **Tod** führen.

Frage 364

Nennen Sie bitte die häufigsten Ursachen der Niereninsuffizienz!

Antwort

Als häufigste Ursachen kommen **chronische Entzündungsprozesse** in Betracht, die von den **Glomeruli** aber auch vom **Nierenbecken** ausgehen können. Als zweithäufigste Ursache sind Nierenerkrankungen zu nennen, die im Rahmen eines **Diabetes mellitus** oder durch **arteriosklerotische Gefäßerkrankungen** bzw. durch einen Bluthochdruck entstehen. Außerdem können auch **Zystennieren** oder ein chronischer Konsum von hochdosierten **Schmerzmitteln** zu einer Niereninsuffizienz führen.

Frage 365

Welche Symptome finden Sie mit Sicherheit im terminalen Stadium der Niereninsuffizienz, dem urämischen Stadium?

Antwort

Im letzten Stadium der Niereninsuffizienz kommt es zur Unfähigkeit der Niere, das Blut von den harnpflichtigen Stoffen ausreichend zu waschen. Das Nierenparenchym wird immer mehr durch Bindegewebe ersetzt. Die Folge muss eine **Anurie** und eine Überwässerung mit **Hypertonie** und Ausbildung von **Ödemen** sein. Es besteht ein **urinartiger Geruch**, das **Bewusstsein** ist massiv **gestört**. Die **Haut** zeigt sich **schmutzig** (Café-au-lait-Farbe) infolge der renalen Anämie und der Anlagerung von harnpflichtigen Stoffen auf der Haut. Im Labor zeigt sich eine **metabolische Azidose**, welche der Körper durch eine **Kussmaul-Atmung** zu kompensieren versucht. Die **Hyperkaliämie** führt zu massiven **Herzrhythmusstörungen**.

Frage 366

Eine Ihnen bekannte Patientin berichtet von ihrer 60 Jahre alten Schwester, die plötzlich schwer erkrankt ist und bei der man im Krankenhaus die Erhöhung aller drei Blutzellarten festgestellt hat. Können Sie Ihrer Patientin darüber etwas berichten?

Antwort

Vermutlich handelt es sich um eine bösartige Erkrankung des Knochenmarks, die **Polyzythämie**, die mit einer gesteigerten Blutbildung unbekannter Ursache einhergeht. Durch die vermehrte Bildung der Blutzellen entsteht ein **erhöhter Hämatokritwert**, d. h. der zelluläre Anteil des Blutes nimmt zu. Das birgt die Gefahr der Zähflüssigkeit und damit auch die Entstehung von **Thrombosen** und **Embolien**.

Infolge der Blutüberfüllung tauchen Symptome auf wie **Kopfschmerzen**, **Schwindel**, **Ohrensausen**, **Sehstörungen**, starke **Gesichtsrötung**, Hautjucken und **Bluthochdruck**. Die typischen Blutorgane **Milz** und **Leber** sind **geschwollen**.

Frage 367

Ein Patient ist mit Anthrax-Erregern in Kontakt gekommen.
Wie kann sich die Erkrankung zeigen?

Antwort

Milzbrand ist eine **von** den **Tieren auf** den **Menschen** übertragbare Bakterienerkrankung. Menschen erkranken nur selten bei engem Kontakt mit den erkrankten Tieren. Betroffen sind deshalb Personen, die berufsmäßig mit Tieren bzw. deren Produkten zu tun haben. Für den Heilpraktiker besteht gemäß Infektionsschutzgesetz § 6 bei **Verdacht** und **Erkrankung** an Milzbrand **Meldepflicht**. Erreger ist der Milzbrandbazillus, **Bacillus anthracis**. Die Inkubationszeit beträgt in der Regel 1–3 Tage. Je nach der Eintrittspforte werden drei verschiedene Krankheitsbilder unterschieden. Beim **Hautmilzbrand** gelangen die Erreger über die Haut in den Organismus. An der Eintrittspforte entwickeln sich **Bläschen** und **Knötchen**, die sich dann nach einigen Stunden in das für die Erkrankung typische **Milzbrandkarbunkel** umwandeln. Es handelt sich um eine **schmerzlose**, meist tiefe **Geschwürsbildung** mit einem **roten geschwollenen Rand** und **schwarzen Schorf** am Grund der Wunde. Es besteht leichtes Fieber und die **regionären Lymphknoten** sind schmerzhaft geschwollen. Gelangen die Milzbranderreger vom lokalen Entzündungsprozess in den Blutkreislauf, kommt es zur **Sepsis** mit hohem Fieber, Schüttelfrost, Leberschwellung und Schwellung und brandige Verfärbung der Milz. Die **Milzbrandsepsis** endet in der Regel **tödlich**.

Beim **Lungenmilzbrand** werden die Erreger eingeatmet, es bildet sich eine Lungenentzündung aus, die schnell zur Sepsis führen kann und eine ungünstige Prognose hat.

Beim **Darmmilzbrand** gelangen die Erreger durch den Genuss von rohem Fleisch oder unabgekochter Milch infizierter Tiere in den Magen-Darm-Trakt. Es entwickelt sich eine schwere Entzündung des Darms mit blutig-wässrigen Durchfällen, Bauchschmerzen und evtl. auch blutigem Erbrechen. Die Gefahr einer Sepsis ist hoch und die Prognose daher nicht günstig.

Frage 368

Was ist ein Sportlerherz?

Antwort

Das Sportlerherz ist ein **physiologisch vergrößertes Herz**, welches sich aufgrund einer erhöhten körperlichen Belastung entwickelt. Der **linke Herzmuskel hypertrophiert**, es kommt zu einem **erhöhten Herzzeitvolumen**, gleichzeitig **erniedrigt** sich in Ruhe die **Schlagfrequenz**. Bei extremer kontinuierlicher Leistungsanstrengung besteht nach Überschreiten des kritischen Herzgewichts von 500 Gramm Gefahr auf Entwicklung einer Linksherzinsuffizienz.

Frage 369

Welche arteriellen und venösen Durchblutungsstörungen kennen Sie?

Antwort

Eine Sauerstoffunterversorgung aufgrund einer mangelnden arteriellen Durchblutung entsteht in der Mehrzahl der Fälle durch **arteriosklerotische Veränderungen** der Gefäßwände. Dabei handelt es sich um einen degenerativen Prozess der Arterienwand, der, meist ausgehend von kleinsten Schäden der inneren Gefäßwand, zu einer Anlagerung von verschiedensten Stoffwechselprodukten führt und bei fortschreitendem Prozess eine Einengung des Gefäßlumens zur Folge hat. Dabei wird von der **arteriellen Verschlusskrankheit** gesprochen. **Arterielle Embolien**, die meist im **linken Herzen** durch z. B. **Vorhofflimmern** oder **Mitralklappenfehler** entstehen, sind relativ selten. Weitere Erkrankungen, die zu arteriellen Durchblutungsstörungen führen können, sind **arterielle Gefäßentzündungen** wie z. B. Thrombangiitis obliterans, die sog. Raucherkrankheit oder funktionelle Erkrankungen, wie z. B. **Morbus Raynaud**. Hier handelt es sich um eine anfallsweise mit Gefäßkrämpfen einhergehende Durchblutungsstörung der Finger, ohne dass organische Erkrankungen nachweisbar sind.
Venöse Durchblutungsstörungen entstehen am häufigsten infolge einer **Phlebothrombose**. Hier handelt es sich um eine akute Thrombose der tiefen Beinvenen mit entzündlicher Reaktion der umliegenden Venenwand. Vor allen in den ersten drei Tagen besteht eine erhöhte Gefahr auf **Lungenembolie.** Die **chronisch venöse Insuffi-**

zienz bzw. das **postthrombotische Syndrom** entsteht als Folgezustand nach einem gestörten venösen Abfluss infolge von wiederkehrenden tiefen Beinvenenthrombosen im Zusammenhang mit geschädigten bzw. unzulänglichen Venenklappen innerhalb eines Zeitraumes von mehreren Jahren.
(Arteriosklerose siehe Frage Nr. 237 (S. 106), Embolie siehe Frage Nr. 378 (S. 170), Raynaud siehe Frage Nr. 242 (S. 108), Phlebothrombose siehe Frage Nr. 244 (S. 109), Lungenembolie siehe Frage Nr. 304 (S. 136), chronisch venöse Insuffizienz siehe Frage Nr. 384 (S. 172))

Frage 370

Ein Patient berichtet über Schmerzen im Fuß. Wie unterscheiden Sie zwischen arterieller und venöser Durchblutungsstörung?

Antwort

Bei einer **arteriellen Durchblutungsstörung** der unteren Extremität, z. B. auf Grund der Schaufensterkrankheit oder akut durch eine Embolie, findet sich am Fuß des Patienten folgender Untersuchungsbefund: die **Pulse** sind **abgeschwächt** oder **fehlen**, die **Extremität** ist **kühl** oder **kalt**, die **Haut blass**. Bei einer **Embolie** kommen **Taubheitsgefühl**, **Bewegungslosigkeit** und am Anfang **heftige Schmerzen** hinzu. Bei **chronisch arteriellen Verschlüssen** zeigt die Haut im mit Sauerstoff unterversorgten Gebiet deutliche **Ernährungsstörungen** auf. Evtl. bestehen auch schon Pilzerkrankungen, schlecht heilende Wunden oder sogar eine Gangränbildung.
Bei einer **venösen Durchblutungsstörung**, z. B. im Rahmen einer tiefen Beinvenenthrombose ergibt sich folgender Befund: **Pulse normal**, **Extremität warm**, **Haut** eher **gerötet**. Evtl. findet sich auch eine **Ödembildung** am Unterschenkel oder am Knöchel.

Frage 371

Was verstehen Sie unter „Schockniere“?

Antwort

Schockniere ist ein nicht mehr rückbildungsfähiger **Schaden** des **Nierengewebes**, welcher in der dekompensierten Phase eines Schocks entsteht. Unter Schock wird ein akutes Kreislaufversagen mit einer kritischen Mangeldurchblutung verstanden. Es kommt zur Zentralisation, nur noch die wichtigen Organe, Herz, Lunge und Gehirn werden ausreichend durchblutet. In der dekompensierten Phase des Schocks tritt ein **akutes Nierenversagen** auf, welches sich nach Verschwinden der Schocksymptome zuerst mit einer verminderten und dann mit einer vermehrten Harnausscheidung und den daraus resultierenden Problemen bemerkbar macht.
(Schock siehe Frage Nr. 148 (S. 66))

Frage 372

Ein alkoholkranker Patient von Ihnen wird in die Intensivstation eingeliefert, da er nicht mehr bei vollem Bewusstsein ist. Kommentieren Sie bitte!

Antwort

Im Endstadium einer **Leberzirrhose** kommt es zum **Leberkoma**, dem sog. **Leberzerfallskoma**. Die mangelnde Entgiftungsfunktion der Leber führt zu einer **erhöhten Ammoniakkonzentration** im Blut, welche den Nervenstoffwechsel erheblich beeinträchtigt. Dies wird auch **hepatische Enzephalopathie** genannt. Zu Beginn der Bewusstseinsstörungen fällt eine extreme Schläfrigkeit gepaart mit Unruhe auf. Die Reaktionen sind verlangsamt, die Sprache verwaschen. Typisch ist ein Flapping-Tremor. Mit zunehmender Bewusstseinsstörung werden die Ausfallserscheinungen immer gravierender. Der Patient ist desorientiert und weist schwerwiegende Gedächtnisstörungen auf. Motorische Störungen wie z. B. ein grobschlägiges Händezittern sind typisch. Der Patient riecht nach **frischer Leber** oder Lehmerde. Im letzten Stadium ist der Patient auch durch stärkste Reize nicht mehr zu wecken. (Leberzirrhose siehe Frage Nr. 180 (S. 79))

Frage 373

Berichten Sie uns über die Viruserkrankung, die durch Zecken übertragen wird und die hier vor allem im Frühsommer im Süden des Landes auftritt!

Antwort

Es handelt sich um **FSME**, die Frühsommer-Meningoenzephalitis. Erreger sind die **FSME-Viren**, die durch einen Zeckenbiss übertragen werden. Die Inkubationszeit beträgt in der Regel 7–14 Tage. In Deutschland treten diese Infektionen gehäuft im **Frühjahr** und vor allem in Baden-Württemberg und Bayern auf. Diese Viruserkrankung führt zum **biphasischen Fieberverlauf**. Es kommt zu einer fieberhaften **grippeähnlichen Erkrankung** mit Glieder-, Kopf- und Muskelschmerzen. Nach ein paar Tagen sinkt das Fieber wieder. Dieses fieberfreie Intervall kann bis zu einer Woche dauern, dann kann die Temperatur erneut steigen. Jetzt entwickeln sich Symptome einer **Meningoenzephalitis** mit starken Kopfschmerzen, Übelkeit und Erbrechen, extremer Überempfindlichkeit, Nackensteifigkeit, Krämpfen und Lähmungen.

Frage 374

Definieren Sie die Erkrankung Leukämie!
Welche Formen der Leukämie kennen Sie?

Antwort

Leukämie ist eine **bösartige Entartung** der weißen Blutzellen, der **Leukozyten**. Im Volksmund wird diese Erkrankung deshalb auch als Blutkrebs bezeichnet. Nach dem Ursprung der Entartungszelle wird unterteilt in **lymphatische** und **myeloische Leukämien**. Bei der lymphatischen Leukämie sind die Lymphozyten, bei der myeloischen Leukämie die Granulozyten und Monozyten entartet und vermehren sich unkontrolliert. Jedoch sind die Leukozytenzahlen im Blut nicht immer erhöht, sie können auch normal oder sogar erniedrigt sein. Nur die Bestimmung der Leukozytenvorstufen im Knochenmark bzw. im Blut führen zu der Diagnose „Leukämie“. Andererseits sind die Blutwerte der Erythrozyten und Thrombozyten im Blut fast immer erniedrigt. Dies entwickelt sich durch die **Verdrängung** im **blutbildenden Knochenmark**. Infolgedessen kann es zur Ausbildung einer **Anämie** kommen, wenn die Erythrozyten betroffen sind, oder/und zu einer vermehrten **Blutungsneigung**, z. B. zu punktförmigen Einblutungen, **Petechien** genannt, wenn die Thrombozyten betroffen sind. Letztlich ist als Folge die **erhöhte Infektanfälligkeit** zu nennen, die aufgrund der vermehrt unzulänglichen Leukozyten resultiert.

Nach dem Verlauf wird die Leukämie in eine akute oder chronische Form unterteilt:

- Die **akuten Leukämieformen** verlaufen **plötzlich** und heftig und führen in der Regel **unbehandelt** in wenigen Monaten zum **Tod**. Die akute lymphatische Leukämie, **ALL**, betrifft überwiegend **Kinder** und **Kleinkinder**. Die akute myeloische Leukämie, **AML** abgekürzt, betrifft überwiegend **Erwachsene** im 6. Lebensjahrzehnt. Die Prognose bei der akuten myeloischen Leukämie ist jedoch weitaus schlechter als bei der akuten lymphatischen Leukämie.
- Die **chronischen Leukämieformen** verlaufen **schleichend** über mehrere Jahre. Die chronische lymphatische Leukämie, abgekürzt **CLL**, besitzt den **niedrigsten Bösartigkeitsgrad** und betrifft überwiegend **Männer** im **hohen Lebensalter**, während die myeloische Leukämie, abgekürzt **CML**, **alle Alterstufen** einschließt und mit extrem **hohen Leukozytenzahlen** im Blut (500000 µl) und einer **Milzschwellung** einhergeht.

Frage 375

Ein Patient, der angibt Kettenraucher zu sein, berichtet Ihnen, dass er jeden Morgen größere Mengen eines übel riechenden Schleims hervorhusten würde. Kommentieren Sie bitte das Krankheitsbild!

Antwort

Der Verdacht liegt nahe, dass es sich um **Bronchiektasen** handelt. D.h. um nicht mehr rückbildungsfähige **Ausweitungen** der **Bronchien** als Folge einer chronisch entzündlichen Bronchialerkrankung. An erster Stelle ist **chronische Bronchitis**, an zweiter Stelle Infektionskrankheiten der Atemwege im Kindesalter, z. B. Keuchhusten und Masern, zu nennen. Dabei wird im Rahmen der Entzündung die Bronchialwand zerstört. Charakteristisch ist der **morgendliche Husten** mit einem **eitrigen Auswurf**, der übel **riecht** und **drei Schichten** in einem

Auffangglas aufweist. Oben ist die Absonderung schaumig-wässrig, in der Mitte schleimig-trübe und am Boden des Glases eitrig-krümelig.

Frage 376

Welche Erkrankung verbirgt sich hinter einem massenhaften Auftreten von funktionsunfähigen Immunglobulinen? Beschreiben Sie die Symptome!

Antwort

Ein massenhaftes Auftreten von funktionsunfähigen Immunglobulinen zeigt sich beim **Plasmozytom**, auch multiples Myelom oder Morbus Kahler genannt. Hier handelt es sich um vor allem im Knochenmark befindliche **entartete Plasmazellen**, die **unkontrolliert Antikörper produzieren**, das **Knochenmark** herdförmig **zerstören** und die Bildung der Erythrozyten und Thrombozyten verdrängen. Als Symptome zeigen sich **Knochenschmerzen**, **Spontanfrakturen**, **Gewichtsverlust**, **Anämie**, **Fieberschübe**, evtl. Blutungsneigung, Nachtschweiß und **wiederkehrende Infekte**. Die **Blutsenkungsgeschwindigkeit** ist **extrem beschleunigt**, dies wird als Sturzsenkung bezeichnet. Durch die Osteolysen, den Knochenabbau, kann es zu erhöhten Kalziumwerten im Blutserum kommen. Im **Röntgenbild** sind **schrotschussähnliche Defekte** der Knochenstruktur deutlich sichtbar. Bei der Harnuntersuchung findet sich häufig eine **Proteinurie**. Allerdings können die häufig vorkommenden Bence-Jones-Proteine nicht mit Mehrfachteststreifen nachgewiesen werden.

Frage 377

Was können Sie mir über das Cushing-Syndrom berichten?

Antwort

Das Cushing-Syndrom entsteht durch Hyperkortisolismus, d. h. durch eine **Erhöhung** von **Kortison** bzw. Kortisol im Blut. Generell wird zwischen dem endogenen und exogenen Cushing-Syndrom unterschieden. Das **exogene Cushing-Syndrom** entsteht durch längere, hochdosierte **Kortikoidtherapie**, so z. B. bei chronischer Polyarthritis, beim Morbus Crohn oder Asthma bronchiale. Das relativ seltene **endogene Cushing-Syndrom** entwickelt sich entweder durch kortisonproduzierende **Adenome** in der Nebennierenrinde oder durch eine vermehrte ACTH-Abgabe infolge eines Adenoms im Hypophysenvorderlappen. Es kommt zu einer Umverteilung der Depotfette, als typischer Ausdruck dafür gelten **Stiernacken**, **Stammfettsucht** und **Vollmondgesicht** mit starker Rötung. Der Patient gewinnt an Gewicht, die **Extremitäten** sind eher **dünn**. Er äußert **Müdigkeit**, **Leistungsminderung** und zunehmende **Muskelschwäche**. Als Leitsymptom gilt, wenn der Patient nicht mehr in der Lage ist, allein ohne Hilfsmittel aus der Hocke in den

Stand zu gelangen. Vor allem am Bauch oder an den Oberschenkeln sind rötliche oder **blaurötliche Hautstreifen** sichtbar. Häufig finden sich auch **Akne**, **Furunkel** oder schlecht heilende Wunden. Bei längerem Bestehen können sich ein **sekundärer Diabetes mellitus**, **Osteoporose**, Hypertonie und **psychiatrische Erscheinungen** einstellen.

Frage 378

Wo entstehen Embolien und welche Schäden verursachen sie?

Antwort

Der Begriff Embolie bezeichnet einen **plötzlichen Gefäßverschluss**, welcher durch einen Embolus, einen Gefäßpfropf, entsteht. Dieser entwickelt sich meist aus einer Thrombose, kann aber auch aus Tumorpartikeln, Fetttropfen oder einer Luftblase entstehen.
Eine Embolie im **venösen Kreislauf** ist meist die Folge eine **tiefen Beinvenenthrombose** und führt zwangsläufig zu einer **Lungenembolie**. Eine Embolie im **arteriellen Kreislauf** resultiert meist aus einer **Thrombosebildung** im **linken Herz**, z. B. bei **Vorhofflimmern** oder **Mitralklappenfehler**. Je nachdem in welches Organ oder Extremität der Embolus mit dem Blutstrom hingetragen wird, ereignet sich eine unterschiedliche akute Symptomatik. So entsteht z. B. im Gehirn ein **Schlaganfall**, im Herz ein **Herzinfarkt** und im Darm ein **Mesenterialinfarkt** mit der Symptomatik eines **akuten Abdomens**. Ein akuter Arterienverschluss in den **Extremitäten** führt zu einem unvermittelten **Schmerz**, der als **peitschenhiebähnlich** beschrieben wird. Weitere Symptome sind **Blässe**, **Missempfindung**, **Pulslosigkeit** und **Bewegungsunfähigkeit**.
(Lungenembolie siehe Frage Nr. 304 (S. 136))

Frage 379

Was kann zu einer Polyurie führen?

Antwort

Unter Polyurie wird eine Harnausscheidung über 3 Liter innerhalb von 24 Stunden verstanden. Gleichzeitig ist mit einem reflektorisch gesteigerten Durst zu rechnen. Zweifelsohne ist an erster Stelle an **Diabetes mellitus** zu denken. Aber auch **Diabetes insipidus** oder **Hyperkalzämie**, erhöhte Kalziumwerte im Blut, sind als Ursachen denkbar. Im Verlauf eines **akuten Nierenversagens** bzw. einer **Niereninsuffizienz** sind auch Phasen einer Polyurie möglich. Letztendlich muss eine **psychogene Polyurie** in Betracht gezogen werden, wenn keine organischen Ursachen festzustellen sind.

Frage 380

Worum handelt es sich beim Diabetes insipidus?

Antwort

Diabetes insipidus wird als **Wasserharnruhr** bezeichnet. Darunter wird ein **ADH-Mangel** verstanden, also eine Verknappung des antidiuretischen Hormons. Beim **Diabetes insipidus centralis** handelt es sich um einen ADH-Mangel, der infolge von Schädigungen des Hypothalamus oder des Hypophysenhinterlappens entsteht. Eine ungenügende ADH-Abgabe führt zu einer **verminderten Wiederaufnahme** des **Wassers** aus dem Primärharn in den Blutkreislauf mit Folge einer **verstärkten Urinausscheidung**. Beim **Diabetes insipidus renalis** handelt es sich jedoch nicht um einen wirklichen ADH-Mangel, sondern um eine ADH-Unwirksamkeit, die durch ein vermindertes Ansprechen der Rezeptoren des Nierentubulus auf ADH entsteht.

Frage 381

Nennen Sie ein paar Infektionskrankheiten der Haut!

Antwort

Follikulitis, **Furunkel**, **Karbunkel**, **Borkenflechte**, **Erysipel**, **Milzbrand**, Gasbrand, Lepra, Tuberkulose.

! Merke

Sie müssen bei allen bakteriellen Infektionskrankheiten der Haut, die Sie nennen können, in der Lage sein, diese zu kommentieren. Dies gilt für alle Antworten in der mündlichen Überprüfung. Bei Unsicherheiten ist es besser diese Begriffe nicht zu nennen oder aber offen diese Zweifel zuzugeben.

Frage 382

Was kann bakterielle Hauterkrankungen begünstigen?

Antwort

Es gibt verschiedene Umstände, die bakteriellen Hautentzündungen den Weg ebnen. An erster Stelle sind **immunschwächende Erkrankungen** wie z. B. AIDS, bösartige Tumoren, Diabetes mellitus und das Cushing-Syndrom oder **immunschwächende Medikamente**, wie z. B. Immunsuppressiva und Zytostatika, zu nennen. Aber auch **hormonelle Veränderungen** oder **Hautverletzungen** begünstigen bakterielle Infektionen der Haut.

Frage 383

Was wissen Sie über Hüftgelenkarthrose?

Antwort

Die Koxarthrose tritt überwiegend im **hohen Lebensalter** auf. Unterschieden wird die primäre von der sekundären Form. Die **primäre Hüftgelenkarthrose** entsteht infolge **altersbedingter Abnutzung** des Knorpels ohne weitere erkennbare Ursachen. Die **sekundäre Hüftarthrose** entsteht aufgrund von sog. Präarthrosen. Darunter versteht man **Gelenkentzündungen**, **Frakturen**, **Verrenkungen** oder **angeborene Fehl-** oder **Unterentwicklung** eines Gelenks, die den degenerativen Prozess im Gelenk begünstigen. Aber auch Faktoren, die zu einer Ernährungsstörung des Knorpels führen, werden zu den Präarthrosen gezählt, z. B. **Übergewicht**, **Fehlbelastung**, **übermäßige Belastung**, Wechseljahre und Bewegungsmangel. Aufgrund des allmählichen Knorpelabbaus kommt es zur **Verkleinerung** des **Gelenkspaltes**. Letztendlich stößt dann **Knochen auf Knochen**. Der daraus entstehende **Dauerschmerz** führt zu **erheblichen Bewegungseinschränkungen** mit allmählicher Bildung einer **Muskelatrophie**.

Frage 384

Ein Patient erzählt Ihnen bei der Anamnese, dass er unter chronisch venöser Insuffizienz leide.
Welche Ursachen kommen dafür in Betracht und welches klinische Bild erwarten Sie bei der Untersuchung?

Antwort

Die chronisch venöse Insuffizienz entsteht als **Folgezustand** von **Erkrankungen** bzw. Veränderungen der **tiefen Beinvenen** über einen längeren Zeitraum hinweg. Diese Erkrankung wird auch **postthrombotisches Syndrom** genannt, wenn als Ursache wiederkehrende Thrombosen in den tiefen Beinvenen gelten. Infolge der chronisch venösen Stauung entstehen **Stoffwechselstörungen** der **Haut**, die langfristig zu **Hautveränderungen** im Unterschenkel- und **Knöchelbereich** führen. Folgende Hauterscheinungen sind dabei typisch: **Hautverhärtung**, **Hautentzündung** mit **Juckreiz**, rotbraune **Pigmentierung** aber auch **Depigmentierung** der Haut, zyanotische Hautfarbe, Hautuntergang mit Ausbildung eines Geschwürs, genannt **Ulcus cruris**.

Frage 385

Wie versorgen Sie eine Brandwunde?

Antwort

Kleinflächige Verbrennungen werden mit ca. 20 °C kühlem Leitungswasser für 2–3 Minuten gekühlt, um die Schmerzen zu lindern. Bei großflächigen Verbrennungen soll auf eine Kühlung verzichtet werden. Kleine Verbrennungen im Gesicht sollten mit feuchten Tüchern gelindert werden. Offene Körperstellen müssen mit **sterilen**, möglichst metalldampfbeschichteten **Folien abgedeckt** werden. Ist nicht nur ein kleiner Bereich des Körpers von der Verbrennung erfasst, sollte ein **venöser Zugang** gelegt werden und eine Flüssigkeitssubstitution erfolgen, z. B. mit einer Ringer-Lösung. Bei einer Verbrennung von über 10 % sollte auf jeden Fall eine Klinikeinweisung erfolgen.

Frage 386

Schildern Sie uns die Einteilung der Verbrennung!

Antwort

Die Einteilung der Verbrennung entsprechend der Gewebsschädigung erfolgt in folgende Grade:

- Die Verbrennung **I. Grades** bezeichnet eine Schädigung der Oberhaut, die zu einer **lokalen Rötung** mit **Schwellung** und **Schmerzen** führt.
- Bei der Verbrennung **II. Grades** entstehen **zusätzliche Brandblasen**, die auf einer Trennung von Oberhaut und Lederhaut beruhen.
- Der **III. Grad** bezeichnet eine **schmerzlose Totalzerstörung** der **Haut**, der Hautanhangsgebilde und evtl. noch tiefer liegenden Schichten, wobei die Schädigung bis zur Verkohlung gehen kann.

Frage 387

Wie können Sie ungefähr die von einer Verbrennung betroffene Körperoberfläche abschätzen?

Antwort

Der Anteil der verbrannten Haut an der gesamten Körperoberfläche lässt sich grob mithilfe der sog. **Neunerregel** errechnen. Dabei wird die Körperoberfläche in **elf Bezirke** aufgeteilt, die jeder für sich **ungefähr 9 %** ausmachen und zwar: 9 % für den Kopf, 9 % je Arm, je Beine 18 %, Rumpf hinten 18 % und Rumpf vorne 18 %. Der restliche Ein-Prozent-Teil wird für die Genitalgegend gerechnet.
Aus dieser Abschätzung lässt sich eine vorsichtige Prognose herleiten. Bei **Verbrennungen von mehr als 15–20 %** beim Erwachsenen besteht immer die Gefahr eines **Verbrennungsschocks**. Infolge der Haut- und Gefäßschädigung kommt es dann zu einem Volumenverlust, der im Extremfall zum hypovolämischen Schock führt. Dabei gilt: Je jünger der Patient, desto besser die Prognose.

Frage 388

Darf der Heilpraktiker Psychotherapie ausüben?

Antwort

Ja, natürlich. Die psychotherapeutische Behandlung des Patienten stellt eine wesentliche Säule in der Behandlung von Patienten dar. Dabei darf der Heilpraktiker sich jedoch nicht als „Psychotherapeut" bezeichnen, da dieser Begriff durch das Psychotherapeutengesetz (PsychThG) geschützt ist.

Frage 389

Was muss der Heilpraktiker bei einer psychotherapeutischen Behandlung beachten?

Antwort

Der Heilpraktiker darf im Rahmen einer psychotherapeutischen Behandlung **keine Psychosen** behandeln, da psychotische Patienten in der Regel eine **Suizidgefahr** aufweisen. Diese Behandlung bedarf eines **Facharztes**.

Frage 390

Erklären Sie uns, was Sie unter Psychose verstehen!
Welche Unterteilung kennen Sie?

Antwort

Psychose ist ein **allgemeiner Begriff** für psychische Störungen, die mit starker **Beeinträchtigung gefühlsmäßiger Funktionen** und einem daraus resultierenden **gestörten Realitätsbezug** einhergehen. Diese Konfusionen innerer und äußerer Erlebnisse führen zu einer **mangelnden Fähigkeit**, sich den üblichen **Lebensanforderungen anzupassen**. Unter **endogenen Psychosen** versteht man psychische Störungen, die **nicht körperlich begründet** sind. Damit sind z. B. die Erkrankungen des manisch-depressiven bzw. des schizophrenen Formenkreises gemeint. Dagegen können **exogene Psychosen** körperlich begründet werden. Es entstehen psychische Störungen, die aufgrund von **organischen Veränderungen** im Körper zurückzuführen sind, so z. B. beim Parkinson-Syndrom, bei Multipler Sklerose, bei Schädel-Hirn-Verletzungen, bei Hirntumoren, bei der schweren Epilepsieform, bei der Alkoholkrankheit und bei hormonellen Erkrankungen und Stoffwechselstörungen. Diagnose und medikamentöse Behandlung werden von einem Facharzt durchgeführt.

Frage 391

Wie grenzen Sie neurotische Störungen zu Psychosen ab?

Antwort

Neurosen sind **leichte psychische Störungen**, die nicht auf Erkrankungen des Nervensystems beruhen und die in der Regel infolge eines **verdrängten Entwicklungskonflikts** entstanden sind. Eine Abgrenzung zwischen gesund und neurotisch ist sehr schwierig, jedoch ist eine Begrenzung zwischen neurotischen und psychotischen Störungen in der Regel möglich, obwohl auch hier die Übergänge fließend sind und letztendlich ein Facharzt die Diagnose stellen muss.

Frage 392

Was verstehen Sie unter Furunkel und Karbunkel?

Antwort

Ein Furunkel ist ein **eitriger Untergang** eines **Haarfollikels**, welcher aus einer oberflächlichen Entzündung, einer Follikulitis, entsteht. Die Ursache ist meist eine **Infektion** mit **Staphylokokken**, vor allem dem Staphylococcus aureus. Es entsteht ein schmerzhafter roter Knoten, welcher dann in der Mitte eitrig aufbricht. Bevorzugte Stellen sind Gesicht, Achselhöhlen und Gesäß. Vor allem immungeschwächte Personen, z. B. Cushing-Patienten und Patienten mit Diabetes mellitus, sind häufig davon betroffen.

Von Karbunkeln wird gesprochen, wenn **mehrere Furunkel** unmittelbar aneinander liegen und teilweise **ineinander überfließen**. Häufig sind diese entzündlichen Erscheinungen **bläulich verfärbt**.
Furunkel bzw. Karbunkel im **Gesichtsbereich** gelten als **dermatologische Notfälle**, da die Gefahr einer Hirnvenenthrombose, **Sinusthrombose** genannt, gegeben ist.

Frage 393

Was wissen Sie über Tetanus?

Antwort

Tetanus ist eine **Wundinfektion** mit **Clostridium tetani**. Diese unter Sauerstoffverschluss lebenden Bakterien bilden ein **Toxin**, welches im Zentralnervensystem zu einer Steigerung der **Erregbarkeit** der **quergestreiften Muskulatur** führt. Daher das typische Bild mit **Krampfanfällen** und **Muskelsteifheit**. Die Inkubationszeit beträgt durchschnittlich drei Tage bis vier Wochen. Die **Übertragung** erfolgt durch **infizierten Schmutz**, der in die Wunde gelangt. Eine Übertragung von Mensch zu Mensch ist nicht möglich. Bei der Klinik fallen zunehmend generalisierte Muskelkrämpfe auf, die schon bei geringsten optischen, akustischen oder Berührungsreizen ausgelöst werden. Der **Muskeltonus** ist **erhöht**. Als typisches Symptom gilt **Trismus**, eine Kieferklemme, die durch die Muskelstarrheit der Kaumuskulatur entsteht und **Risus sardonicus**, das sog. teuflische Lachen, welches infolge der Tonuserhöhung der Gesichtsmuskulatur entsteht. Der **Kopf** ist häufig **krampfartig nach hinten gestreckt**, die **Bauchmuskulatur bretthart**. Der Patient ist die ganze Zeit bei **vollem Bewusstsein**. Im ungünstigsten Fall tritt der Tod durch Atemlähmung oder Kreislaufversagen ein.

Frage 394

Was ist der Unterschied zwischen einer aktiven und einer passiven Impfung?

Antwort

Bei einer **aktiven Impfung** werden dem Körper nicht vermehrungsfähige und **abgeschwächte Krankheitserreger** oder deren **inaktivierte Toxine** zugeführt. Die Absicht besteht darin, dem Körper eine **Antikörperbildung** gegen den betreffenden Erreger und dementsprechend eine Immunität zu ermöglichen, ohne dass dabei eine Krankheit auftritt. Der Patient darf allerdings **nur** dann **geimpft** werden, **wenn** er vollständig **gesund** ist, denn sonst besteht die Gefahr einer selbstgemachten Erkrankung.
Bei der **passiven Impfung** werden dem Körper fertige **Immunglobuline** zugeführt. Diese **wirken sofort**, halten aber in ihrer **Wirkung nur kurz** an. Diese Art der Imp-

fung ist **als Vorbeugung** bei Verdacht auf schwerwiegende Infektionskrankheiten angebracht, z. B. bei Verdacht auf Infektion mit Tollwutviren.

Frage 395

Welche Beschwerden erwarten Sie bei einem Pankreaskarzinom?

Antwort

Das Pankreaskarzinom ist ein sehr schnell wachsender, sehr bösartiger Tumor, der am **häufigsten** im **Pankreaskopf** befindlich ist. Das Pankreaskarzinom ist gekennzeichnet durch eine schwierige Diagnose, eine schwierige Therapie und eine schlechte Prognose. Männer sind häufiger betroffen.
Beschwerden werden erst sehr **spät** bemerkt, meist berichten die Patienten von **Oberbauchschmerzen** mit Ausstrahlung in den Rücken, **Appetitlosigkeit**, **Völlegefühl**, **Übelkeit** und Erbrechen sowie **Gewichtsverlust**. Bei Infiltration der Gallenwege macht sich ein **Ikterus** bemerkbar und die Gallenblase ist schmerzlos vergrößert tastbar. Dieses Syndrom nennt sich **Courvoisier-Zeichen**. Im Spätstadium kann der Tumor im Oberbauch tastbar sein, es kommt zum allgemeinen **Kräfteverfall**.

Frage 396

Um was handelt es sich bei Impetigo contagiosa?

Antwort

Impetigo contagiosa wird auch als **Borkenflechte** bezeichnet. Hier handelt es sich um eine **ansteckende**, **eitrige Hauterkrankung**, die vor allem **Kinder** befällt und in der Regel durch **beta-hämolysierende Streptokokken** der Gruppe A oder Staphylokokken verursacht wird. Dabei gelangen die Erreger durch kleinste Hautverletzungen in die Haut und vermehren sich dort. Es bilden sich rote Flecken, die in **Bläschen** und dann in **Pusteln** übergehen. Diese Eiterbläschen öffnen sich und es entstehen die für diese Hautinfektion so typischen **honiggelben Krusten**. In der Regel heilt diese Erkrankung ohne Komplikationen ab.

Frage 397

Bei welchen drei Infektionskrankheiten haben Patienten Atemlähmung bei vollem Bewusstsein?

Antwort

Es handelt sich um **Botulismus**, **Tetanus** und **Tollwut**.
(Botulismus siehe Frage Nr. 175 (S. 77), Tetanus Frage Nr. 393 (S. 175), Tollwut siehe Frage Nr. 218 (S. 96))

Frage 398

Bei einem vertrauenswürdigen Gespräch mit Ihnen reagiert der Patient infolge seiner Emotionalität mit einer massiven Atemsteigerung. Bitte kommentieren Sie!

Antwort

Eine übermäßige Steigerung der Atmung wird als **Hyperventilation** bezeichnet. Dabei kommt es zu einer vermehrten **Abatmung von Kohlendioxid**. Dies kann kurzfristig zu einer **respiratorischen Alkalose** und infolgedessen zu einer Verringerung des ionisierten Kalziums kommen. Die Folge ist eine erhöhte **neuromuskuläre Erregbarkeit** mit Krämpfen und Gefühlsstörungen vor allem an den **Lippen** und **Händen**, die sog. **Hyperventilationstetanie**. Durch die Verkrampfungen kommt es zu gespitzten Lippen und einer sog. Pfötchenstellung. Die Empfindung in diesen Bereichen ist herabgesetzt. Zur Behandlung dieses Syndroms ist eine **Beruhigung des Patienten** wesentlich, evtl. ist auch eine **Tütenatmung** vonnöten. Der Patient soll in eine Tüte ein- und ausatmen, um vermehrt CO_2 einzuatmen und damit das Blut aus dem alkalischen Bereich herauszuführen.

Frage 399

Was wissen Sie über Tubenruptur?

Antwort

Das Wort Tubenruptur bezeichnet das **Platzen** des **Eileiters infolge** einer **Eileiterschwangerschaft**. Das befruchtete Ei nistet sich in der Schleimhaut des Eileiters ein und weitet das Lumen, bis es schließlich zum Aufplatzen des Eileiters kommt. In der Regel ist das Einnisten durch Verklebungen und Verwachsungen **infolge** einer **Eileiterentzündung** entstanden. Das Aufplatzen des Eileiters führt zu Blutungen in die Bauchhöhle und zur Entzündung des Bauchfells. Es entsteht die Symptomatik des **akuten Abdomens** mit heftigen Schmerzen im Bauchraum und die Symptomatik eines hämorrhagischen Schocks mit Tachykardie und Blutdruckabfall. (Akutes Abdomen siehe Frage Nr. 266 (S. 119))

Frage 400

Gibt es noch eine andere Möglichkeit, wie sich das Ei außerhalb der Gebärmutter einnisten kann?

Antwort

Ja, in die freie Bauchhöhle als **Bauchhöhlenschwangerschaft**. In der Regel stirbt die Frucht schon nach wenigen Wochen ab, da keine ausreichende Blutversorgung gegeben ist.

Frage 401

Erklären Sie den Begriff Kussmaul-Atmung!

Antwort

Darunter versteht man die **große Atmung**, die mit **tiefen** aber **regelmäßigen Atemzügen** einhergeht und bei Azidose vom Atemzentrum gesteuert wird, um den pH-Wert des Blutes aus dem sauren Milieu herauszubringen. Erkrankungen, die mit einer Azidose einhergehen sind diabetisches Koma, Morbus Addison und Niereninsuffizienz.

Frage 402

Was ist eine restriktive Lungenerkrankung?

Antwort

Es handelt sich um eine Erkrankung der Lunge, die zu einer **verminderten Dehnungsfähigkeit** führt. Häufig sind dafür Umbauprozesse verantwortlich, die das Lungenparenchym in Bindegewebe umwandeln, wie z. B. bei der **Lungenfibrose**. Durch die verminderte Einatmungskapazität entsteht eine **verminderte Vitalkapazität**, die zwangsläufig zu Atemnot führt.

Frage 403

Welche Ursachen können zu einer Lungenfibrose führen?

Antwort

Es gibt eine **Vielzahl von Erkrankungen**, die zu einer Bindegewebsvermehrung in der Lunge führen. Bekannt sind vor allem die **Staublungenerkrankungen**, die sich durch langjähriges Einatmen von anorganischen Stäuben entwickeln, z. B. durch Asbest, Kohlenstaub, Eisen und Steinstaub. Aber auch das chronische Einatmen von Gasen oder Dämpfen kann zu einer Fibrosierung des Lungengewebes führen. Letztlich ist auch eine **idiopathische Form** bekannt, bei der die Ursachen im Dunklen bleiben.

Frage 404

Welches Gesetz hat die Aufgabe, übertragbare Krankheiten beim Menschen vorzubeugen, Infektionen frühzeitig zu erkennen und ihre Weiterverbreitung zu verhindern? Erzählen Sie uns, welche Rolle der Heilpraktiker dabei spielt!

Antwort

Am 01.01.2001 wurde das Bundesseuchengesetz vom **Infektionsschutzgesetz**, in der Abkürzung IFSG genannt, abgelöst. Gleichzeitig wurde das Gesetz zur Bekämpfung von Geschlechtskrankheiten außer Kraft gesetzt. Damit gilt das Verbot für Heilpraktiker, Geschlechtsorgane zu untersuchen, nicht mehr. In § 8, in dem die zur Meldung verpflichteten Personen aufgeführt sind, wird der Heilpraktiker unter Absatz 6 genannt und zwar betreffend für die Erkrankungen, die in **§ 6 Absatz 1** erwähnt werden. 15 Erkrankungen in diesem Paragraphen muss der Heilpraktiker bei Verdacht und Erkrankung an das zuständige Gesundheitsamt melden, das sind: **Botulismus**, **Cholera**, **Diphtherie**, **humane spongiforme Enzephalopathie**, akute **Virushepatitis**, enteropathisches hämoly-

tisch-urämisches Syndrom, genannt **HUS**, virusbedingtes **hämorrhagisches Fieber**, **Masern**, **Meningokokken-Meningitis**, **Milzbrand**, **Mumps**, **Pertussis**, **Poliomyelitis**, **Pest**, **Röteln**, **Tollwut**, **Typhus abdominalis** bzw. **Paratyphus**, **Varizellen**. Eine Meldung bei Verdacht bzw. Erkrankung einer akuten infektiösen **Gastroenteritis** muss erfolgen, wenn der Patient Lebensmittel herstellt, behandelt oder in Verkehr bringt oder zwei oder mehr Erkrankungen auftreten, bei denen eine epidemische Verbindung vermutet werden kann. Eine Erkrankung im § 6, nämlich **Tuberkulose**, muss bei Erkrankung gemeldet werden.
Ein weiterer wichtiger Paragraph für den Heilpraktiker ist **§ 24**. Hier wird die Behandlung übertragbarer Krankheiten geregelt. Er besagt, dass eine Behandlung von Personen, die an einer der in §§ 6 und 34 genannten Erkrankungen erkrankt oder dessen verdächtig sind oder die mit einem Krankheitserreger nach § 7 infiziert sind, im Rahmen der berufsmäßigen Ausübung der Heilkunde nur Ärzten gestattet ist. Dies gilt auch entsprechend bei sexuell übertragbaren Krankheiten.

Frage 405

Welche Ursachen kennen Sie, die zu einer Splenomegalie führen?

Antwort

Von einer Milzvergrößerung spricht man dann, wenn bei der Milzpalpation im linken Oberbauch die Milz zu fühlen ist. Im Normalfall ist die Milz nicht zu palpieren. Vor allen Dingen generalisierte **Infektionskrankheiten** führen zur Milzvergrößerung, z. B. Typhus abdominalis, Pfeiffer-Drüsenfieber, Malaria und virusbedingtes hämorrhagisches Fieber. Weitere Ursachen sind **Pfortaderhochdruck**, **verstärkte Hämolyse**, Polyzythämie, **zweizeitige Milzruptur**, **Leukämie** und **Hodgkin**- bzw. Non-Hodgkin-Lymphome.
(Palpation der Milz siehe Frage Nr. 443 (S. 199))

Frage 406

Was verstehen Sie unter Leukozytose und welches sind die Ursachen?

Antwort

Unter Leukozytose verstehe ich eine **Erhöhung** der **Leukozytenzahlen** über 10000 pro mm^3 Blut. Leukozyt ist ein Oberbegriff für die drei Arten der Abwehrzellen, die Granulozyten, die Monozyten und die Lymphozyten. Diese Werte sind generell bei einem **Abwehrgeschehen** erhöht, z. B. bei bakteriellen Infektionen oder bei chronisch entzündlichen Erkrankungen. Aber auch bei Erkrankungen, die mit **akutem Zelluntergang** einhergehen sind die Leukozytenwerte erhöht, so z. B. bei Herzinfarkt, bei Apoplexie, bei Lungenembolie, bei akuter Pankreatitis und infolge von Traumen, z. B. bei Verbrennungen.

Frage 407

Was verstehen Sie unter Leukopenie und was sind die Ursachen?

Antwort

Leukopenie ist sozusagen das Gegenteil von Leukozytose. Hier handelt es sich um eine **Verminderung** der **Leukozytenzahl** unter 4000 pro mm^3 Blut. Dies kommt bei **infektiösen Abwehrgeschehen** vor allem bei **Virusinfekten** vor, seltener bei bakteriellen Infektionskrankheiten, so z. B. bei Typhus abdominalis. Aber auch bei Erkrankungen bzw. **Schädigungen** des **Knochenmarks** durch Strahlen oder Medikamente oder bei Blutkrankheiten wie z. B. der perniziösen Anämie, einer Leukämie oder eines Plasmozytoms kann eine Leukopenie entstehen.

Frage 408

Was ist der Unterschied zwischen Anorexia nervosa und Bulimia nervosa?

Antwort

Anorexie ist die **Pubertätsmagersucht**. Die Erkrankung betrifft vor allem **junge Frauen** zwischen 10 und 25 Jahren. Hier handelt es sich um eine **Essstörung**, die mit einer absurden Geisteshaltung gegenüber der Nahrungsaufnahme einhergeht. Die Mädchen haben trotz hartnäckigen Fastens große Angst an Gewicht zuzunehmen. Als Ursache ist eine ablehnende Haltung der eigenen Geschlechtsentwicklung zu sehen. Die Entstehung liegt in der familiären Bindung, häufig besteht ein enger Kontakt zur Mutter. Es entwickelt sich ein ausgeprägter **Gewichtsverlust**, der bis zum allgemeinen **Kräfteverfall** mit deutlichen Zeichen einer Auszehrung führen kann. Es besteht ein **niedriger Blutdruck**, der **Puls** ist **verlangsamt**, die **Körpertemperatur herabgesetzt** und die **Menstruationsblutung setzt aus**. Schließlich können sich Vitaminmangel- und Mineralienmangel-Syndrome zeigen, z. B. entstehen aufgrund eines Kaliummangels **Herzrhythmusstörungen**. In der Hälfte der Fälle treten bulimische Phasen in Erscheinung. Eine Behandlung ist aufgrund der **Krankheitsverleugnung** äußerst schwierig und langwierig.
Unter Bulimie versteht man eine **Ess- und Brechsucht**. Diese äußert sich anfänglich in einem **plötzlichen Heißhunger**, der eher einem Fressanfall gleicht. Nach Aufnahme unglaublicher Mengen von Nahrungsmitteln wird bei bestehender Übelkeit ein **Erbrechen selbst ausgelöst**. Bei der reinen Bulimie, die nicht von anorektischen Phasen begleitet ist, hängt die Schwere der Erkrankung von der Anzahl der Fress- und Brechattacken ab. Je häufiger es zum Erbrechen kommt, desto wahrscheinlicher werden Mangelerscheinungen. Im Gegensatz zu Anorektikern sind Patienten mit reiner Bulimie

eher normalgewichtig oder sogar leicht übergewichtig. Sie gelten als nicht so introvertiert wie Anorektiker und besitzen eine ausgeprägte Neigung zu **Alkohol**- und **Drogenmissbrauch**. Zeichen wie verstärkte Hornhautbildung an den Fingerknöcheln, starke Kariesbildung und evtl. sichtbare Hyperplasie der Ohrspeicheldrüse können Hinweise auf die Erkrankung sein.

Frage 409

Nennen Sie uns die Ursache und die Symptome einer Myokarditis?

Antwort

Eine Herzmuskelentzündung kann **infektiös** bedingt sein oder sich z. B. im Rahmen eines **rheumatischen Fiebers** entwickeln. Ferner sind noch allergische, toxische und idiopathische Myokarditiden bekannt.
Die **Krankheitsverläufe** können sehr **unterschiedlich** sein, viele Erkrankungen verlaufen asymptomatisch und werden nicht bemerkt. Je nachdem wie viel Muskelgewebe von der Entzündung betroffen ist, kommt es zu einer **Leistungsminderung** mit Müdigkeit und **allgemeiner Schwäche**. Bei körperlichen Belastungen kommt es zu **Atemnot** und **plötzlicher Tachykardie**. Typisch sind auch **Herzrhythmusstörungen** jeglicher Art. Bei schweren Fällen kann mit Zeichen einer **Herzinsuffizienz** gerechnet werden.

Frage 410

Was wissen Sie über Nystagmus?

Antwort

Nystagmus ist ein **unwillkürliches** und **rhythmisches Zittern der Augäpfel**. Physiologisch ist dieses Phänomen zu beobachten, wenn ein Objekt bei schneller Bewegung fixiert werden soll. Pathologisch tritt Nystagmus in Erscheinung bei **Erkrankungen** des **Hör**- und **Gleichgewichtsnervs** und bei Erkrankungen des **Kleinhirns**. Im Rahmen einer Multiplen Sklerose tritt Nystagmus z. B. typischerweise auf.
(Multiple Sklerose siehe Frage Nr. 269 (S. 121))

Frage 411

Kennen Sie den Begriff „larvierte Depression“?

Antwort

Depression ist ein Zustand seelischer Niedergeschlagenheit und chronischer Traurigkeit, der in Phasen verlaufen kann oder auch dauerhaft anhält. In der Regel treten auch körperliche Beschwerden auf, wie z. B. frühmorgendliche Schlafstörungen, Appetitverlust, Gewichtsverlust, Kopf- und Muskelschmerzen.
Larviert bedeutet **versteckt**. Bei der larvierten Depressionsform ist die eigentliche **depressive Stimmung durch**

körperliche Symptome versteckt bzw. überdeckt. Diese Patienten sind sozusagen Stammkunden beim Arzt und klagen z. B. über Schmerzsyndrome, Schluckbeschwerden, Verdauungsstörungen, Kreislaufstörungen und vieles mehr. Organisch ist jedoch nichts festzustellen. Der eigentliche Grund dieser Beschwerden liegt in der Freudlosigkeit und Antriebsverminderung des Patienten.

Merke
Depressive Menschen sind suizidgefährdet, wobei die Gefahr zu Beginn und am Ende einer Phase besonders groß ist!

Frage 412

Bei einem Patienten steht im Laborbefund „CRP erhöht".
Was sagt Ihnen das?

Antwort

Das C-reaktive Protein ist ein sog. **Akutphasenprotein**, welches als **unspezifischer Entzündungsparameter** vor allem bei **systemischen bakteriellen Infektionskrankheiten** als sicheres frühzeitiges diagnostisches Zeichen gilt. So schließt ein normaler CRP-Wert eine systemische bakterielle Entzündung so gut wie aus. Im Labor verdrängt es die Blutsenkungsgeschwindigkeit immer mehr, da CRP eine wesentlich **schnellere Reaktionszeit** besitzt.

Frage 413

Nennen Sie mir die Zeichen eines akuten Glaukoms.

Antwort

Das akute Glaukom, auch grüner Star genannt, ist eine akute **Erhöhung** des **Augeninnendrucks**, welche durch eine vollständige Blockade des Kammerwinkels entsteht. Es handelt sich um einen **Notfall**, da eine schnelle Erblindung möglich ist. Typisch sind die **äußerst starken Kopfschmerzen**, häufig mit **Übelkeit** und **Erbrechen** begleitet. Das **Sehvermögen** ist **vermindert**, besonders die Fern- und Naheinstellung ist gestört. Infolge des abnorm hohen Augeninnendrucks kann ein **Hornhautödem** entstehen, welches dann zum charakteristischen **Regenbogenfarbensehen** führt. Der **Augapfel** ist **steinhart** zu palpieren, die **Pupille** ist **erweitert** und **lichtstarr**. Häufig besteht auch eine starke Rötung der Augenbindehaut.

Frage 414

Kennen Sie die Ursachen des chronischen Glaukoms? Welche Symptome sind dabei zu erwarten?

Antwort

Das viel häufiger vorkommende chronische Glaukom entwickelt sich langsam und entsteht durch **ungeklärte** Abflussbehinderungen im Bereich des Schlemm-Kanals. Die chronische Form tritt vor allem im **hohen Lebens-**

alter auf und kann langsam zur Erblindung führen. Als einziges Symptom ist ein **allmählich eingeschränktes Gesichtsfeld** zu nennen. Vor allem im **nasalen Gesichtsfeld** treten die ersten Ausfälle auf, die aber am Anfang kaum bemerkt werden. Kopfschmerzen sind ein eher seltenes Symptom.

Frage 415

Können Sie als Heilpraktiker ein chronisches Glaukom erkennen?

Antwort

Ich könnte einen Verdacht äußern mittels der manuellen Prüfung, der sog. **Fingerperimetrie**. Dabei fixiert der Patient mit den Augen die Spitze meiner Nase. Ich decke mit der einen Hand ein Auge des Patienten ab und bewege dann den Zeigefinger der anderen Hand in die vier Richtungen des Gesichtsfeldes. Der Patient soll mir angeben, wann der Zeigefinger aus seinem Blickfeld verschwindet. Normal reicht das Gesichtsfeld zur Schläfe hin ca. 90°, nach oben ca. 60°, zur Nase ca. 70° und nach unten ca. 60°. Der Augenarzt kann jedoch durch eine computergesteuerte Durchführung eine gründlichere Aussage machen.

Frage 416

Was ist ein Katarakt? Wie sind die Ursachen und die Symptome?

Antwort

Beim grauen Star handelt es sich um eine **Trübung** der **Augenlinse**. Die häufigste Form ist der sog. **Altersstar**. Er tritt im hohen Alter auf und die **Ursache** ist **unbekannt**. Es gibt gleichwohl andere Erkrankungen, die mit einem grauen Star einhergehen, so z.B. **Diabetes mellitus**, **Cushing-Syndrom**, Hypokalzämie und Schilddrüsenunterfunktion.
Es fällt eine allmähliche **Abnahme** der **Sehschärfe** auf. Evtl. besteht am Anfang eine **Lichtempfindlichkeit**. Beim fortgeschrittenen grauen Star werden **nur noch Helligkeitsunterschiede** wahrgenommen.

Frage 417

Was können Sie uns zu der Epiglottitis, einer Entzündung des Kehldeckels berichten?

Antwort

Die Epiglottitis wird am häufigsten durch **Haemophilus influenzae Typ b** verursacht. Dabei handelt es sich um eine Tröpfchen- und Kontaktinfektion mit Stäbchenbakterien, die lebensbedrohlich für Säuglinge und Kleinkinder sein kann. Typische Symptome sind **plötzliches hohes Fieber** mit Krankheitsgefühl, **Schluckbeschwerden, kloßige Stimme, inspiratorischer Stridor** und **vermehrter Speichelfluss**. Es besteht für Heilpraktiker ein **Behandlungsverbot** gemäß IFSG § 7.

Frage 418

Was gehört alles in Ihren Notfallkoffer?

Antwort

Folgende Geräte benötige ich in meinem Notfallkoffer: **Blutdruckmessgerät**, Staubinde, Stethoskop, Reflexhammer, **Blutzuckermessgerät**, Ohrenspiegel **Beatmungsbeutel**, **Taschenlampe** zur Feststellung der Pupillenreflexe und ein Thermometer. Außerdem benötige ich **Hände-** und **Hautdesinfektionsmittel**, z. B. 80 %igen Äthylalkohol, Wunddesinfektionsmittel, z. B. Betaisodona, **Kompressen** zur **Wundversorgung** und **Wundschnellverbände**, Mullbinden, Spritzen und Kanülen, **Infusionsbesteck** und **Infusionslösung**, Mehrzweckschere, Plastikhandschuhe. In der Medikamentenabteilung sind folgende Wirkstoffe wichtig: **Schmerzmittel**, z. B. Acetylsalicylsäure oder Paracetamol, **krampflösende Mittel**, z. B. Buscopan, **Antihistaminika**, z. B. Tavegil, **Glukoselösung**.

Frage 419

Was sagt Ihnen Beriberi?

Antwort

Beriberi ist eine **Vitaminmangelkrankheit**, welche heute selten vorkommt. Es handelt sich um ein Defizit an **Thiamin**, dem **Vitamin B_1**. Ein Thiaminmangel tritt auf bei einseitiger Ernährung mit poliertem Reis bzw. mit weißem Mehl.

Frage 420

Welche Ursachen einer Fraktur kennen Sie?

Antwort

Unterschieden wird die **traumatische Fraktur** von der **pathologischen Fraktur**, auch Spontanfraktur genannt. Hier ist das Knochengewebe durch verschiedene Krankheiten vorgeschädigt, so dass es ohne traumatische Einwirkung zum Knochenbruch kommt. Zu nennen sind z. B. **Knochentumoren**, **Osteoporose**, **Osteomalazie**, **Cushing-Syndrom** und **Plasmozytom**.
Von einer **Ermüdungsfraktur** spricht man, wenn es infolge einer ungewohnten Überbeanspruchung zu Mikrofrakturen kommt, z. B. eine Marschfraktur.

Frage 421

Welche sicheren Frakturzeichen gibt es?

Antwort

Sichere Frakturzeichen sind Anhaltspunkte, die unweigerlich auf einen Knochenbruch hinweisen: eine **abnorme Beweglichkeit**, eine **abnorme Stellung** der Knochen und ein **Knochenreibegeräusch**, auch Crepitatio genannt.

Frage 422

Was verstehen Sie unter einer Grünholzfraktur?

Antwort

Eine Grünholzfraktur kennzeichnet eine **unvollständige Fraktur bei Kindern**, bei denen die äußere Schicht des Knochens noch nicht hart genug ist, so dass bei Gewalteinwirkung der Knochen splittert. Die Knochenhaut, das **Periost**, bleibt in der Regel **intakt**.

Frage 423

Eine Patientin mit Krampfadern kommt zu Ihnen in die Praxis. Welche Untersuchungen können Sie durchführen, um die Funktionsfähigkeit der Venen am Bein festzustellen?

Antwort

Beim **Trendelenburg-Test** untersuche ich die **Schlussfähigkeit** der **Venenklappen** der **Vena saphena magna**, der großen oberflächlichen Beinvene, und der Venenklappen der **Perforansvenen**. Die Perforansvenen sind Verbindungsvenen zwischen den oberflächlichen und den tiefen Beinvenen. Dabei fließt das Blut von der Peripherie nach innen zur tiefen Beinvene.
Ich führe den Test am liegenden Patienten durch. Ich hebe das betreffende Bein hoch, **streiche die vorhandenen Varizen aus** und lege eine **Staubinde** an der obersten Stelle des Beins, dort wo die Vena saphena magna in die Vena femoralis übergeht. Der Patient darf jetzt aufstehen und für ca. eine Minute umherlaufen. Füllen sich jetzt die Varizen der Vena saphena magna langsam von unten nach oben oder gar nicht, handelt es sich um einen Normalbefund. Sind die **Perforansvenen schließunfähig**, dann **füllen sich die Varizen innerhalb von 20 Sekunden**. Kommt es zu einer **schnellen Füllung der oberflächlichen Venen** nach Lösung der Staubinde, weist dies auf eine **Klappeninsuffizienz** der **Vena saphena magna** hin.
Der **Perthes-Test** prüft die **Perforansvenen** und die **tiefen Beinvenen** auf ihre Durchgängigkeit. Beim stehenden Patienten wird eine Staubinde oberhalb der Krampfadern angelegt. Dann wird der Patient aufgefordert, für mehrere Minuten umherzugehen. Sind die Perforansvenen und die tiefen Beinvenen funktionsfähig, so verschwinden die Krampfadern durch die Muskelpumpe unterhalb des Stauriemens. Sind sie nicht durchgängig, bleiben die Varizen bestehen.

Frage 424

Welche diabetischen Spätschäden am Auge kennen Sie?

Antwort

Typische Spätschäden eines Diabetikers am Auge können sein: **diabetische Retinopathie** infolge von Mikroangiopathie, **Augeninnendruckerhöhung, grauer Star und Netzhautablösung**.

Frage 425

Welche Erkrankungen gehören zum rheumatischen Formenkreis?

Antwort

Die Erkrankungen des rheumatischen Formenkreises lassen sich in entzündliche Erkrankungen unterteilen, wie z. B. **rheumatoide Arthritis**, **rheumatisches Fieber**, Gichtarthritis, Morbus **Bechterew**, Kollagenosen, in degenerative Erkrankungen wie die **Gelenkarthrosen** und in extraartikuläre Rheumaformen. Hier sind **Weichteilrheumatismus** und Fibromyalgie zu nennen.

Frage 426

Was verstehen Sie unter Kollagenosen und welche kennen Sie?

Antwort

Es handelt sich um eine **Autoimmunerkrankung**, bei der körpereigenes Gewebe mit **kollagenen Fasern** angegriffen wird. Dabei sind mir drei Krankheitsbilder bekannt: **Lupus erythematodes**, welcher häufig einen schmetterlingsförmigen entzündlichen Hautausschlag im Gesicht zeigt, **Sklerodermie**, die vornehmlich mit einer Verhärtung und Straffung der Haut einhergeht, und Panarteriitis nodosa, eine Gefäßerkrankung.

Frage 427

Was verursacht Wachstumsstörungen bei Kindern?

Antwort

Es gibt sehr viele Möglichkeiten der Wachstumsstörung bei Kindern, z. B. **Kretinismus**, bei der es zu einer Fehlstörung des Wachstums durch einen Mangel an Schilddrüsenhormonen kommt. Bei den angeborenen Erkrankungen fallen mir noch ein: **Gefäßmissbildungen**, wie z. B. Aortenisthmusstenose, Herzmissbildung, wie z. B. Fallot-Tetralogie oder der offene Ductus Botalli, der hypophysäre Zwergwuchs und angeborene Infektionskrankheiten wie z. B. Röteln und Syphilis. Weitere Möglichkeiten der Wachstumsstörung bei Kindern können z. B. **Rachitis** oder Zöliakie sein.

Frage 428

Was ist Rachitis für eine Erkrankung?

Antwort

Es handelt sich bei Rachitis um eine **gestörte Mineralisation** des Knochens infolge eines **Vitamin-D-Mangel**s, welcher bei uns heutzutage nicht mehr so häufig vorkommt. In der Regel liegt die Ursache in einer **ungenügenden Sonnenbestrahlung**. Aber es können auch **Malabsorption** wie z. B. Zöliakie oder Nieren- oder Lebererkrankungen zur dieser Erkrankung führen. Bei der Symptomatik ist eine Frührachitis bei Säuglingen von einer Spätrachitis bei Kindern zu unterscheiden. Bei Säuglingen sind Weinen, Schwitzen, Schreckhaftigkeit,

Appetitlosigkeit und Schlafstörungen auffällig. **Skelettdeformationen** im Kindesalter sind z. B. der **rachitische Rosenkranz**, eine fühlbare Schwellung der Rippen am Knorpel-Knochen-Übergang, **Hühnerbrust**, **Glockenthorax**, Beckendeformationen mit **Gehstörungen**, wie z. B. Watschelgang, und Veränderungen der Wirbelsäule wie z. B. **Skoliose**.

Teil 3
Untersuchung und Fallbeispiele

Fragen zu Untersuchung und Fallbeispiele

Frage 429

Wie führen Sie eine Blutsenkungsgeschwindigkeit durch?

Antwort

Zunächst einmal muss ich den Patienten um **Erlaubnis** einer Blutentnahme fragen. Außerdem erkundige ich mich, ob eine **Bluterkrankheit** vorliegt bzw. ob er **Marcumar-Patient** ist oder ob er zurzeit **ASS** (Acetylsalicylsäure) oder sonstige blutverdünnende Mittel einnimmt. Der Patient legt sich hin; falls dies nicht möglich ist, kann eine Blutentnahme auch im Sitzen durchgeführt werden. Zur **Händedesinfektion** benötige ich 80%-igen Äthylalkohol oder 70%-igen Isopropylalkohol oder ein anderes vom Robert-Koch-Institut zugelassenes Desinfektionsmittel.

Für die Blutentnahme brauche ich eine 2 ml-Spritze und eine großvolumige Kanüle, eine 1er (gelbe Farbe 0,9 × 40 mm). Die Plastikverpackung der Kanüle wird eröffnet und in der Verpackung liegengelassen, dann wird die Spritze an dem Stempel aus der Verpackung herausgenommen und auf die Kanüle gesteckt. Dabei wird jeglicher Kontakt der Einsteckseite zur Kanüle mit kontaminierten Gegenständen oder dem Körper vermieden.

Falls es sich nicht um eine Monovette für die Blutsenkung handelt, bei der die Natriumzitrat-Lösung zur Verhinderung der Blutgerinnung in der Spritze gegeben ist, muss nun 0,4 ml **Natriumzitrat-Lösung** aufgezogen werden. Dabei darf nicht vergessen werden, die Kanüle für die intravenöse Injektion zu wechseln!

Dann wird die **Hautdesinfektion** beim Patienten vorgenommen; das Gebiet der Einstichstelle an der Ellenbeuge wird desinfiziert mit 80%igem Äthylalkohol oder 70%igem Isopropylalkohol oder mit einem anderen vom Robert Koch-Institut zugelassenen Desinfektionsmittel. Dabei kann ich die **Wisch**- oder **Sprühmethode** anwenden (siehe Frage-Nr. 26 (S.20)). Sind die Venen in der Ellenbeuge nicht deutlich sichtbar, so muss vor der Hautdesinfektion die **geeignete Vene gesucht werden** (siehe Frage-Nr. 473 (S.212)).

Der Stauriemen wird umgelegt und angezogen. Jetzt erfolgt die Punktion, die Nadel wird **im 30°-Winkel** mit der **angeschliffenen Seite nach oben** in die Vene eingeführt und 1,6 ml Venenblut aufgezogen. Der Stauriemen wird aufgemacht und dann die Nadel schnell herausgezogen; im selben Augenblick wird ein vorher bereit-

gestellter Tupfer auf die Injektionsstelle gegeben und der Patient gebeten, diesen für eine kurze Zeit auf die Punktionsstelle gedrückt zu halten, um so einer Hämatombildung vorzubeugen. Die Spritze wird vorsichtig geschüttelt, damit sich das Natriumzitrat mit dem Blut vermischt. Das jetzt ungerinnbar gemachte Blut wird nun in eine senkrecht aufgestellte Pipette, z. B. das Westergren-Röhrchen, gebracht. Diese skalierte Pipette wird in einem Dispetten-Stativ an einen erschütterungsfreien Ort gestellt und nach einer Stunde abgelesen.
(Werte und wann BSG erhöht oder erniedrigt ist: siehe Frage Nr. 313 (S. 139))

Merke

Häufig werden vom Amtsarzt verschiedene Utensilien auf einem Tablett zur Verfügung gestellt. Diese müssen dann unter Erklärung ausgesucht werden. In einigen Fällen wird von den Prüfern ein Plastikunterarm zur Blutentnahme zur Verfügung gestellt. Sie sollten also eine Blutentnahme beherrschen. Bitte achten Sie dabei immer auf das Verfallsdatum der einzusetzenden Materialien.

Frage 430

Beschreiben Sie, wie Sie die Auskultation der Lungen durchführen! Was hören Sie im Normalfall?

Antwort

Ich beginne am Rücken des auf einer Liege sitzenden Patienten auf der Paravertebrallinie, die sich in der Mitte zwischen Wirbelsäule und Schulterblatt befindet und auskultiere in drei Schritten von oben nach unten. Dabei gehe ich immer **seitenvergleichend** vor. Die vierte Auskultationsstelle befindet sich unterhalb des Schulterblattes.
Um die Vorderseite zu untersuchen legt sich der Patient zurück. Dort werden die Gebiete der Lungenspitze, des Lungenhilus mit Luftröhre und in drei Schritten die seitliche Lunge abgehorcht.
Über der Lunge ergibt sich im **Normalfall** die **Vesikulär-** bzw. **Alveoläratmung**. Es handelt sich um ein leise rauschendes Geräusch, das in der Einatemphase länger zu hören ist. Die **Bronchialatmung**, auch als Röhrenatmen bezeichnet, ist nur über der Luftröhre und den großen Bronchien physiologisch.

Frage 431

Welche pathologischen Atemgeräusche erwarten Sie bei welchen Erkrankungen?

Antwort

Eine **Bronchialatmung** statt der Alveoläratmung über der Lunge weist auf eine Lungenerkrankung hin, z. B. Lungenentzündung.

Trockene Rasselgeräusche, seit neuem als **kontinuierliche Nebengeräusche** bezeichnet, treten in der Ein- und Ausatmungsphase auf und entstehen durch Verengung der Atemwege bei **zähflüssigen Sekreten**, Schleimhautschwellungen oder Tumoren. Diese Geräusche sind meist als ein Brummen oder Pfeifen zu hören. Typische Erkrankungen sind Asthma bronchiale und chronische Bronchitis. **Feuchte Rasselgeräusche**, seit neuem als **diskontinuierliche Nebengeräusche** bezeichnet, sind in der Regel nur während der Einatmung zu hören und entstehen durch **flüssige Sekrete**. Nach neuerer Auffassung handelt es sich eher um ein plötzliches Öffnen der Luftwege. Lungenerkrankungen mit feuchten Rasselgeräuschen sind z. B. Lungenödem, Lungenentzündung, chronische Bronchitis und Lungenfibrosen.

Stridor ist ein weiteres pathologisches Atemgeräusch und bezeichnet ein laut pfeifendes Geräusch, das ohne Stethoskop schon aus nächster Nähe zu hören ist und durch eine **Einengung der Atemwege** entsteht. Zu unterscheiden ist der **inspiratorische Stridor**, der nur während der Einatmungsphase zu hören ist und durch eine Verlegung der Atemwege außerhalb des Brustkorbes entsteht, z. B. beim Ödem der Stimmlippen, bei einem Kehlkopftumor oder auch bei einer Schilddrüsenvergrößerung. Der **exspiratorische Stridor** ist nur während der Ausatmungsphase zu hören und entsteht durch eine Verlegung der Atemwege innerhalb des Brustkorbes, z. B. bei Asthma bronchiale oder bei einem Bronchialkarzinom.

Ein **Lederknarren** bei der Lungenauskultation weist auf ein Reiben der beiden Pleurablätter bei einer trockenen Brustfellentzündung hin. Diese Geräusche sind atemabhängig und klingen wie das „Gehen im frischen Schnee".

Frage 432

Beschreiben Sie, wie Sie die Perkussion der Lungen durchführen!
Wie ist der normale Perkussionsschall der Lunge?

Antwort

Ich beginne auf der Brustseite, während der Patient liegt. Bei der indirekten Perkussion klopfe ich mit dem rechten Mittelfinger entweder auf ein Plessimeter, ein Klopfplättchen aus Kunststoff oder auf den Zeigefinger der anderen Hand als Klopfunterlage. Wie bei der Auskultation erfolgt diese Untersuchung mit den oberen Lungenanteilen und setzt sich nach unten fort, wobei immer **seitenvergleichend** perkutiert wird. Auf der rechten Seite wird

die **Leberdämpfung** und auf der linken Seite die **Herzdämpfung** erfasst. Für die Perkussion der am Rücken gelegenen Lungenteile sitzt der Patient auf oder legt sich auf den Bauch. Das Abklopfen erfolgt von oben nach unten zwischen der Wirbelsäule und dem Schulterblatt, wieder seitenvergleichend. Im unteren Lungenbereich wird dann die **Atemverschieblichkeit** der Lungengrenzen zwischen tiefster Einatmung und tiefster Ausatmung bestimmt. Im Normalfall beträgt dieser Abstand ca. 4–5 cm oder 2– 3 Querfinger.
Die Schallqualität des **normalen Lungenschalls** ist tief, laut, lang und ungedämpft. Dieser wird auch als sonorer Klopfschall bezeichnet. Allerdings dringt der Perkussionsschall nur ca. **5 cm tief in die Lunge ein**; starke Muskel- oder Fettüberlagerungen können außerdem den normalen Lungenschall beeinflussen.

Frage 433

Welche Schallqualitäten erwarten Sie bei welchen Erkrankungen?

Antwort

Der **hypersonore Klopfschall** ist ein ungewöhnlich lauter Ton, der über großen Höhlen im Lungengewebe entsteht, so z. B. bei Pneumothorax, Lungenemphysem oder über Kavernen im Rahmen einer Tuberkulose. Der **gedämpfte Perkussionsschall**; bzw. der Schenkelschall findet sich bei Verdichtungen des Lungengewebes, z. B. bei Tumoren, Lungenentzündung, Pleuraerguss und Lungenödem.

Frage 434

Bei der Inspektion eines Patienten erkennen Sie eine Augenrötung. Was müssen Sie alles differenzialdiagnostisch in Betracht ziehen?

Antwort

Hier handelt es sich um eine Konjunktivitis, eine Augenbindehautentzündung. Generell kann eine **infektiöse** von einer **nicht infektiösen Konjunktivitis** unterschieden werden. Bei der infektiösen Konjunktivitis sind häufig **Viren**, z. B. **Adenoviren**, die Ursache. Bei der nicht infektiösen Bindehautentzündung sind an erster Stelle Fremdkörper, Rauch und Verletzungen zu nennen. Handelt es sich um eine Verletzung, muss abgeklärt werden, ob nicht noch andere Strukturen des Auges, z. B. die Hornhaut, verletzt worden sind. Die Rötung der Bindehaut kann jedoch auch von Erkrankungen der inneren Strukturen des Auges herrühren. So kann z. B. ein akutes Glaukom, eine akute Erhöhung des Augeninnendrucks, zur Augenrötung führen. Auch eine **Allergie** oder eine autoimmunologische Reaktion wie der **Morbus Reiter** kommen in Betracht. Möglicherweise kann es sich auch um eine **Pseudokonjunktivitis** handeln, bei der die gerötete Augenbindehaut nicht entzündlich bedingt ist, sondern infolge einer Blutfülle, wie z. B. bei der Polyzythämie, entsteht.

Frage 435

Wodurch ist ein Glaukom noch erkennbar?

Antwort

Das chronische Glaukom ist von außen so gut wie gar nicht zu erkennen, dagegen zeigt ein akutes Glaukom deutliche Symptome. Es tritt eine **Sehverschlechterung** auf, der Patient berichtet von **Nebelsehen** und Sehen **farbiger Ringe**, die durch ein Hornhautödem auftreten. Die **Kopfschmerzen** sind sehr stark und infolge der großen Schmerzen sind Übelkeit und Erbrechen häufig anzutreffen. Bei der Inspektion ist eine **vergrößerte** und **entrundete Pupille** auf der betroffenen Seite festzustellen.

Frage 436

Wie können Sie als Heilpraktiker vor Ort einen erhöhten Augeninnendruck feststellen?

Antwort

Eine zuverlässige Beurteilung des Augeninnendrucks lässt sich nur durch ein Tonometer vom Facharzt feststellen, dennoch kann eine **Palpation** der **Augäpfel** eine grobe Beurteilung des Kammerdrucks geben. Dabei werden beide Hände des Untersuchers am Kopf des Patienten aufgesetzt und mit den Zeigefingern abwechselnd auf die Augäpfel gedrückt. Bei einem akuten Glaukom ist der Bulbus **steinhart**. Außerdem können sich Veränderungen an der Pupille zeigen, sie kann erweitert und lichtstarr sein, evtl. ist die Pupille entrundet.

Frage 437

Wie hoch ist denn der normale Augeninnendruck und welche Werte sind bei einem akuten Geschehen zu erwarten?

Antwort

Der normale Augeninnendruck beträgt **15–20 mmHg**. Ein akutes Glaukom zeigt Werte von **50–80 mmHg**.

Merke

Geben Sie ehrlich zu, wenn Sie die Werte nicht mehr wissen. Normalerweise ist das kein Grund, die mündliche Prüfung nicht zu bestehen. Häufig möchten die Prüfer auch die Wissensgrenzen testen.

Frage 438

Stellen Sie sich einen Patienten vor, der mit bloßem Oberkörper vor Ihnen steht. Welche pathologischen Veränderungen können Sie bei einer Inspektion feststellen?

Antwort

Im Brustraum könnte ich eine **seitenungleiche Atmung** erkennen, die z. B. bei der trockenen und feuchten Brustfellentzündung, beim Pneumothorax und evtl. bei der Lungenentzündung zu beobachten ist. Besonders deutlich sind **Thoraxanomalien** zu erkennen, z. B. die **Hühner**- und die **Trichterbrust**, die infolge einer Fehlentwicklung oder im Rahmen einer Rachitis entstehen, oder

ein **Herzbuckel** als Zeichen eines vergrößerten Herzens bei angeborenen Herzfehlern. Ein **fassförmiger Brustkorb** mit eingeschränkten Atembewegungen und parallel gestellten Rippen findet sich bei obstruktiven Lungenerkrankungen, wie z. B. **Lungenemphysem** und Asthma bronchiale. Eine perlenförmige Schwellung der Rippen an der Knochen-Knorpel-Grenze wird als **rachitischer Rosenkranz** bezeichnet.
Im Halsbereich könnte ich eine pulsierende und stark **sichtbare Halsschlagader** wahrnehmen, die z. B. auf Anämie, Schilddrüsenüberfunktion, Bluthochdruck und **Aortenklappeninsuffizienz** hinweist. **Gestaute Halsvenen** können auf eine **Rechtsherzinsuffizienz**, Herzklappenfehler des rechten Herzens oder eine konstruktive Herzbeutelentzündung hinweisen. Im Bereich der Schilddrüse kann in eine **Struma** feststellen.
Im Bauchraum kann ich z. B. **Operationsnarben** oder eine **veränderte Behaarung** bemerken, beim Mann eine sog. Bauchglatze als Ausdruck eines vermehrten Östrogenanstiegs im Blut, z. B. bei der Leberzirrhose, und bei der Frau eine männliche Haarbildung als Ausdruck einer Vermännlichung. Im Rahmen einer Leberzirrhose lässt sich evtl. das **Medusenhaupt** entdecken, eine krampfaderähnliche Venenerweiterung im Nabelbereich. Ebenfalls auffällig sind rot-bläuliche und manchmal auch weiße **atrophische Hautstreifen**, die durch Schädigung der elastischen Fasern der Haut verursacht werden und z. B. nach einer Schwangerschaft oder im Rahmen eines Cushing-Syndroms auftreten können. Eine sichtbare Pulsation im Bereich der Leber lässt auf eine venöse Einflussstauung schließen. Letztlich lassen kann ich bei der Beobachtung **zyanotische Veränderungen** und eine **Fettsucht** erkennen. Ein **Aszites**, eine Ansammlung von Flüssigkeit in der Bauchhöhle, lässt sich von der Adipositas durch die Flüssigkeitswellenpalpation abgrenzen: beim Patienten in der Knie-Ellenbogen-Lage bekommt der Bauch seitlich einen Klaps, während die an der anderen Seite flach aufgelegte Hand den Anprall der Welle erfühlen kann.

Frage 439

Ein Patient kommt das erste Mal zu Ihnen. Nach gründlicher Anamnese nehmen Sie Blut ab, um es im Labor untersuchen zu lassen. Was würden Sie untersuchen lassen bzw. an welche Erkrankungen würden Sie bei Veränderung der Normwerte denken?

Antwort

Wenn keine spezifischen Symptome vorliegen, sind das rote **Blutbild** und das **Differenzialblutbild** sicherlich Untersuchungen, die eine allgemeine Aussage über das aktuelle Wohlergehen des Körpers erlauben. Dabei wird eine quantitative Bestimmung der Blutzellen, also der Erythrozyten, der Thrombozyten und der Leukozyten erhoben. Bei den Erythrozyten kann neben der veränderten Anzahl über das Mikroskop auch die Gestalt beurteilt werden, z. B. „zu klein“ bei der Eisenmangelanämie als **mikrozytäre** Anämieform oder „zu groß“ bei der Vitamin-B_{12}-Mangel-Anämie als **makrozytäre** Anämieform. Letztlich kann ein durchschnittliches Erythrozy-teneinzelvolumen genau bestimmt werden und Gewissheit über die Anämieform geben. Auch die Bestimmung des Hämoglobingehalts eines einzelnen Erythrozyten trägt dazu bei.

Im Zuge eines Blutbildes werden immer das **Gesamthämoglobin** und der **Hämatokritwert** ermittelt, z. B. kann ein hoher Hämatokritwert durch eine **Polyglobulie** begründet sein. Ein niedriger Hämoglobinwert, bei der Frau unter 12 g/dl und beim Mann unter 14, weist in der Regel auf eine **Anämie** hin.

Bei Verdacht einer **Eisenmangelanämie** müssen immer die Werte von **Ferritin**, dem Eisenspeicherprotein, und **Transferrin**, dem Transporteiweiß für Eisen, festgestellt werden, um eine Eisenfehlverwertung, z. B. im Rahmen eines malignen Tumors, auszuschließen.

Eine Verminderung der Thrombozyten im Blut, eine **Thrombopenie** entsteht im Wesentlichen bei einer Knochenmarkschädigung, kann aber auch im Rahmen einer Alkoholkrankheit auftauchen. Eine **Vermehrung von Leukozyten** tritt vor allem bei bakteriellen Infektionskrankheiten oder bei einem akuten Geschehen im Körper auf. Eine **verminderte Leukozytenzahl** entsteht z. B. im Rahmen einer Virusinfektion oder bei einer Knochenmarkschädigung.

Neben dem Blutbild ist auch die **Blutsenkungsgeschwindigkeit** ein unspezifischer Suchtest. Er kann ein Hinweis auf ein entzündliches Geschehen im Körper geben. Eine Sturzsenkung, bei der die Blutsenkung nach einer Stunde mehr als 100 mm beträgt, ist vor allem bei bösartigen Tumoren oder im Rahmen einer chronischen Polyarthritis zu finden. Verlangsamte BSG-Werte sind z. B. bei Polyglobulie, Polyzythämie, Lebererkrankungen, Herzinsuffizienz und bei der Einnahme bestimmter Medikamente, wie z. B. Aspirin, zu erwarten. **CRP**, das C-reaktive Protein ist ebenfalls ein unspezifischer Parameter für entzündliche Reaktionen im Körper. Es wird in der Frühdiagnostik und zur Beurteilung des Krankheitsverlaufes häufiger angewandt als die BSG, da die Reaktionszeit dieses Blutproteins viel schneller ist. So schließt ein normaler CRP-Wert eine systemische bakterielle Erkrankung praktisch aus.

Evtl. ist die Bestimmung einiger **Leberenzyme** sinnvoll, um die Funktionstüchtigkeit der Leber zu beurteilen.

Da wir uns in unserer heutigen Zeit viel zu fettreich ernähren und dies ein hohes Risiko für Gefäßwandveränderungen darstellt, würde ich gerne, falls die Werte nicht schon bekannt sind, die Lipoproteine, die **Blutfette** bestimmen lassen, um eine eventuelle Dyslipoproteinämie erfassen zu können. Hier handelt es sich um LDL, HDL, Gesamt-Cholesterin und Triglyzeride.

Frage 440

Ein Patient kommt das erste Mal zu Ihnen. Nach gründlicher Anamnese unternehmen Sie eine Harnanalyse mittels Mehrfachteststreifen. Was können Sie damit feststellen?

Antwort

Damit lassen sich bis zu zehn Parameter untersuchen. Es können **Leukozyten** festgestellt werden, die auf eine Entzündung in den ableitenden Harnwegen hinweisen. Ist das Testfeld **Nitrit** positiv, gilt dies als indirekter Nachweis von Mikroorganismen, die Nitrat zu Nitrit reduzieren können. Zusammen mit dem positiven Befund von Leukozyten kann von einer bakteriellen Entzündung im Urogenitaltrakt ausgegangen werden. Allerdings weisen **nicht alle Bakterien Nitrit im Urin auf**, so z. B. bei Gonokokken, Trichomonaden und Mykobakterien. Auch eine **Mikrohämaturie** kann über die Urinteststreifen festgestellt werden. Hier kann es sich um sehr unterschiedliche Ursachen handeln, denkbar sind z. B. Harnwegsinfektionen, Steinbildung in den harnableitenden Wegen, gut- und bösartige Tumoren, Pyelonephritis, Glomerulopathie, Prostatitis, Prostatakarzinom, Traumen und ungewohnte körperliche Anstrengungen. Ein indirekter Nachweis von **Proteinen** mittels der Teststreifen findet sich z. B. bei einer Glomerulonephritis, bei einer höhergradigen Hypertonie, bei der Eiweißverlustniere oder bei der sog. Anstrengungs- oder Arbeitsproteinurie als physiologische Proteinurie. Schließlich kann auch eine Rechtsherzinsuffizienz oder eine erhöhte Konzentration von Bluteiweißen, wie das z. B. beim Plasmozytom der Fall ist, zur Ausscheidung von Eiweißen über den Harn führen. Ein positiver Befund von **Glukose** mittels der Teststreifen gilt als Hinweis auf ein Überschreiten der Nierenschwelle von ca. 180 mg/dl, wie z. B. bei Diabetes mellitus. Finden sich gleichzeitig **Ketonkörper**, so ist der Verdacht auf einen manifesten Diabetes mellitus gegeben. Sonst sind Ketonkörper Ausdruck eines verstärkten Fettabbaus wie z. B. beim Fasten und bei bestimmten Diäten. Der indirekte Nachweis von **Bilirubin** mittels der Harnteststreifen gilt als Anhaltspunkt für Leberschäden oder eines Gallengangverschlusses. Auch der Nachweis von **Urobilinogen** verweist auf Leberschäden. Letztlich kann der Teststreifen auch den **pH-Wert** und **das spezifische Gewicht** des Urins ermitteln.

Frage 441

Wie palpieren Sie die Leber?

Antwort

Zur Feststellung einer Lebervergrößerung bzw. zur Beurteilung der Konsistenz der Leber legt sich der Patient auf eine Liege und stellt dabei die Beine auf. Dadurch lassen sich die Bauchorgane durch die muskuläre Bauchdecke besser palpieren. Der Untersucher legt von der rechten Patientenseite aus beide Hände auf **Höhe** der **Medioklavikularlinie** flach auf die Bauchdecke, so dass sich die **Fingerspitzen** kurz **unterhalb** des **Rippenbogens** befinden. Der Patient wird angehalten einmal **tief auszuatmen**. Dabei folgt der Untersucher mit seinen Fingern dem Leberrand und gelangt bei normaler Größe unterhalb des Rippenbogens an. Der Patient soll nun einmal tief einatmen. Das Zwerchfell drückt den unteren Leberrand gegen die Finger. Jetzt kann die Größe und die Konsistenz beurteilt werden. Bei Verdacht auf Lebervergrößerung wird die linke Hand des Untersuchers unterhalb des Rückens auf Höhe der Leber geschoben und hebt diese zur Unterstützung der Leberpalpation mit der rechten Hand an.

Frage 442

Welche Befunde sind bei welchen Erkrankungen der Leber zu palpieren?

Antwort

Im Normalfall ist die Leber **weich-elastisch**. Bei einer **Fettleber** ist die Leber **vergrößert**, **prall dick** mit weicher und teigiger Konsistenz und druckschmerzhaft. Die Konsistenz bei einer **akuten Hepatitis** ist **weich**, die bei einer **chronischen** eher **fest**. Eine Leber mit **zirrhotischen Veränderungen** wird als **hart** palpiert. **Metastasenbildung** am unteren Leberrand fühlen sich **steinhart** an, der **Leberrand** wird dann **höckrig** getastet.

Frage 443

Wie palpieren Sie die Milz?

Antwort

Die Milz wird untersucht, um eine Milzvergrößerung festzustellen. Im **Normalfall** ist die Milz **nicht zu palpieren**. Eine vergrößerte Milz findet sich bei einigen Infektionskrankheiten, wie z. B. Malaria, Typhus abdominalis, Mononukleose, AIDS und virusbedingtem hämorrhagischem Fieber. Aber auch ein Pfortaderhochdruck infolge einer Leberzirrhose, Leukämie oder Lymphogranulomatose können zur Splenomegalie führen.

Der Patient wird auf einer Liege in Rückenlage mit angewinkelten Beinen von der rechten Seite aus untersucht. Die Fingerspitzen der rechten Hand drücken **unterhalb** des **Rippenbogens** nach schräg lateral, während die linke Hand seitlich um den Brustkorb fasst und dagegen hält. Die Untersuchung wird dann bei **tiefer Einatmung** durchgeführt. Bei einer Splenomegalie spürt der Untersucher, wie die vergrößerte Milz die in den Bauchraum eingedrückten Fingerspitzen wegdrückt.

Frage 444

Zeigen Sie uns bitte an dem Prüfungsbeisitzer/an der Prüfungsbeisitzerin, wie Sie eine stabile Seitenlage vornehmen! Wann wird diese angewandt?

Antwort

Die stabile Seitenlagerung stellt eine Lagerung für Patienten dar, die bewusstlos sind und deren Atem- und Kreislauffunktionen einwandfrei sind. Diese spezielle Lagerung soll den Bewusstlosen davor schützen, dass Erbrochenes, Blut oder Schleim in die Lunge gelangt. In der stabilen Seitenlage kann die Flüssigkeit seitlich aus der Mundhöhle herausfließen.

Zur Lagerung wird der Patient in die Rückenlage gebracht, dabei ist es wichtig, dass der Untergrund einigermaßen fest ist. Im Bett ist eine stabile Seitenlagerung unvorteilhaft. Ich befinde mich auf der linken Seite des Patienten und lege die linke Hand des Patienten nach oben im rechten Winkel zum Kopf. Dabei zeigt die Handinnenfläche nach oben. Dann greife ich seine rechte Hand am Handgelenk, überkreuze sie vor der Brust und lege sie mit dem Handrücken an die linke Gesichtshälfte. Mit meiner anderen Hand umfasse ich den rechten Oberschenkel kurz oberhalb des Knies, stelle das Bein auf und ziehe den Patienten zu mir herüber. Das obere rechte Bein lege ich dann in eine rechtwinklige Stellung zum Becken. Ich überstrecke den Kopf des Patienten und lege die Hand mit dem Handrücken unter das Kinn, damit der Kopf nicht wieder zurückfällt.

Frage 445

Wie führen Sie einen unblutigen Aderlass durch?

Antwort

Der unblutige Aderlass wird durchgeführt, um den Venendruck herabzusetzen und so den Lungenkreislauf, z. B. beim akuten Lungenödem, zu entlasten. Die Durchführung erfolgt in **sitzender Haltung** des Patienten. An den **Oberarmen** und **Oberschenkeln** werden **Staubinden** oder falls vorhanden, Blutdruckmanschetten angelegt. **Drei** der **Extremitäten** werden **gestaut**, der **Puls** muss aber **noch tastbar** sein. Im Uhrzeigersinn erfolgt jetzt alle 5–10 Minuten eine Öffnung einer Extremität, während gleichzeitig die Stauung der vorher nicht gestauten Extremität vorgenommen wird.

Frage 446

Wie hoch ist die intravenöse Blutmenge, die bei einem Aderlass abgenommen wird? Wann ist ein Aderlass für Sie sinnvoll?

Antwort

Die Blutmenge bei einem Aderlass beträgt in der Regel **300–500 ml**, im Extremfall können bis maximal 800 ml abgenommen werden, aber auf keinen Fall mehr, da sonst die Gefahr eines hypovolämischen Schocks besteht. Der Aderlass ist im Notfall **zur Kreislaufentlastung** angebracht, so z. B. bei **Lungenstauung**, **Polyglobulie**, **Polyzythämie** und **Urämie**.

Frage 447

Was kann bei der Inspektion auf Lungenerkrankungen hinweisen?

Antwort

Ein sog. **Fassthorax**, der einen vergrößerten Durchmesser des Brustkorbes aufweist und mit geringer Thoraxbewegung bei Ein- und Ausatmung einhergeht, weist auf ein Lungenemphysem hin. Auffällig sind dann auch die durch die Blähung des Brustkorbes **parallel gestellten Rippen**, die **vergrößerten Interkostalräume** und die **verstrichenen Schlüsselbeingruben.**

Einen Hinweis auf eine Lungenerkrankung gibt auch eine **asymmetrische Brustkorbbewegung**, dabei wird bei der Einatmung eine Brustkorbhälfte nachgeschleppt. Dies kann typischerweise bei der trockenen und feuchten Brustfellentzündung, beim Pneumothorax und evtl. auch bei einer Lungenentzündung beobachtet werden.

Eine **zyanotische Verfärbung** der Häute und Schleimhäute weist auf eine Behinderung des Gasaustausches hin, jedoch können auch Erkrankungen des Herzens dazu führen.

Frage 448

Wo ist der Femoralispuls zu tasten?

Antwort

An der Oberschenkelschlagader, der **Arteria femoralis,** kann die arterielle Pulswelle ertastet werden, die bei arteriellen Durchblutungsstörungen abgeschwächt ist. Gleichzeitig kann das Gefäß an dieser Stelle abgehorcht werden, um Gefäßverkalkungen durch Strömungsgeräusche erkennen zu können. Die geeignete Stelle befindet sich auf der **Mitte** der **Linie** zwischen dem **oberen vorderen Darmbeinstachel** und dem **inneren Beinwinkel**.

Frage 449

Welche Taststellen zur Pulsermittlung kennen Sie noch?

Antwort

Neben der Speichenschlagader, der **Arteria radialis**, die als gebräuchlichster Ort zur Herzfrequenzmessung dient, gibt es noch eine Reihe von Pulsstellen, die nahe der Körperoberfläche liegen und daher zur Beurteilung von arteriellen Durchblutungsstörungen gut geeignet sind. Zu nennen sind:

- **Arteria brachialis**, die auf der Innenseite des Oberarms zwischen dem Bizeps und dem Oberarmknochen zu ertasten ist
- **Arteria carotis**, die vor dem Kopfwender auf Höhe des Kehlkopfes zu ertasten ist
- **Arteria axillaris**, deren Puls bei tiefer Palpation in der Achselhöhle zu fühlen ist
- **Bauchaorta**, die am liegenden Patienten mit angewinkelten Beinen knapp links der Mittellinie unterhalb des Nabels zu erspüren ist
- **Arteria poplitea**, die in der Mitte der Kniekehle gefühlt wird
- **Arteria tibialis posterior**, die zwischen dem inneren Fußknöchel und der Achillessehne getastet wird
- **Arteria dorsalis pedis**, die auf dem Fußrücken zwischen den Sehnen der ersten und zweiten Zehe gefühlt werden kann

Die Pulsmessung wird **immer seitenvergleichend** vorgenommen.

Frage 450

Wie führen Sie eine Blutdruckmessung durch?

Antwort

Ich bitte den Patienten sich hinzulegen. Dann lege ich die Blutdruckmanschette etwa **drei** Zentimeter **von der Ellenbeuge** entfernt um den Oberarm. Der Radialispuls wird ertastet und nun die **Manschette** so weit **aufgeblasen**, bis der arterielle Puls an der **Arteria radialis nicht mehr zu fühlen** ist. Jetzt wird das **Stethoskop** in der Ellenbeuge über der Arteria brachialis aufgesetzt und die **Druckluft** in der Blutdruckmanschette **langsam abgelassen**. Der **systolische Wert** wird bei dem **ersten pulssynchronen Geräusch**, dem sog. **Korotkow-Ton**, am Manometer abgelesen, während der **diastolische Wert** sich dann ergibt, wenn das **Gefäßgeräusch vollständig ausgesetzt hat**. Bei kleinen Kindern sollte die Blutdruckmanschette kleiner sein, bei kräftigeren oder korpulenten Personen mit dicken Oberarmen sollten extra breite Manschetten verwendet werden. Die Blutdruckmessung erfolgt bei der Erstuntersuchung immer an beiden Armen.

Frage 451

Warum messen Sie den Blutdruck an beiden Armen?

Antwort

Der Blutdruck wird prinzipiell immer an beiden Armen gemessen, um einen **Blutdruckunterschied**, z. B. bei einer **Aortenisthmusstenose**, zu entdecken. Hier handelt es sich um eine angeborene Verengung der Aorta im Bereich der drei großen Gefäßabgänge für Kopf und Arme. Kommt es zu einem unterschiedlichen Blutdruck der Arme, so muss die Stenose vor der Arteria subclavia sinistra, der linken Schlüsselbeinschlagader, liegen.

Frage 452

Wie führen Sie den Schellongtest durch und was besagt dieser?

Antwort

Beim Schellongtest handelt es sich um eine Kreislauffunktionsprüfung. Er ist zweckmäßig bei einer Untersuchung auf **hypotone Kreislaufregulationsstörungen**. Damit sind Kreislaufstörungen gemeint, die mit einer zu niedrigen Blutdruckregulation einhergehen. Das Kreislaufzentrum bzw. das vegetative Nervensystem reagiert ungenügend auf einen veränderten Kreislaufzustand. Beim Schellongtest wird die **Kreislauffunktion** im **Liegen** und **Stehen überprüft**. Zuerst werden nach 10 Minuten Liegen der Blutdruck und die Pulsfrequenz gemessen, dann wird der Patient aufgefordert sich aufzurichten und in lockerer Haltung stehen zu bleiben. Wieder erfolgt ein Messen des Blutdrucks und der Pulsfrequenz. Als **normale Reaktion** wird am Anfang ein **leichter Blutdruckabfall** mit einer unwesentlichen Zunahme der Pulsfrequenz erwartet. Im Laufe der weiteren Messung reguliert sich die Kreislauffunktion wieder in den Normalfall. Bei einer **Fehlregulation** bleibt der **systolische Blutdruck** über einen **längeren Zeitraum erniedrigt**, die Herzfrequenz steigt an.

Frage 453

Was kann bei der Inspektion auf Herzerkrankungen hinweisen?

Antwort

Eine Vorwölbung des Brustkorbes durch ein vergrößertes Herz bei angeborenen oder in der Kindheit erworbenen Herzfehlern wird **Herzbuckel** bzw. Voussure genannt. Eine verstärkte Kontraktion der linken Herzkammer kann im Rahmen einer Aortenklappeninsuffizienz, Anämie, Bluthochdruck oder einer Schilddrüsenüberfunktion als **sichtbare Pulsation** der **Arteria carotis** seitlich des Halses zu erkennen sein. Auffallend stark **gefüllte Halsvenen**, die beim Husten weiter anschwellen und sich nicht verstreichen lassen, deuten auf eine Rechtsherzinsuffizienz hin. Jedoch können auch eine chronisch-konstriktive Perikarditis, eine Trikuspidalinsuffizienz oder Tumoren im Mediastinum die Ursache für gestaute Halsvenen sein. Auch eine sichtbare Pulsation im Bereich der Leber lässt auf eine venöse Einflussstauung schließen.

Ein **sichtbarer Herzspitzenstoß**, welcher die Brustwand im Bereich der Herzspitze deutlich anhebt, lässt eine Links- bzw. Rechtsherzhypertrophie erahnen. Ein **hebender Herzspitzenstoß** findet sich auch bei großer körperlicher Anstrengung, Schilddrüsenüberfunktion, Bluthochdruck und während der Schwangerschaft. Zyanotische Veränderungen der Haut können auf einen angeborenen Herzfehler oder eine erworbene Herzschwäche hinweisen.

Frage 454

Was können Sie am Herzen mittels Auskultation feststellen?
Wo würden Sie genau Ihr Stethoskop ansetzen?

Antwort

Am Herzen kann ich den **ersten** und **zweiten Herzton** abhören. Der erste Herzton ist ein so genannter Anspannungston der Kammermuskulatur mit gleichzeitigem Klappenschlusston der Mitral- und Trikuspidalklappe, er ist laut und dumpf. Am deutlichsten ist der **erste Herzton** über der Herzspitze im **fünften Zwischenrippenraum auf Höhe der Medioklavikularlinie zu hören.** Der zweite Herzton stellt den Klappenschlusston der Aorten- und Pulmonalklappe dar, er ist kurz und hell. Am deutlichsten ist der **zweite Herzton über der Herzbasis zu hören.**

Herzgeräusche sind in der Regel als pathologische zu werten; darunter werden Geräusche verstanden, die durch Wirbelbildung der Blutflüssigkeit entstehen. Es gibt unbedeutende Herzgeräusche, die vor allem bei Heranwachsenden auftreten, sie werden als **akzidentielle Herzgeräusche** bezeichnet. **Funktionelle Herzgeräusche** können durch eine erhöhte Strömungsgeschwindigkeit z. B. im Rahmen einer Anämie, Fieber, Schwangerschaft oder Schilddrüsenüberfunktion auftreten. **Organische Herzgeräusche** entspringen aus Herzklappenfehlern. Um evtl. organische Herzgeräusche den einzelnen Herzklappen zuordnen zu können, werden die **vier Herzklappen** an **verschiedenen Auskultationsstellen** abgehört und beurteilt. Dabei liegen die einzelnen Abhörstellen der verschiedenen Klappen nicht an ihrer anatomischen Lage, sondern dort, wo der Blutstrom die Klappenschlusstöne am deutlichsten hinträgt, dieser Ort wird auch **Punctum maximum** genannt. So wird die **Aortenklappe** im zweiten Interkostalraum rechts parasternal mit dem Stethoskop untersucht, die **Pulmonalklappe** im zweiten Interkostalraum links parasternal, die **Trikuspidalklappe** im vierten Interkostalraum rechts parasternal und die **Mitralklappe** im fünften Interkostalraum links auf der Medioklavikularlinie. Der sog. **Erb'sche Punkt** gilt als zentraler Auskultationsort am Herzen, an dem alle Herzgeräusche gut wahrzunehmen sind. Dieser befindet sich im dritten Interkostalraum links parasternal.

Frage 455

Kennen Sie Faktoren, die für eine richtige Herzauskultation hinderlich sind?

Antwort

Ungünstig für die Ausführung einer ordentlichen Herzauskultation ist eine **starke Fett**- bzw. **Muskelschicht**. Außerdem können Erkrankungen wie z. B. ein Perikard- bzw. ein **Pleuraerguss** und das **Lungenemphysem** die Auskultation behindern.

Frage 456

Wie untersuchen Sie bei Verdacht auf Kreuzbandriss?

Antwort

Das hintere und vordere Kreuzband sind Kniegelenkbänder im Gelenkinneren, welche das Schienbein mit dem Oberschenkelknochen verbinden. Die **Kreuzbänder verhindern** im **gebeugten Zustand** des Kniegelenks **eine horizontale Beweglichkeit** der beiden beteiligten Knochenenden. Ein Kreuzbandriss entsteht in der Regel infolge einer Verletzung von außen, so z. B. bei einer plötzlichen Innenrotation beim gebeugten Knie, wie das häufig beim Fußballspielen vorkommt. Ist das Kreuzband gerissen, so kommt es im **gebeugten Kniegelenk** zu einer **abnormen Verschieblichkeit** der beiden Knochen. Dies wird als **Schubladenphänomen** bezeichnet. Bei einem 90° angewinkelten Knie entsteht durch manuelle Ausübung eine schmerzhafte Verschieblichkeit des Schienbeins gegenüber dem Oberschenkelknochen. Zusätzlich ist ein Gelenkerguss zu erwarten, außerdem ist ein stabiles Gehen kaum möglich, mal abgesehen von den sehr starken Schmerzen.

Frage 457

Was können Sie am Kniegelenk noch alles untersuchen?

Antwort

Ich kann auf Intaktheit der **Menisken** untersuchen. Die beiden sichelförmigen Menisken haben die Aufgabe, die Druckkräfte im gestreckten Kniegelenk zu verteilen und eine bessere Anpassung der beiden Gelenkflächen zueinander zu ermöglichen.
Es sind mehrere Untersuchungen bei Verdacht einer Meniskusverletzung möglich. Z.B. das sog. **Steinmann-Zeichen**: hier handelt es sich um eine deutliche Schmerzangabe des Patienten, während der Behandelnde eine Innen- oder eine Außenrotation des Unterschenkels durchführt. **Schmerzen** bei **forcierter Außenrotation** geben einen Hinweis auf **Schädigung des inneren Meniskus**, während **Schmerzen bei forcierter Innenrotation** des Unterschenkels den Verdacht auf **Verletzung des äußeren Meniskus** lenken. Schmerzen bei der Adduktion, also der Bewegung des Unterschenkels in Richtung

Mittellinie bei gleichzeitigem Halten des Oberschenkels mit der anderen Hand, geben einen Hinweis auf Schäden des inneren Meniskus, während Schmerzen bei der Abduktion, also der Bewegung zur Außenseite hin, auf Schäden des äußeren Meniskus hinweisen. Diese Untersuchung wird als **Böhler-Zeichen** bezeichnet.
Letztlich kann ich auch die **Seitenbänder** untersuchen, indem ich beim gestreckten Bein und fixiertem Oberschenkel versuche, den Unterschenkel zu abduzieren oder adduzieren. Schmerzen und vor allem eine seitliche Aufklappbarkeit des Knies sprechen für eine Schädigung der Seitenbänder.

Frage 458

Was verstehen Sie unter dem Begriff „tanzende Patella"?

Antwort

Es handelt sich um ein Phänomen, welches bei der Untersuchung der Kniescheibe **infolge eines Gelenkergusses** entsteht. Dabei wird die Patella mit Daumen und Zeigefinger einer Hand fixiert, während der Zeigefinder der anderen Hand Druck auf das Sesambein ausübt. Bei einem Gelenkerguss bewegt sich die Patella deutlich nach dem Drücken.

Frage 459

Eine 43-jährige Patientin kommt zu Ihnen und klagt über Kopfschmerzen, Übelkeit und Erbrechen und halbseitigen Gesichtsschmerz. Was machen Sie?

Antwort

Zuerst überprüfe ich die **Herzfrequenz** und den **Blutdruck** und kontrolliere damit, ob die Patientin sich in einem Schockzustand befindet und in akuter Lebensgefahr schwebt.
Prüfer: Die Herzfrequenz ist 75 und der Blutdruck 140/90.
Ist kein akuter Schockzustand gegeben, beginne ich mit der **Anamnese**: Seit wann sind die Beschwerden? Wie ist der Allgemeinzustand? Gibt es bestimmte Krankheiten in der Familie? Besteht Gewichtsverlust? Besteht Atemnot? Wie sind der Stuhlgang und der Harnabgang?
Generell habe ich zwei Erkrankungen in Verdacht: **Meningitis**-Enzephalitis und **Glaukom**. Ich untersuche die Meningitis-Zeichen, wie das **Brudzinski-Zeichen**, das **Kernig-Zeichen** und das Lasègue-Zeichen.
Prüfer: Alle Zeichen sind negativ.
Ich untersuche die **Augäpfel**, indem ich beide Hände am Kopf des Patienten aufsetze und mit den Zeigefingern abwechselnd auf die Augäpfel drücke. Bei einem akuten Glaukom müsste der Bulbus **steinhart** sein.
Prüfer: Der Bulbus auf der schmerzhaften Gesichtshälfte ist hart.
Jetzt habe ich den Verdacht auf ein **akutes Glaukom** und rufe den **Notarzt**, da eine rasche Erblindung möglich ist.

Frage 460

Wie nehmen Sie eine i. m.-Injektion vor?

Antwort

In der Regel erfolgt eine intramuskuläre Injektion in die **Glutäalmuskeln**, d. h. in die Gesäßmuskeln. Dabei ist die **Hochstetter-Methode** am geeignetsten. Erfolgt die Injektion z. B. in die rechte Gesäßseite, dann lege ich meine linke Hand so auf den seitlichen Oberschenkel, dass die Handfläche den großen Rollhügel umschließt und der Zeigefinger in Richtung des vorderen oberen Darmbeinstachels zeigt. Die Injektion erfolgt bei gespreiztem Mittelfinger senkrecht in den Zwischenraum des Zeige- und Mittelfingers. Bevor ich den zu verabreichenden Stoff injiziere, erfolgt ein **kurzes Ansaugen**, um festzustellen, ob die Nadelspitze in einem Gefäß sitzt.
(Desinfektion siehe Frage Nr. 429 (S. 191))

! Merke
Erst aspirieren (ansaugen), dann injizieren.

Frage 461

Zeigen Sie uns am Beisitzer, wie Sie die wichtigsten Eigenreflexe untersuchen!

Antwort

Eine Auslösung des **Achillessehnenreflexes** erfolgt durch einen Schlag auf die Achillessehne bei einem abgewinkelten Bein. Am besten ist, der zu Untersuchende kniet und lässt dabei die Füße frei über eine Kante hinausragen. Als Reflexantwort ist eine Plantarflexion, also eine Beugung des Fußes in Richtung Fußsohle zu erwarten.
Der **Bizepssehnenreflex** wird durch einen Schlag auf die Bizepssehne ausgelöst. Der Patient sitzt und hat dabei den Unterarm locker auf seinen Oberschenkel gelegt. Mit dem Zeigefinger wird die Bizepssehne an der Vorderseite des Ellenbogens leicht angedrückt, dann erfolgt der Schlag mit dem Reflexhammer auf den angelegten Finger. Als Reflexantwort ist eine leichte Beugung des Unterarms zu erwarten.
Der **Patellarsehnenreflex** wird durch einen Schlag mit dem Reflexhammer auf die Sehne unterhalb der Kniescheibe ausgelöst. Der zu Untersuchende kann sitzen oder liegen; beim Liegen werden die Knie vom Untersucher mit dem Unterarm gestützt. Als Reflexantwort wird eine Kontraktion des Quadrizeps, des vierköpfigen Oberschenkelmuskels, mit oder ohne Streckbewegung des Unterschenkels erwartet.
Die Auslösung des **Radiusreflexes** erfolgt durch einen Schlag mit dem Reflexhammer auf die Seitenkante des distalen Speichenkopfs, die Hand muss dabei locker lie-

gen. Als Reflex ist eine leichte Beugung bzw. Zuckung im Ellenbogengelenk zu erwarten.
Die Auslösung des **Trizepssehnenreflexes** geschieht durch einen Schlag oberhalb des gebeugten Ellenbogens auf die Sehne des Musculus triceps brachii. Als Reflex ist eine leichte Streckung im Ellenbogengelenk zu erwarten

Merke
Die Reflexausübung der Eigenreflexe muss beherrscht werden!

Frage 462

Was verstehen Sie unter pathologischen Fremdreflexen?
Nennen Sie uns einen!

Antwort

Pathologische Fremdreflexe sind krankhafte Reflexe, die infolge einer **Schädigung des Zentralnervensystems** entstehen. Ein pathologischer Fremdreflex ist z. B. das **Babinski-Zeichen**, das im Säuglingsalter noch als physiologisch gilt. Die Auslösung erfolgt durch das Bestreichen des äußeren Fußsohlenrandes mit einem spitzen Gegenstand von der Ferse bis zum kleinen Zeh. Als positives Babinski-Zeichen werden eine Beugung der Großzehe zum Fußrücken und das Spreizen der Zehen angesehen. Dieses Zeichen tritt vor allem bei einer **Pyramidenbahnschädigung** auf, wie z. B. bei Verletzungen, Tumoren, Hirnschlag, Entzündungen, Multipler Sklerose, Vitamin-B_{12}-Mangel-Anämie und bei allen Komaformen.

Frage 463

Ein Patient kommt zu Ihnen mit Kopfschmerzen.
Was können Sie am Kopf alles ohne Geräte untersuchen?

Antwort

Ich kann die **Schädelkalotte** perkussieren, um evtl. Hinweise auf ein tumoröses Geschehen in den Schädelknochen zu bekommen. Ich muss die **Augenbulbi** per Daumendruck untersuchen, um ein akutes Glaukom auszuschließen. Ich kann die **Nervenaustrittspunkte** der drei Trigeminusäste palpieren, um Hinweise auf eine neurologische Schädigung zu bekommen, einmal am oberen Augenhöhlenrand, dann unterhalb des unteren Augenhöhlenrandes zur Nase hin und am Unterkiefer ungefähr auf Höhe der Mundwinkel. Im Weiteren kann ich die beiden **Stirnbeinhöhlen** und die **Kieferhöhlen** abklopfen, um den Verdacht auf eine Sinusitis zu erhalten. Ich muss den **Processus mastoideus**, den Warzenfortsatz hinter dem Ohr, abklopfen. Bei einer Mastoiditis, z. B. in Folge einer Otitis media, wäre das äußerst schmerzhaft.

Frage 464

Worum handelt es sich beim Glukose-Toleranztest?
Wie wird der Test durchgeführt?

Antwort

Das Ziel des Glukose-Toleranztestes ist die Ausschließung bzw. **Feststellung einer pathologischen Glukosetoleranz**. Man kann dies als Vorstufe eines **Diabetes mellitus Typ II** auffassen. Der Körper ist nach Aufnahme von Glukose nicht in der Lage den Blutzuckerspiegel in der Norm zu halten. Erst nach einiger Zeit sinkt der Blutzuckerspiegel allmählich wieder ab. Der Grund liegt in einer herabgesetzten Insulinempfindlichkeit der Zielzellen. Zur Durchführung dieser Untersuchung muss der Patient nüchtern sein, d. h. es darf **12 Stunden** vor dem Test **keine Nahrungsaufnahme** mehr erfolgen. Es erfolgt dann eine Blutentnahme zur **Blutzuckerbestimmung** und anschließend eine **orale Gabe von 75 g** Glukose. **Nach zwei Stunden** findet eine **erneute Blutzuckerbestimmung** statt. Im normalen Fall wäre der Blutzuckerwert nach 2 Stunden unter 140 mg/dl, bei einem Patienten mit pathologischer Glukosetoleranz liegt ein Blutzuckerwert über 140 mg/dl vor.

► **Tab. 3.1** Glukosetoleranz.

	Normale Glukose-toleranz	Pathologische Glukosetole-ranz	Diabetes mellitus
Normal-wert	ca. 80–120 mg/%		
Nüchtern-wert	< 100 mg/%	100–120 mg/%	> 120 mg/%
OGTT	< 140 mg/%	140–200 mg/%	> 200 mg/%

Frage 465

Welche Voraussetzung zur Durchführung des Glukose-Toleranztests kennen Sie?

Antwort

Der Patient darf **zwölf Stunden** vor der ersten Blutentnahme **keine Nahrung** mehr zu sich nehmen. Außerdem ist es wichtig, dass der Patient **gesund** ist, d. h. keine fieberhaften Infektionen aufweist. Eine Durchführung bei Frauen während der **Menstruation** ist **nicht geeignet**. Zusätzlich müssen **bestimmte Medikamente**, wie z. B. Glukokortikoide, Abführmittel, Diuretika und empfängnisverhütende Mittel drei Tage vor dem Test **abgesetzt werden**, falls möglich. Während der Wartezeit zwischen der ersten und zweiten Blutzuckerbestimmung soll der Patient im Wartezimmer sitzen bleiben.

Frage 466

Welcher Laborwert außer dem Blutzuckerwert ist bei Diabetes mellitus ebenfalls wichtig?

Antwort

Das glykosylierte Hämoglobin, **HbA_1**. Dieses mit Glukose gebundene Hämoglobin kommt physiologisch in geringen Mengen in den Erythrozyten vor. Die Werte dieses Glykohämoglobins sind bei Diabetikern in Abhängigkeit vom Blutzuckerspiegel erhöht, so dass eine Behandlungskontrolle über einen Zeitraum bis zu drei Monaten möglich ist.

Frage 467

Eine Mutter kommt mit ihrer 15-jährigen Tochter zu Ihnen. Sie macht sich Sorgen, dass ihre Tochter magersüchtig sei, weil sie in der letzten Zeit so stark abgenommen hätte.
Die Eigenanamnese ergibt: die Tochter hatte im letzten halben Jahr 3 grippale Infekte und erlitt einen Gewichtsverlust von 4 Kilogramm in den letzten 3 Monaten. Sie wirkt blass und ist oft müde. Der Stuhlgang ist normal, sie muss häufiger Wasser lassen.

Antwort

Aufgrund der Aussage „sie muss häufiger Wasser lassen" und der Tatsache, dass ein Gewichtsverlust nach einer Erkältungskrankheit aufgetreten ist, liegt die Vermutung nahe, dass es sich um einen **Diabetes juvenilis** handelt. Bei der routinemäßigen körperlichen Untersuchung dürfte sich kein auffälliger Befund zeigen. Um den Verdacht zu erhärten, muss der Blutzucker möglichst in nüchternem Zustand getestet werden. Dies geschieht mit einer dünnen Einstichnadel seitlich in die Fingerbeere. Ein Blutstropfen wird herausgedrückt und auf das Feld eines Blutzucker-Teststreifens gebracht. Danach wird der Wert abgelesen. Sollte sich der Verdacht bewahrheiten, müsste der Blutzuckerwert 180 mg/dl und größer sein.

Frage 468

Was können Sie am Herzen palpieren?

Antwort

Am Herzen kann ich normalerweise im fünften Zwischenrippenraum auf Höhe der Medioklavikularlinie die pulsierende Herzspitze fühlen. Sie ist verstärkt zu fühlen bei großer körperlicher Anstrengung, Fieber, Hypertonie, Hyperthyreose und während der Schwangerschaft. Bei einer **Linksherzinsuffizienz** kann ein nach **links außen unten verlagerter hebender Herzspitzenstoß** ermittelt werden, bei einer **Rechtsherzinsuffizienz** liegt der **Herzspitzenstoß verlagert nach links außen**.

Frage 469

Ein Patient kommt zu Ihnen in die Praxis und berichtet, dass er auf der rechten Thoraxseite heftige Schmerzen gehabt hätte. Diese wären vor allem atemabhängig gewesen. Er hätte versucht, so wenig wie möglich Atembewegungen

Antwort

Aufgrund der Anamnese habe ich den Verdacht auf eine Pleuritis, eine **Brustfellentzündung**. Die **atemabhängigen Schmerzen** weisen auf eine trockene Brustfellentzündung, eine **Pleuritis sicca** hin. Zu diesem Zeitpunkt hätte man möglicherweise ein Pleurareiben während der Auskultation hören können. Vermutlich ist jetzt eine

mit der rechten Brustseite auszuführen. Jetzt seien die Schmerzen mit einem Mal weg, dafür hätte er jetzt aber starke Atemnot bei der kleinsten körperlichen Anstrengung. Was machen Sie?

feuchte Brustfellentzündung mit einem **Pleuraerguss** eingetreten. Die Flüssigkeit im Pleuraspalt verdrängt die Lunge und kann je nach Volumen zur Atemnot führen.
Bei einem großen Erguss kann ich bei der Inspektion evtl. ein **Nachschleppen** der **betroffenen Thoraxseite** beobachten. Ich **untersuche** den Patienten im Sitzen mittels der **Perkussion**. Bei einem großen Pleuraerguss würde ich eine sog. **aufsteigende Dämpfung** zwischen der vorderen und hinteren Axillarlinie feststellen. Um sicherzugehen, dass es sich um eine Flüssigkeitsansammlung handelt, perkutiere ich den Patienten in einer **anderen Körperlage**, z. B. auf den Rücken. Bei einem Erguss müsste die Dämpfung ein anderes Ergebnis bringen.
Eine sichere Diagnose wird jedoch vom Arzt mittels Ultraschalluntersuchung, Röntgen und Pleurapunktion gestellt.

Frage 470

Welche Ursachen einer Pleuritis können Sie uns nennen?

Antwort

Eine **primäre Pleuritis ist selten**. Meist sind **andere Erkrankungen** dafür **verantwortlich**, z. B. **Pneumonie**, **Tumoren** in und außerhalb der Lunge, **Tuberkulose**, Lungeninfarkt oder **Herzinsuffizienz**. Aber auch Systemerkrankungen, wie z. B. Kollagenosen oder entzündliche Oberbaucherkrankungen können zur Brustfellentzündung führen.

Frage 471

Was verstehen Sie unter Kollagenosen?

Antwort

Es handelt sich um eine Reihe von **Autoimmunerkrankungen**, bei denen vor allem die **kollagenen Bindegewebsfasern** vom körpereigenen Abwehrsystem angegriffen werden. Die bekanntesten Krankheitsbilder sind **Lupus erythematodes** und **Sklerodermie**.

Frage 472

Ein Mann ruft Sie abends noch in Ihrer Praxis an, seiner Frau ginge es seit ein paar Stunden gar nicht gut, sie sei nicht mehr richtig ansprechbar. Er bittet Sie, unbedingt vorbeizukommen. Sie fahren hin. Die Frau liegt im Bett, hat trockene Haut und Bauchschmerzen. Wie verhalten Sie sich?

Antwort

Zuerst überprüfe ich, wie ausgeprägt die Bewusstseinsstörung ist. Handelt es sich um eine leichte Bewusstseinstrübung oder um eine stärkere wie bei der Somnolenz, bei der der Patient stark benommen, aber ansprechbar ist. Oder handelt es sich um Sopor, d. h. der Patient ist nur noch durch stärkste Reize zu wecken, oder handelt es sich tatsächlich um einen Komazustand, bei dem der Patient auch durch stärkste Reize keine Reaktion mehr zeigt?

Prüfer: Sie ist sehr benommen, aber noch nicht bewusstlos. Die Benommenheit sei immer schlimmer geworden.
Ich überprüfe die **Atmung**, den **Puls** und messe den **Blutdruck**.
Prüfer: Die Atmung ist tief und regelmäßig, die Herzfrequenz ist 130 und der Blutdruck 110/70.
Es handelt sich um einen Notfall. Ich rufe den Notarzt. Die Patientin befindet sich in einem **Schockzustand**. Eine **Schocklagerung** ist angebracht, dass heißt Flachlagerung des Körpers und die Beine leicht anheben. Allerdings ist diese Lagerung bei einem Herzinfarkt oder beim Lungenödem kontraindiziert. Diese Krankheiten sollten vorher ausgeschlossen werden bzw. wäre es vorteilhaft zu wissen um welchen Schock es sich hier handelt. Sind bei der Patientin die **Halsvenen gestaut**?
Prüfer: Nein, eine Jugularisstauung ist nicht vorhanden.
Ich drücke leicht auf die **Augäpfel**, sind sie **weich**? Riecht die Patientin nach **Azeton**?
Prüfer: Die Augäpfel sind weich, ein Geruch ist nicht festzustellen.
Ich habe trotzdem den Verdacht, dass es sich um eine **Diabetikerin** handelt und frage ihren Mann danach.
Prüfer: Die Patientin sei Diabetikerin.
Unabhängig von der Komaform lege ich einen **venösen Zugang**.

Frage 473

Wie nehmen Sie eine Blutentnahme vor?
(Die notwendigen Materialien werden in ein Spritzentablett oder eine Nierenschale gelegt: Stauschlauch, Desinfektionsmittel, sterile Tupfer, Spritze, 1er-Kanüle, Pflaster)

Antwort

Zunächst frage ich den Patienten um die **Erlaubnis** einer Blutentnahme. Außerdem erkundige ich mich, ob eine **Bluterkrankheit** vorliegt bzw. ob er **Marcumar-Patient** ist oder ob er zurzeit **ASS** (Acetylsalicylsäure) oder sonstige blutverdünnende Mittel einnimmt. Der Patient darf sich hinlegen, im Sitzen kann eine Blutentnahme auch durchgeführt werden. Zur **Händedesinfektion** benötige ich 80 %-igen Äthylalkohol oder 70 %-igen Isopropylalkohol oder ein anderes vom Robert-Koch-Institut zugelassenes Desinfektionsmittel. Falls erforderlich, werden danach die Hände mit Wasser und Seife abgewaschen.
Für die Blutentnahme brauche ich eine 2-ml-Spritze und eine großvolumige Kanüle, eine 1er (gelbe Farbe 0,9 × 40 mm). Die Plastikverpackung der Kanüle wird eröffnet und in der Verpackung liegen gelassen, dann wird die Spritze an dem Stempel aus der Verpackung herausgenommen und auf die Kanüle gesteckt. Dabei wird jeglicher Kontakt der Einsteckseite zur Kanüle mit kontaminierten Gegenständen oder dem Körper vermieden.

Bei der **Hautdesinfektion** des Patienten wird das Gebiet der Einstichstelle am Ellenbogen mit 80%-igem Äthylalkohol oder 70%-igem Isopropylalkohol oder mit einem anderen vom Robert-Koch-Institut zugelassenen Desinfektionsmittel desinfiziert. Dabei kann ich die **Wisch-** oder **Sprühmethode** anwenden. Bei der Wischmethode wird ein steriler Tupfer in konzentrischen Kreisen um die Punktionsstelle von innen nach außen für ca. 30 Sekunden lang gerieben, während bei der Sprühmethode eine Sprühlösung aus einer zugelassenen handelsüblichen Lösung auf die Punktionsstelle aufgetragen wird, um dann mit der Punktion ein bis zwei Minuten zu warten.

Sind die Venen in der Ellenbeuge nicht deutlich sichtbar, so muss vor der Hautdesinfektion die **geeignete Vene gesucht werden**. Dazu wird der Stauschlauch oberhalb der Ellenbeuge angelegt und angezogen, dabei lasse ich zwei Finger zwischen Haut und Stauschlauch und ziehe sie erst nach dem Anziehen heraus, damit es nicht kneift. Jetzt prüfe ich, ob der **Radialispuls noch fühlbar** ist, um sicher zu sein, dass nur die Venen gestaut sind. Im Anschluss daran suche ich in der Ellenbeugengegend auf der Daumenseite die **Vena cephalica** oder die **Vena mediana cubiti**, die sich eher in der Ellenbeugenmitte befindet. Ich prüfe, ob sie nicht pulsiert. Wenn die geeignete Vene gefunden ist, wird der Stauschlauch noch einmal geöffnet, um die Desinfektion vorzunehmen.

Der Stauriemen wird erneut angezogen und jetzt erfolgt die Punktion. Dabei wird die Nadel **im 30°-Winkel** mit der **angeschliffenen Seite nach oben** in die Vene eingeführt und das erforderliche Venenblut aufgezogen. Der Stauriemen wird aufgemacht und dann die Nadel schnell herausgezogen; im selben Augenblick wird ein vorher bereitgestellter Tupfer auf die Injektionsstelle gegeben und der Patient gebeten, diesen für eine kurze Zeit auf die Punktionsstelle gedrückt zu halten, um so einer Hämatombildung vorzubeugen. Dann ein Pflaster draufkleben.

Frage 474

Wie entsorgen Sie die Abfälle der Blutentnahmen-Injektion?

Antwort

Diese Abfälle müssen **getrennt** gesammelt werden und können dann zusammen mit dem Hausmüll entsorgt werden. Bei den Nadeln ist es jedoch wegen der Verletzungsgefahr nötig, sie noch einmal getrennt in einem **Spritzencontainer** zu sammeln.

Antwort

Ich beginne mit der Eigen- und Familienanamnese: Welche Erkrankungen bestanden früher oder bestehen noch? Werden Medikamente eingenommen? Welche Krankheiten kommen in der Familie vor?
Dann fahre ich mit der **Anamnese** der vegetativen Funktion fort: Wie ist der Allgemeinzustand? Wie ist der Appetit? Besteht Gewichtsverlust? Besteht Atemnot? Wie sind der Stuhlgang und der Harnabgang? Wie ist der Schlaf? Besteht Nachtschweiß?
Prüfer: Die Anamnese ergibt nichts. Der Patient fühlt sich eher krank und schwitzt auch nachts.
Das geschwächte Abwehrsystem und nächtliche Schwitzen geben bei mir den Verdacht auf eine **maligne Erkrankung**. Ich beginne die **körperliche Untersuchung** der Lungen und des Herzens. Dabei inspiziere ich, gibt es irgendwelche **augenscheinliche Veränderungen**? Ich palpiere Brust- und Bauchraum und untersuche die **Lymphknotenregionen** am Kopf, Hals, unter den Achseln und an der Leistenbeuge.
Prüfer: Die Lymphknoten sind generalisiert tastbar. Sie sind miteinander verbacken und schmerzlos, außerdem sind Kratzeffloreszenzen sichtbar.
Ich denke an eine **chronische lymphatische Leukämie**. Diese befällt meist Männer im fortgeschrittenen Alter und geht mit Leistungsminderung, Infektanfälligkeit, Fieber, Juckreiz, Nachtschweiß, Hauterscheinungen und Hauteinblutungen einher. Typisch ist die generalisierte Lymphknotenschwellung.

Frage 475

Ein 63-jähriger Mann kommt in Ihre Praxis. Er berichtet, er hätte vor 2–4 Wochen kurz eine Grippe erlitten. Er habe auch Fieber gemessen und die Temperatur läge bei 38,3 °C. Jetzt würde er sich schlapp fühlen.
Wie gehen Sie vor?

Antwort

Eine erhöhte **alkalische Phosphatase** lässt vor allem auf ein Geschehen in den Gallenwegen oder auf Erkrankungen des Knochens denken, z. B. Knochenmetastasen. Dadurch, dass **Bilirubin** nicht erhöht ist, liegt der Verdacht auf eine Knochenerkrankung nahe. Ein **Hämoglobin**-Wert von 11 g/dl zeigt eine Anämie an, normal ist der Wert bei Frauen 12–16 und bei Männern 14–18. Eine **normozytäre** Anämie weist auf eine Blutungsanämie hin. Die Erhöhung der **Amylasen** und **Lipasen** zeigt allerdings ein Geschehen in der Bauchspeicheldrüse an. Ich tippe auf ein blutendes Pankreaskopfkarzinom mit Metastasenbildung in den Knochen.

Frage 476

Ich gebe Ihnen jetzt einmal ein paar Werte:
alkalische Phosphatase erhöht, Bilirubin ohne Befund, Transaminasen ohne Befund, Amylasen und Lipasen erhöht, Hb 11, normozytär, Leukozyten 9000, BSG stark erhöht. Welchen Verdacht haben Sie?

Frage 477

Ein Mann kommt zu Ihnen in die Praxis und klagt über Missempfindungen an der Innenseite der Oberschenkel und über Harninkontinenz.

Antwort

Das ist ein **Notfall**! Der Verdacht liegt nahe, dass es sich um ein **Kaudasyndrom** handelt. Das ist ein **medialer Bandscheibenvorfall**, bei dem die Bandscheibe in den Wirbelkanal eintritt und die Cauda equina verletzt. Dabei kommt es zur Bildung einer typischen **Reithosenanästhesie**. Das sind Schmerzen und Sensibilitätsstörungen vor allem an den Innenseiten der beiden Oberschenkel. Häufig kommt es dabei auch zu **unfreiwilligem Harn- und Stuhlabgang**.

Frage 478

Eine Mutter kommt mit ihrem 13-jährigen Sohn, der auf dem Weg zur Praxis mit dem Fahrrad gestürzt ist und jetzt von akuten einseitigen Hodenschmerzen berichtet. Er hätte sich aber nicht den Hoden gestoßen, die Schmerzen seien kurz nach dem Unfall aufgetreten. Zudem leide er seitdem unter Übelkeit. Wie verhalten Sie sich?

Antwort

Der Verdacht liegt nahe, dass es sich um einen **Notfall** handelt, möglicherweise um eine **Hodentorsion**, eine Hodenverdrehung. Am häufigsten sind davon Jungen in der Pubertät betroffen. Ich **inspiziere** den betroffenen **Hoden**, wie sieht er aus?

Prüfer: Der Hoden ist leicht geschwollen, der Hodensack deutlich gerötet. Es besteht ein Hodenhochstand.

Ich **lagere** den betroffenen **Hoden** mit einer Hand **hoch** und erkundige mich, ob die Schmerzen abklingen.

Prüfer: Nein, es wird eher schlimmer. Was machen Sie da?

Man nennt dies das **Prehn-Zeichen**. Bei einer Schmerzverschlimmerung bei Hochlagerung des Hodens besteht der dringende Verdacht auf eine Hodentorsion. Aber auch wenn die Schmerzen gleich geblieben wären, die klinischen Zeichen, die Sie schildern, zeigen deutlich eine Hodenverdrehung an. Verringerte Schmerzen nach Hochlagerung des Hodens sind nicht typisch für eine Hodentorsion, sie sprechen eher für eine Nebenhodenentzündung.

Frage 479

Ein bekannter Diabetiker ist bei Ihnen zur wöchentlichen Sprechstunde und kippt plötzlich vom Stuhl. Was machen Sie?

Antwort

Ich spreche ihn laut an, um mich zu vergewissern, dass er **bewusstlos** ist und überprüfe dabei die Atmung.

Prüfer: Er reagiert nicht, die Atmung ist deutlich vorhanden.

Der Patient muss in die **stabile Seitenlage** gebracht werden. Ich alarmiere den Notdienst. Bei einem Diabetiker, welcher plötzlich bewusstlos wird, habe ich generell den Verdacht auf **Herzinfarkt** oder **hypoglykämischen Schock**. Ich stelle den Blutdruck und Puls fest, sind evtl. Stauungszeichen an der großen Halsvene festzustellen oder vernehme ich Rasselgeräusche über der Lunge?

Prüfer: Der Blutdruck beträgt 100/60, die Herzfrequenz 70. Eine gestaute Halsvene ist nicht festzustellen, Rasselgeräusche sind auch nicht zu hören.
Ich messe den **Blutzuckerwert**.
Prüfer: Der Blutzuckerwert beträgt 32 mg/dl.
Ich **injiziere** 20–30 ml einer 5 %igen **Glukoselösung** in eine große Vene.

Frage 480

Eine Mutter ruft bei Ihnen an und möchte, dass Sie zu einem Hausbesuch kommen. Ihr 4-jähriges Kind hätte 39 °C Fieber.
Wie verhalten Sie sich?

Antwort

Bevor ich zum Hausbesuch fahre, muss ich der Mutter einige wichtige Fragen stellen: Hat das Kind zusätzlich Durchfall, hat **noch jemand in der Familie** oder der Umgebung die gleichen Anzeichen, **besteht** ein **Hautausschlag**?
Prüfer: Kein Durchfall, kein Ausschlag, keiner in der Familie ist krank. Warum fragen Sie das?
Ich möchte herausfinden, ob es sich möglicherweise um eine **akute infektiöse Gastroenteritis** handelt oder um eine **ansteckende Kinderkrankheit**, z. B. Masern. Diese Krankheiten darf ich als Heilpraktiker gemäß § 24 des Infektionsschutzgesetzes nicht behandeln.
Ich fahre zu der Mutter nach Hause. Ich stelle den **Blutdruck** und **Puls** fest, ich untersuche die **Exsikkose**- und die **Meningismus-Zeichen**. Wie lange bestehen die Symptome, ist das Fieber gleich hoch? Gibt es andere Symptome, z. B. Gewichtsverlust?
Prüfer: Der Blutdruck beträgt 90/60, der Puls 110. Exsikkose- und Meningismus-Zeichen gibt es keine. Das Fieber besteht seit drei Tagen konstant. Keine weiteren Symptome.
Ich fange mit der Untersuchung an: Ich schaue in die **Mundhöhle** und in den **Rachen**, klopfe die **Nasennebenhöhlen** und die Trigeminusaustrittspunkte ab, inspiziere den **Gehörgang** mittels eines Otoskops und untersuche die **Lymphknoten** im Bereich des Kopfes und Halses nach Schwellungen. Irgendwelche Befunde?
Prüfer: Keine Befunde, alles neutral.
Ich untersuche die Lymphknoten im Bereich des Schlüsselbeins, der Achselhöhle und in der Leistenbeuge.
Prüfer: Kein Befund.
Ich untersuche die **Lunge** und das **Herz** mittels Auskultation, Perkussion und Palpation.
(Untersuchung Lunge siehe Frage Nr. 430 (S. 192), 432 (S. 193), Untersuchung Herz siehe Frage Nr. 454 (S. 204), 468 (S. 210))
Prüfer: Kein Befund.

Ich untersuche den **Bauchraum**, zuerst palpiere ich die **Leber** und die **Milz** nach Vergrößerung, Dann palpiere ich den Bauchraum nach den Quadranten ab. Bei dieser Untersuchung der Gedärme möchte ich feststellen, ob Resistenzen oder Schwellungen zu fühlen sind, ob die Palpation schmerzhaft ist und ob bei der Untersuchung eine Abwehrspannung der Bauchmuskulatur auftritt.
Prüfer: Alles in Ordnung, außer im rechten Oberbauch, dort gibt es einen Druckschmerz, aber keine fühlbare Resistenz.
Ich klopfe die **Nierenlager** ab und frage, ob das Wasserlassen schmerzhaft ist.
Prüfer: Das linke Nierenlager schmerzt bei der Perkussion, das Harnverhalten ist normal.
Ich untersuche den Harn mittels **Harnteststreifen**, z. B. mit dem Combur-10-Test
Prüfer: Leukozyten und Nitrit sind positiv.
Ich schicke das Kind zum **Arzt** mit dem **Verdacht** auf einen **Harnwegsinfekt**, möglicherweise einer Nierenbeckenentzündung.

Frage 481

Ein 40-jähriger Geschäftsmann kommt zu Ihnen und berichtet von einem grippalen Infekt vor einigen Wochen, den er nicht mehr loswird. Im Gegenteil, es werde immer schlimmer, jetzt hätte er wieder Fieber und käme kaum noch hoch.
Was machen Sie?

Antwort

Ich beginne mit der **Anamnese**: War der Mann vor einigen Wochen verreist? Wie ist der Appetit, besteht Gewichtsverlust, wie ist der Stuhlgang und das Harnverhalten?
Prüfer: Der Mann war nicht verreist. Gewichtsverlust besteht nicht, aber Appetit ist schlecht. Stuhlgang und Harnverhalten sind normal.
Gibt es irgendetwas **Auffälliges**, das ich bei dem Patienten **sehen** kann, z. B. eine gelbe Haut, weiße Schleimhäute, Pulsationen am Hals, Hautblutungen oder andere Hautveränderungen?
Prüfer: Nein, keine Auffälligkeiten.
Ich beginne mit der **Untersuchung**: Ich inspiziere Mund- und Rachenhöhle, klopfe die Nasennebenhöhlen ab, untersuche die Ohren und die Lymphknoten im Hals- und Kopfbereich.
Prüfer: Kein Befund.
Ich untersuche die **Lunge** und das **Herz**. Gibt es Auffälligkeiten?
Prüfer: Der Patient ist tachykard und Sie hören ein Systolikum.
Ein Systolikum könnte man hören bei einer **Stenose der Taschenklappen** und bei einer **Insuffizienz der Segelklappen**. Das Herzgeräusch könnte aber auch infolge der Tachykardie entstanden sein. Wie auch immer, die Ver-

mutung liegt nahe, dass die Herzklappen durch den Infekt in Mitleidenschaft gezogen worden sind. Es könnte sich also um eine **postinfektiöse Endokarditis** handeln. Das muss kardiologisch abgeklärt werden. Ich schicke den Patienten umgehend ins Krankenhaus.

Frage 482

Ein 12-jähriger Junge stürzt auf dem Gehsteig vor Ihrer Praxis mit seinem Fahrrad zu Boden. Was machen Sie?

Antwort

Ich begebe mich zu der Unfallstelle, spreche den Jungen an, um seine **Bewusstseinslage** zu **überprüfen** und kontrolliere, ob Hautverletzungen vorliegen.
Prüfer: Der Junge ist klar bei Bewusstsein und kann sich frei bewegen. Er hat sich das Knie aufgeschürft. Die Wunde ist dreckig.
Ich bringe ihn erst einmal in meine Praxis. Bevor ich die Wunde provisorisch versorge, untersuche ich, ob **Schädelverletzungen** vorliegen. Ist er mit dem Kopf aufgeschlagen? Ich palpiere vorsichtig die **Milz**. Sind dabei Schmerzen auffällig?
Prüfer: Es liegen keine Schädelverletzungen vor. Die Milzpalpation ist nicht schmerzhaft. Warum haben Sie die Milz untersucht?
Ich möchte den Verdacht auf eine **zweizeitige Milzruptur** ausschließen. Wenn ich sicher bin, dass keine Verletzungen und Zeichen vorliegen, die den Verdacht auf einen Notfall geben, kümmere ich mich um die Wunde. Ich frage nach der **Tetanus-Impfung**. Wenn der Tetanus-Schutz abgelaufen ist, muss vom Arzt die Impfung aufgefrischt werden. Ich **spüle die Wunde** vorsichtig mit Ringerlösung oder Wasserstoffperoxid aus. Ich verbinde die Wunde provisorisch, gebe evtl. noch Betaisodona-Salbe auf die Wunde und schicke den Jungen umgehend zu seinem **Hausarzt** zur weiteren professionellen Behandlung.

Frage 483

Eine Mutter kommt mit ihrer 4-jährigen Tochter in Ihre Praxis. Die Mutter berichtet, ihr Kind leide unter Augenjucken und die Nase würde „laufen“. Es wäre ein klares Nasensekret.
Wie behandeln Sie?

Antwort

Ich beginne mit der Anamnese. Seit wann bestehen diese Symptome? Ist irgendetwas Bestimmtes zu diesem Zeitpunkt der Auslösung passiert? Ist der Mutter ein Ausschlag beim Kind bekannt? Sind Allergien beim Kind oder in der Familie bekannt? Hat das Kind noch andere Symptome? Hat das Kind Atemnot? Ist etwas auffällig mit der Verdauung bzw. mit dem Stuhl oder mit dem Wasserlassen? Hat das Kind Appetit? Besteht Gewichtsverlust? Bekommt das Kind Medikamente?
Prüfer: Die Symptome bestehen seit einer Woche. Das Kind hatte als Säugling Milchschorf. Der Bruder der Mutter hat

Asthma bronchiale. Das Kind scheint der Mutter manchmal etwas kurzatmig. Sonst sind der Mutter keine weiteren Symptome bekannt. Das Kind hat guten Appetit und nimmt zu.
Ich habe den Verdacht auf ein allergisches Geschehen und beginne mit der körperlichen Untersuchung. Gibt es irgendwelche Auffälligkeiten, die ich bei der Inspektion des Kindes erkennen kann?
Prüfer: Nein, keine Auffälligkeiten!
Ich untersuche zuerst die Lunge mittels der Auskultation.
Prüfer: Sie hören einen exspiratorischen Stridor!
Der Stridor gibt mir den Verdacht auf ein obstruktives Geschehen in den unteren Atemwegen. Ich habe den Verdacht auf Asthma bronchiale! Nach der Beendigung der weiteren Untersuchung von Abdomen, Hals und Ohren schicke ich das Kind zum Kinderarzt. Das Kind benötigt für eventuelle Notfälle ein Asthmaspray. Danach würde ich dem Kind und auch der Mutter eine homöopathischen Konstitutionsbehandlung empfehlen.

Frage 484

Eine 30-jährige Frau kommt zu Ihnen in die Praxis und berichtet von Fieber und Bauchschmerzen.

Antwort

Wie hoch ist das Fieber und seit wann besteht es? Ich möchte erst einmal ausschließen, ob hier nicht ein Notfall vorliegt.
Prüfer: Seit einem Tag. Sie hat heute Morgen 38,7 °C gemessen. Nein, das ist kein Notfall!
Dann mache ich erst die komplette Anamnese und beginne dann mit der körperlichen Untersuchung. Wo und wie sind die Bauchschmerzen? Hat sie Durchfall, Übelkeit, Erbrechen? Haben noch andere in ihrem Umkreis diese Probleme? Hat sie irgendetwas Ungewöhnliches gegessen? Hat sie eine allergische Bereitschaft? Ist ein Ausschlag bekannt? War sie im Ausland? Nimmt sie Medikamente? Hat sie Beschwerden beim Wasserlassen? Hat sie Atemnot bei Belastung?
Prüfer: Die Bauchschmerzen sind v. a. im linken Oberbauch drückend. Sie hat einmal leichten Durchfall gehabt und ihr ist ein bisschen übel. Kopfschmerzen hätte sie auch. Sie kennt keinen in ihrem Umkreis, der von solchen Beschwerden berichtet. Sie ist keine Allergikerin, war nicht im Ausland und nimmt auch keine Medikamente. Atemnot hat sie nicht und Beschwerden beim Wasserlassen sind ihr nicht aufgefallen.
Gibt es irgendwelche Auffälligkeiten, die ich bei der Inspektion der Frau erkennen kann?
Prüfer: Nein, keine Auffälligkeiten!
Ich messe den Blutdruck und den Puls.

Prüfer: Nicht auffällig, Puls leicht erhöht wegen des Fiebers.
Ich palpiere die Lymphknoten am ganzen Körper, inspiziere den Mund-Rachen-Raum und die Schilddrüse.
Prüfer: Es gibt keine Auffälligkeiten.
Ich untersuche die Lunge und das Herz mittels Auskultation, Perkussion und Palpation.
Prüfer: Ohne Befund.
Ich palpiere die Leber, die Milz, die vier Bauchquadranten.
Prüfer: Ohne Befund.
Ich klopfe die Nierenlager ab.
Prüfer: Die Nierenlager sind schmerzhaft!
Ich untersuche ihren Urin mittels des Kombur-10-Tests.
Prüfer: Was würden Sie erwarten?
Nitrit und Leukozyten positiv. Ich habe den Verdacht auf eine Pyelonephritis, eine Nierenbeckenentzündung. Ich schicke die Frau zum Facharzt!

Frage 485

Ein 63-jähriger Mann berichtet von Erektionsproblemen und Krämpfen und Kribbeln in beiden Beinen. Bei der Inspektion können Sie deutlich Übergewicht und einen roten Kopf feststellen. Was machen Sie?

Antwort

Diese Schilderungen von Ihnen lassen mich sofort an Diabetes mellitus Typ II denken. Der rote Kopf weist auf eine Hypertonie hin und die Missempfindungen gepaart mit den Erektionsstörungen auf eine Polyneuropathie. Ich nehme eine ausführliche Anamnese vor, messe den Blutdruck und untersuche den Patienten von Kopf bis Fuß vollständig. Aber selbst wenn die Untersuchung keine weiteren Befunde zeigt, muss ich den Patienten zur Untersuchung auf Diabetes mellitus Typ II zum Arzt schicken.
Prüfer: Wie können Sie Diabetes mellitus Typ II feststellen?
Ich untersuche den Blutzucker vor Ort.
Prüfer: 155 mg/dl.
Hat der Patient gerade gegessen?
Prüfer: Vor zwei Stunden.
Das bestätigt meinen Verdacht auf Diabetes mellitus. Der Patient kann von mir zu einem OGTT, einem oralen Glukosetoleranztest, morgens nüchtern, bestellt werden. Davor darf der Patient mindestens 10 Stunden lang nichts gegessen haben. Sollte der Nüchternblutzuckerwert über 120 mg/dl betragen, brauche ich den Test nicht durchzuführen, da dieser Wert als diabetogen betrachtet werden kann. Die Symptome dieses Patienten geben mir aber von vornherein einen so dringenden Verdacht, dass es mir lieber wäre, der Patient würde sich gleich im Krankenhaus auf mögliche Verschlusskrankheiten oder andere diabetische Spätfolgen untersuchen lassen.

Frage 486

Ein 59-jähriger Schreinermeister kommt zu Ihnen und berichtet über zunehmende Rückenschmerzen während der Arbeit.
Er möchte von Ihnen eingerenkt werden.

Antwort

Zuerst muss ich den Patienten untersuchen bzw. einen Notfall ausschließen. Wo genau am Rücken sind die Schmerzen und bestehen auch jetzt Schmerzen?
Prüfer: Die Rückenschmerzen sind direkt zwischen den Schulterblättern. Der Patient ist jetzt beschwerdefrei.
Erzählen Sie mir genau, wann die Rückenschmerzen auftreten. Wie ist Ihr Befinden dann?
Prüfer: Die Rückenschmerzen treten auf, wenn der Patient sich körperlich betätigt. Er muss dann innehalten und sich hinsetzen. Sein Puls würde rasen und sein Mitarbeiter hätte behauptet, er würde ganz blass aussehen. Nach einer Weile verschwinden die Beschwerden völlig.
Gibt es Hinweise auf eine Herzerkrankung? Hat der Patient Bluthochdruck?
Prüfer: Dem Patient ist eine Hypertonie bekannt (150/95), die er aber nicht medikamentös behandelt.
Ich kann noch die Anamnese vervollständigen und eine komplette körperliche Untersuchung vornehmen, habe aber jetzt schon den Verdacht auf eine stabile Angina pectoris. Der Patient leidet wahrscheinlich unter einer koronaren Herzkrankheit. Er muss vom Arzt untersucht und behandelt werden, z. B. mit Nitroglyzerin. Ich kläre den Patienten auf, dass er dringend körperliche Belastung, reichliche Mahlzeiten und Kälte meiden soll und sich umgehend vom Kardiologen untersuchen lassen muss.

Teil 4
Anhang

Paragraphen 6 und 7 des Infektionsschutzgesetzes (IFSG)

§ 6

Meldepflichtige Krankheiten

(1) Namentlich ist zu melden:

1. der Krankheitsverdacht, die Erkrankung sowie der Tod an
   a) Botulismus
   b) Cholera
   c) Diphtherie
   d) humaner spongiformer Enzephalopathie (außer familiär-hereditärer [*erblicher*] Formen)
   e) akuter Virushepatitis
   f) enteropathischem hämolytisch-urämischem Syndrom (HUS)
   g) virusbedingtem hämorrhagischen Fieber
   h) Masern
   i) Meningokokken-Meningitis oder -Sepsis
   j) Milzbrand
   k) Mumps
   l) Pertussis
   m) Poliomyelitis (als Verdacht gilt jede akute schlaffe Lähmung, außer wenn traumatisch bedingt)
   n) Pest
   o) Röteln einschließlich Rötelnembryopathie
   p) Tollwut
   q) Typhus abdominalis/Paratyphus
   r) Varizellen
   s) sowie die Erkrankung und der Tod an einer behandlungsbedürftigen Tuberkulose, auch wenn ein bakteriologischer Nachweis nicht vorliegt,
2. der Verdacht auf und die Erkrankung an einer mikrobiell bedingten Lebensmittelvergiftung oder an einer akuten infektiösen Gastroenteritis, wenn
   a) eine Person betroffen ist, die eine Tätigkeit im Sinne des § 42 Abs. 1 ausübt,
   b) zwei oder mehr gleichartige Erkrankungen auftreten, bei denen ein epidemischer Zusammenhang wahrscheinlich ist oder vermutet wird
3. der Verdacht einer über das übliche Ausmaß einer Impfreaktion hinausgehenden gesundheitlichen Schädigung
4. die Verletzung eines Menschen durch ein tollwutkrankes, -verdächtiges oder ansteckungsverdächtiges Tier sowie die Berührung eines solchen Tieres oder Tierkörpers,
5. soweit nicht nach den Nummern 1 bis 4 meldepflichtig, das Auftreten
   a) einer bedrohlichen Krankheit oder
   b) von zwei oder mehr gleichartigen Erkrankungen, bei denen ein epidemischer Zusammenhang wahrscheinlich ist oder vermutet wird
   c) wenn dies auf eine schwerwiegende Gefahr für die Allgemeinheit hinweist und Krankheitserreger als Ursache in Betracht kommen, die nicht in § 7 genannt sind. (*Bis hier hin muss der HP melden.*)

(2) Dem Gesundheitsamt ist über die Meldung nach Absatz 1 Nr. 1 hinaus mitzuteilen, wenn Personen, die an einer behandlungsbedürftigen Lungentuberkulose leiden, eine Behandlung verweigern oder abbrechen. (*Muss der Arzt melden, nicht der HP.*)

(3) Dem Gesundheitsamt ist unverzüglich das gehäufte Auftreten nosokomialer Infektionen, bei denen ein epidemischer Zusammenhang wahrscheinlich ist oder vermutet wird, als Ausbruch nicht namentlich zu melden. (*Muss der Arzt melden, nicht der HP.*)

Gemäß § 15 des IFSG (Anpassung der Meldepflicht an die epidemische Lage) sind folgende Infektionskrankheiten theoretisch vom Heilpraktiker zu melden: Aviäre Influenza (Vogelgrippe), SARS (schweres akutes respiratorisches Syndrom), eine schwer verlaufende CDAD (Clostridium-difficile-assoziierte Diarrhoe).

Gemäß § 15 des IFSG (Anpassung der Meldepflicht an die epidemische Lage) fallen folgende Infektionskrankheiten für den Heilpraktiker unter das Behandlungsverbot: Neue Grippe (Schweinegrippe), MRSA (Methicillin-resistenter Staphylococcus aureus).

§ 7

Meldepflichtige Nachweise von Krankheitserregern *(gilt nicht für den HP)*

(1) Namentlich ist bei folgenden Krankheitserregern, soweit nicht anders bestimmt, der direkte oder indirekte Nachweis zu melden, soweit die Nachweise auf eine akute Infektion hinweisen:

1. Adenoviren
2. Bacillus anthracis
3. Bordetella pertussis, Bordetella parapertussis
4. Borrelia recurrentis
5. Brucella species
6. Campylobacter species, darmpathogene
7. Chlamydia psittaci
8. Clostridium botulinum oder Toxinnachweis
9. Corynebacterium diphtheriae, Toxin bildend
10. Coxiella burnetii
11. Cryptosporidium species, humanpathogene
12. Ebolavirus
13. a) Escherichia coli, enterohämorrhagische Stämme (EHEC)
    b) Escherichia coli, sonstige darmpathogene Stämme
14. Francisella tularensis
15. FSME-Virus
16. Gelbfiebervirus
17. Giardia lamblia
18. Haemophilus influenzae
19. Hantaviren
20. Hepatitis-A-Virus
21. Hepatitis-B-Virus
22. Hepatitis-C-Virus; Meldepflicht für alle Nachweise, soweit nicht bekannt ist, dass eine chronische Infektion vorliegt
23. Hepatitis-D-Virus
24. Hepatitis-E-Virus
25. Influenzaviren
26. Lassavirus
27. Legionella species
28. Leptospira species, humanpathogene
29. Listeria monocytogenes
30. Marburgvirus
31. Masernvirus
32. Mumpsvirus
33. Mycobacterium leprae
34. Mycobacterium tuberculosis/africanum, Mycobacterium bovis
35. Neisseria meningitidis
36. Norovirus (Norwalkähnliches Virus)
37. Poliovirus
38. Rabiesvirus
39. Rickettsia prowazekii
40. Rotavirus
41. Rubellavirus
42. Salmonella paratyphi
43. Salmonella typhi
44. Salmonella, sonstige
45. Shigella species
46. Trichinella spiralis
47. Varizella-Zoster-Virus
48. Vibrio cholerae O 1 und O 139
49. Yersinia enterocolitica, darmpathogene
50. Yersinia pestis
51. andere Erreger hämorrhagischer Fieber

(2) Namentlich sind in dieser Vorschrift nicht genannte Krankheitserreger zu melden, soweit deren örtliche und zeitliche Häufung auf eine schwerwiegende Gefahr für die Allgemeinheit hinweist.

(3) Nicht namentlich ist bei folgenden Krankheitserregern der direkte oder indirekte Nachweis zu melden:

1. Treponema pallidum
2. HIV
3. Echinococcus species
4. Plasmodium species
5. Toxoplasma gondii (Meldepflicht nur bei konnatalen Infektionen)

Fragenverzeichnis

Im Fragenverzeichnis sind alle Fragen und Zusatzfragen nach Nummern sortiert aufgeführt. Es eignet sich als Checkliste zur Wiederholung vor der Prüfung.

▸ **Tab. 5.1** Fragenverzeichnis.

Nr.	Frage
Teil I – Anatomie, Physiologie und Hygiene	
1.	Wie ist die Funktion und Aufgabe der Venenklappen?
2.	Wie wirkt die Muskelpumpe?
3.	Wirkt die Muskelpumpe auch im Stehen?
4.	Was sind Herztöne?
5.	Wo sind die beiden Herztöne am deutlichsten zu hören?
6.	Was sind essenzielle Fettsäuren?
7.	Warum werden Fette im Körper als Energiespeicher benutzt?
8.	Wo befindet sich das Zungenbein?
9.	Welche Aufgabe übernimmt das Zungenbein?
10.	Wo befindet sich die Hypophyse?
11.	Welche Hormone werden im Hypophysenvorderlappen produziert? Schildern Sie deren Funktion im Körper!
12.	Was sind Eigen- und Fremdreflexe? Unterscheiden Sie!
13.	Welche Eigenreflexe kennen Sie?
14.	Finden Sie Natrium außerhalb oder innerhalb der Zelle? Was hat das mit der Spannung an der Zellmembran zu tun?
15.	Wo wird Erythropoetin hergestellt und welche Bedeutung hat es?
16.	Erklären Sie die Begriffe Osteoklasten und Osteoblasten!
17.	Was zählt zu den primären Geschlechtsorganen?
18.	Dürfen Sie die Geschlechtsorgane untersuchen?
19.	Was zählt zu den sekundären Geschlechtsmerkmalen?
20.	Wo liegt die Leber? Welche Organe grenzen an sie?
21.	Welche Aufgaben hat die Leber?
22.	Was können Sie über den Bilirubinkreislauf erzählen?
23.	Welche Sterilisationsmöglichkeiten sind für Sie als Heilpraktiker relevant? Beschreiben Sie bitte diese Techniken!
24.	Welche Verfahren der Sterilisation außer den Sterilisatoren sind Ihnen noch bekannt?
25.	Wie wird die Funktion des Sterilisators überprüft?
26.	Was verstehen Sie unter Desinfektion?
27.	Welche Formen der Desinfektion kennen Sie?
28.	Wie wird bei den jeweiligen Desinfektionsformen desinfiziert?
29.	Was sagt Ihnen der Begriff kolloidosmotischer Druck?
30.	Erklären Sie die Systole bzw. Diastole des Herzens! Welche Herzklappen sind dabei geöffnet?
31.	In welcher Arbeitsphase des Herzens fließt Blut in die Koronararterien?

▶ **Tab. 5.1** Fortsetzung.

Nr.	Frage
32.	Wie wirkt der Sympathikus und wie der Parasympathikus? Nennen Sie ein paar Beispiele!
33.	Wie ist das Rückenmark aufgebaut? Geben Sie uns einen groben Überblick!
34.	Bis wohin erstreckt sich das Rückenmark?
35.	Welche Aufgabe hat das Rückenmark?
36.	Was ist ein Spinalnerv und wie viele gibt es davon?
37.	Können Sie die 12 Hirnnerven nennen?
38.	Nennen Sie uns die Abschnitte der Wirbelsäule und deren normale Biegungen!
39.	Welche Besonderheiten kennen Sie an der Halswirbelsäule?
40.	Was ist das Besondere an den Lendenwirbeln?
41.	Nennen Sie die fünf Zeitphasen eines Sterilisators!
42.	Erklären Sie den Wandaufbau des Dünndarms!
43.	Beschreiben Sie, wo die Nieren liegen!
44.	Welche Aufgaben der Nieren kennen Sie?
45.	Was verstehen Sie unter dem Renin-Angiotensin-Aldosteron-System?
46.	Geben Sie einen kurzen Überblick über die Abschnitte des Gehirns.
47.	Welche Funktion besitzt das Kleinhirn?
48.	Zeigen Sie den Weg des Blutes durch das Herz auf!
49.	Wie sind die Arterien und Venen aufgebaut?
50.	Was verstehen Sie unter Windkesselfunktion?
51.	Was ist ein Dermatom?
52.	Erklären Sie uns grob, wie das Ohr aufgebaut ist!
53.	Welchen normalen Inspektionsbefund erhalten Sie, wenn Sie das Trommelfell mittels eines Otoskops untersuchen?
54.	Geben Sie uns eine kurze Beschreibung über den Aufbau des Auges!
55.	Wie ist das Blut aufgebaut?
56.	Nennen Sie den Unterschied zwischen Blutplasma und Blutserum!
57.	Welche Bluteiweiße kennen Sie?
58.	Was ist der Hämatokritwert?
59.	Wie ist das Kniegelenk aufgebaut?
60.	Nennen Sie Größe, Lage und die angrenzenden Organe der Bauchspeicheldrüse!
61.	Was sind die Aufgaben der Bauchspeicheldrüse?
62.	Welche Fermente (Enzyme) werden von der Bauchspeicheldrüse produziert?
63.	Unterteilen Sie das Nervensystem!
64.	Welche Organe befinden sich im Mediastinum?
65.	Wie funktioniert das Reizleitungssystem des Herzens? Nennen Sie wichtige Strukturen davon!
66.	Wo liegt die Milz und von welchen Organen ist sie umgeben?
67.	Ist die Milz im normalen Zustand zu palpieren?
68.	Welche Aufgaben hat die Milz?
69.	Erzählen Sie mir etwas über den Kohlenhydratstoffwechsel, wo findet er statt, welche Enzyme und Hormone sind daran beteiligt?

▶ **Tab. 5.1** Fortsetzung.

Nr.	Frage
70.	Was gehört zum lymphatischen System und welche Aufgabe besitzt es?
71.	Wie sind Lymphknoten aufgebaut und welche Aufgabe haben sie?
72.	Was versteht man unter regionären Lymphknoten?
73.	Sind Lymphknoten normalerweise zu ertasten?
74.	Was verstehen Sie unter Lymphe?
75.	Mit welchem Epithel sind die großen Bronchien aufgebaut und welche Aufgabe besitzt es?
76.	Aus welchen Knochen besteht der Beckengürtel?
77.	Welche Unterschiede zwischen dem männlichen und weiblichen Becken kennen Sie?
78.	Wie ist die Niere aufgebaut?
79.	Wie ist die Haut aufgebaut?
80.	Nennen Sie die Aufgaben der Haut!
81.	Nennen Sie die Hormone der Nebennierenrinde und deren Wirkung!
82.	Was wissen Sie über das Nebennierenmark?
83.	Wie ist der feinstoffliche Aufbau der Leber?
84.	Nennen Sie die ableitenden Gallengänge!
85.	Was verstehen Sie unter Leberpforte?
86.	Was produzieren die Magendrüsen?
87.	Wofür ist der Intrinsic-Faktor wichtig?
88.	Schildern Sie die Lage des Magens!
89.	Welche Aufgabe übernimmt der Magen?
90.	Schildern Sie kurz den Verlauf der Aorta von der Aortenklappe bis zur Aortenbifurkation!
91.	Wie ist ein Gelenk aufgebaut?
92.	Was ist ein Kornealreflex?
93.	Was ist ein Pupillenreflex?
94.	Wie sind die Leukozyten aufgeteilt? Erläutern Sie kurz deren Aufgaben!
95.	Geben Sie uns Informationen über das Blutbild!
96.	Was ist das Peritoneum?
97.	Welche Organe liegen intraperitoneal, welche retroperitoneal?
98.	Beschreiben Sie die Lage des Herzens!
99.	Wie verläuft die Herzachse?
100.	Wo ist die Blutbildungsstätte beim Erwachsenen?
101.	Was wissen Sie über Erythrozyten?
102.	Was ist Hämolyse?
103.	Beschreiben Sie uns den anatomischen Verlauf des Verdauungskanals, angefangen vom Mund bis zum Anus!
104.	Welche Aufgabe hat der Verdauungskanal zu erfüllen?
105.	Wo liegt die Gallenblase und welche Funktion hat sie?
106.	Welche Aufgabe hat die Galle?
107.	Erklären Sie die Begriffe äußere und innere Atmung!
108.	Schildern Sie uns, wie ein Wirbel generell aufgebaut ist!

▶ **Tab. 5.1** Fortsetzung.

Nr.	Frage
109.	Was verstehen Sie unter einem Sesambein?
110.	Erklären Sie uns grob die verschiedenen Funktionsweisen des Abwehr- bzw. Immunsystems!
111.	Welche Wirkung haben das follikelstimulierende Hormon, kurz FSH genannt, und das luteinisierende Hormon, kurz LH genannt, auf die Eierstöcke sowie die Hoden?
112.	Wo kann man überall vergrößerte Lymphknoten palpieren?
113.	Welche Knochen gehören zum Sprunggelenk?
114.	Erklären Sie den Schilddrüsenregelkreislauf!
115.	Wo befindet sich die Patella und welche Aufgaben hat sie?
116.	Erklären Sie uns den Fettstoffwechsel, vom Mund beginnend bis zur Leber!
117.	Schildern Sie uns den Verlauf der Venen von der Vena poplitea zum Herzen!
118.	Wo befindet sich die Schilddrüse und welche Aufgabe hat sie?
119.	Was sind Kohlenhydrate und welche gibt es?
Teil II – Pathologie	
120.	Was sind Herzgeräusche? Welche Erkrankungen können dazu führen?
121.	Welche Unterscheidung der Herzgeräusche kennen Sie nach dem zeitlichen Auftreten?
122.	Erzählen Sie uns kurz etwas über das rheumatische Fieber!
123.	Was ist eine Agranulozytose?
124.	Welche Maßnahmen würden Sie einleiten, wenn Sie in Ihrer Praxis einen Patienten mit Verdacht auf Agranulozytose hätten?
125.	Nennen Sie die Ursachen und die Symptomatik der Hypoglykämie!
126.	Wie würden Sie bei Hypoglykämie therapieren?
127.	Nennen Sie die Symptomatik der Hyperglykämie!
128.	Wie würden Sie bei Hyperglykämie therapieren?
129.	Was wissen Sie über die Lymphogranulomatose?
130.	Was verstehen Sie unter Non-Hodgkin-Lymphomen?
131.	Was wissen Sie über die chronische Polyarthritis?
132.	Welche Laborbefunde würden Sie bei der chronischen Polyarthritis erwarten?
133.	Was verstehen Sie unter Rheumafaktor?
134.	Welche Komplikationen der chronischen Polyarthritis kennen Sie?
135.	Nennen Sie die Komplikationen einer Streptokokkenangina!
136.	Was ist eine Hiatushernie?
137.	Was würden Sie dem Patienten mit einer Hiatushernie raten?
138.	Was sind Xanthelasmen?
139.	Welche Erkrankungen gehen häufig noch mit einer Fettstoffwechselstörung einher?
140.	Was verstehen Sie unter pathologischer Glukosetoleranz?
141.	Nennen Sie die Symptome der Mastoiditis!
142.	Welche Beratung geben Sie Ihrem Patienten, bei dem offensichtlich eine Mastoiditis besteht?
143.	Was verstehen Sie unter Zyanose?
144.	Findet sich bei der Anämie auch eine Zyanose?
145.	Ein Patient kommt mit Schluckbeschwerden zu Ihnen in die Praxis, welche Erkrankungen würden Sie vermuten?

▶ **Tab. 5.1** Fortsetzung.

Nr.	Frage
146.	Erklären Sie uns kurz den Begriff Ösophagusachalasie!
147.	Welche Erkrankungen könnten noch hinter einer Regurgitation stecken?
148.	Was ist ein Schockindex? Ab wann spricht man von einem Schock? Woran erkennt man diesen?
149.	Welche Schockarten kennen Sie?
150.	Was ist Durchfall?
151.	Welche Ursachen sind bei Diarrhö denkbar?
152.	Was ist Zöliakie?
153.	Welche Therapie ist bei Zöliakie notwendig?
154.	Nennen Sie die Ursachen der Gastritis!
155.	Wie sind die Symptome einer Gastritis?
156.	Unterscheiden Sie Ulcus duodeni und Ulcus ventriculi!
157.	Welche Komplikationen sind bei Magen-Darm-Geschwüren zu befürchten?
158.	Welche Hautkrebsarten kennen Sie?
159.	Wann besteht bei Ihnen ein Verdacht auf eine bösartige Hauterkrankung?
160.	Was ist der Unterschied zwischen einer Arthritis und einer Arthrose?
161.	Welche Faktoren spielen bei der Entstehung einer Arthrose eine Rolle?
162.	Wie sind die typischen Symptome beim anaphylaktischen Schock, welche Schweregrade werden unterschieden?
163.	Wie verhalten Sie sich, wenn ein Patient in Ihrer Praxis Anzeichen eines anaphylaktischen Schocks zeigt?
164.	Was können Sie über die Tuberkulose erzählen?
165.	Ein Patient berichtet Ihnen, dass sein Tuberkulin-Test pathologisch sei. Was sagt Ihnen das?
166.	Nennen Sie die klassischen Symptome einer Meningitis!
167.	Welche Untersuchungsmethoden fallen bei der klassischen Meningitis in der Regel positiv aus?
168.	Was verstehen Sie unter Koma?
169.	Nennen Sie uns einige Komaarten und deren Ursachen und Leitsymptome!
170.	Was verstehen Sie unter Hyperurikämie?
171.	Was ist Harnsäure und wodurch kommt die Erhöhung zustande?
172.	Was raten Sie einem Patienten mit erhöhten Harnsäurewerten?
173.	Ist einem Patienten mit Hyperurikämie eine Nulldiät anzuraten?
174.	Haben Sie den Begriff Kaposi-Sarkom schon einmal gehört?
175.	Erzählen Sie bitte alles Wichtige über Botulismus!
176.	Was ist eine Linksherzinsuffizienz und welche Symptome sind zu erwarten?
177.	Welche Komplikationen der Linksherzinsuffizienz sind zu befürchten?
178.	Welche Ursachen einer Linksherzinsuffizienz kennen Sie?
179.	Was ist ein Myxödem?
180.	Was ist eine Leberzirrhose und welche Ursachen hat sie?
181.	Welche Symptome erwarten Sie bei einem Patienten mit Leberzirrhose?
182.	Was ist Obstipation?
183.	Welche Ursachen der Obstipation kennen Sie?

▶ **Tab. 5.1** Fortsetzung.

Nr.	Frage
184.	Welche Arten von Ikterus gibt es? Beschreiben Sie die Symptome und geben Sie die Veränderungen im Labor an!
185.	Nennen Sie bitte die typischen Folgeschäden eines Diabetes mellitus!
186.	Erzählen Sie etwas über Typhus abdominalis!
187.	Wodurch wird eine akute Cholezystitis hervorgerufen und wie äußert sie sich?
188.	Wie sind die Ursachen und Symptome einer akuten Pankreatitis?
189.	Welche Blutbild- und Serumveränderungen erwarten Sie bei einer akuten Pankreatitis?
190.	Welche anderen Ursachen könnten ein ähnliches Beschwerdebild wie bei einer akuten Pankreatitis verursachen?
191.	Welche Ursachen einer akuten Pyelonephritis kennen Sie?
192.	Wie sind die Symptome einer akuten Pyelonephritis?
193.	Was wird in der Regel bei einer Urin- und Blutuntersuchung zur akuten Pyelonephritis festgestellt?
194.	Nennen Sie uns Erreger, Inkubationszeit, Übertragung und die Symptome der Windpocken!
195.	Welche Komplikationen einer Windpockeninfektion kennen Sie?
196.	Erklären Sie bitte den Spannungspneumothorax!
197.	Wie können Sie einen Spontanpneumothorax feststellen?
198.	Differenzialdiagnostisch denken Sie bei der Symptomatik eines Spontanpneus an welche Erkrankungen?
199.	Was ist Bradykardie und welche Ursache kennen Sie?
200.	Was verstehen Sie unter relativer Bradykardie?
201.	Was ist Tachykardie und welche Ursachen kennen Sie?
202.	Ein 60-jähriger Patient berichtet von einer plötzlichen Rotfärbung des Urins, was letzte Woche schon einmal vorgekommen wäre. Er fühle sich aber völlig gesund und hätte auch keine Schmerzen beim Urinieren. Woran denken Sie?
203.	Welche Ursachen kann eine Hämaturie noch haben?
204.	Nennen Sie uns die Ursachen und die Symptome der Parkinson-Krankheit!
205.	Was ist eine Glomerulonephritis?
206.	Was sind die typischen Symptome einer akuten Glomerulonephritis?
207.	Was sind exogene und was sind endogene Psychosen?
208.	Wie sind die typischen Symptome der Schizophrenie?
209.	Nennen Sie uns Erreger, Inkubationszeit und Verlauf der Syphilis!
210.	Was passiert bei einem Herzinfarkt und welche Symptomatik erwarten Sie?
211.	Welche Faktoren kennen Sie, die einen Herzinfarkt provozieren können?
212.	An welche Komplikationen denken Sie bei einem Herzinfarkt?
213.	Wie verhalten Sie sich bei Verdacht auf Herzinfarkt?
214.	Welche Laborwerte würden Sie bei einem Herzinfarkt erwarten?
215.	Welche anderen Ursachen kommen bei akuten retrosternalen Schmerzen mit Angst und Atemnot noch in Frage?
216.	Was verstehen Sie unter Aortendissektion?
217.	Was ist Psoriasis? Beschreiben Sie die Symptome!
218.	Erzählen Sie uns etwas über Tollwut!

▶ **Tab. 5.1** Fortsetzung.

Nr.	Frage
219.	Ein Patient kommt zu Ihnen und berichtet, dass er von einem sonst sehr vertraulichen Hund ohne Grund gebissen wurde. Wie verhalten Sie sich?
220.	Was verstehen Sie unter Nephrolithiasis und welche Ursachen kennen Sie?
221.	Welche Symptome erwarten Sie bei einem Harnsteinleiden?
222.	Nennen Sie Erreger, Übertragung und Symptome der Kinderlähmung!
223.	Besteht für Poliomyelitis eine Impfpflicht?
224.	Welche Symptome erwarten Sie bei einem Bandscheibenvorfall?
225.	Welche Ursachen können noch hinter einer Ischialgie stecken, außer dem Bandscheibenvorfall?
226.	Was ist Erysipel (Wundrose)?
227.	Bei welchen Beschwerden haben Sie Verdacht auf ein Kolonkarzinom?
228.	Welche Faktoren kennen Sie, die auf die Entstehung eines Kolonkarzinoms günstig wirken?
229.	Was können Sie zur Eisenmangelanämie berichten?
230.	Wie therapieren Sie einen Patienten mit Verdacht auf Eisenmangelanämie?
231.	Nennen Sie die Ursachen und Symptome eines Gehirnschlags!
232.	Gibt es Vorzeichen, die auf einen Hirnschlag hinweisen könnten?
233.	Was unternehmen Sie, wenn ein Patient bei Ihnen in der Praxis offensichtlich einen Schlaganfall erleidet?
234.	Welche Harnausscheidungsstörungen kennen Sie?
235.	Was verstehen Sie unter Harninkontinenz und welche Ursachen kennen Sie?
236.	In welchen Organen bzw. Organsystemen können Probleme durch Alkoholabusus entstehen?
237.	Wie entsteht eine Arteriosklerose und welche Risikofaktoren kennen Sie?
238.	Welche Symptome entstehen durch Arteriosklerose?
239.	Welche Stadien unterscheidet man bei der peripheren arteriellen Verschlusskrankheit der Beine und welche Beschwerden beschreibt der Patient?
240.	Welche anderen Erkrankungen könnten bei Schmerzen in den Beinen vorliegen?
241.	Wie können Sie erkennen, dass eine periphere arterielle Durchblutungsstörung vorliegt?
242.	Was wissen Sie über Morbus Raynaud?
243.	Welche Erkrankungen kennen Sie, die zu einem sekundären Raynaud-Syndrom führen können?
244.	Welche Symptome erwarten Sie bei der tiefen Beinvenenthrombose und welche Untersuchungsmethoden bieten sich an, um den Verdacht zu erhärten?
245.	Welche Ursachen der tiefen Beinvenenthrombose kennen Sie?
246.	Welche Komplikationen der tiefen Beinvenenthrombose können Sie nennen?
247.	Was ist eine Anämie, welche Ursachen sind Ihnen bekannt und welche allgemeinen Anämiezeichen kennen Sie?
248.	Nennen Sie die Ursachen und Symptome einer perniziösen Anämie!
249.	Sind die Symptome eines Folsäuremangels identisch mit denen eines Vitamin-B12-Mangels?
250.	Nennen Sie bei Masern das komplette Bild mit Komplikationen!
251.	Ein Patient hat Blut im Stuhl, was kann das alles bedeuten?
252.	Was verstehen Sie unter Meläna, Teerstuhl?
253.	Beschreiben Sie uns das Krankheitsbild der Lyme-Borreliose!
254.	Was versteht man unter koronarer Herzkrankheit und welche Symptome sind zu erwarten?

▶ **Tab. 5.1** Fortsetzung.

Nr.	Frage
255.	Welche Formen der Angina pectoris können Sie unterscheiden?
256.	Ein Patient hat eine sichtbare arterielle Pulsation im Halsbereich. Woran denken Sie?
257.	Was verbirgt sich hinter einer venösen Pulsation im Halsbereich?
258.	Welche Symptome erwarten Sie bei einem Patienten mit einer Schließunfähigkeit der Aortenklappe?
259.	Ein Patient kommt zu Ihnen in die Praxis und beklagt häufiges „Herzstolpern". Nennen Sie mir mindestens vier Ursachen!
260.	Welche Ursachen und Symptome können Sie uns über Asthma bronchiale erzählen?
261.	Welchen Blutdruck, Puls, Auskultations- und Perkussionsbefund würden Sie bei einem Asthmaanfall erwarten?
262.	Welche Komplikationen eines Asthmaanfalls kennen Sie?
263.	Bitte erklären Sie uns, was eine Arteriosklerose der Nierenarterien zur Folge haben kann!
264.	Eine Mutter bringt ihre 5-jährige Tochter in Ihre Praxis. Das Kind besitzt auffällige Schwellungen im Nackenbereich. Außerdem hätte das Kind vor kurzem ein flüchtiges Exanthem gehabt. Wie ist Ihre Verdachtsdiagnose?
265.	Welche Komplikationen können bei Röteln entstehen?
266.	Was verstehen Sie unter dem Begriff „akutes Abdomen"? Erläutern Sie uns die Symptomatik und nennen Sie die möglichen ursächlichen Erkrankungen!
267.	Wie verhalten Sie sich bei einem Patienten mit „akutem Abdomen"?
268.	Was können Sie uns über Diphtherie berichten?
269.	Wie sieht die Symptomatik bei der Multiplen Sklerose aus?
270.	Welche Hirnnerven sind bei Multipler Sklerose betroffen?
271.	Ein sonst gesunder Patient berichtet über braunen Urin und hellen Stuhl. An was denken Sie dabei? Wie gehen Sie vor?
272.	Nennen Sie die häufigste Ursache eines Strumas!
273.	Welche anderen Ursachen für eine Kropfbildung sind Ihnen bekannt?
274.	Welche Komplikationen eines Strumas kennen Sie?
275.	Wie sind die Symptome einer Hyperthyreose?
276.	Wie kommt die Hyperthyreose zustande?
277.	Wie sind die Symptome einer Hypothyreose?
278.	Wie kommt die Hypothyreose zustande?
279.	Nennen Sie den Verlauf und die Symptome bei virusbedingtem hämorrhagischem Fieber!
280.	Welche Symptome erwarten Sie bei einem Hirntumor?
281.	Welche Beschwerden berichtet ein Patient mit klassischer Lungenentzündung?
282.	Welchen Untersuchungsbefund würden Sie bei der Lobärpneumonie erwarten?
283.	Können Sie uns die klassische Stadieneinteilung der Lobärpneumonie erläutern?
284.	Welche anderen Formen der Lungenentzündung kennen Sie noch?
285.	Nennen Sie die wesentlichen Unterschiede zwischen der klassischen und der atypischen Pneumonie.
286.	Welche Krankheiten verursacht Husten?
287.	Was können Sie uns zum Bronchialkarzinom erzählen?
288.	Wann wird von einer chronischen Bronchitis gesprochen und welche Ursachen sind denkbar?

▶ **Tab. 5.1** Fortsetzung.

Nr.	Frage
289.	Was kann die Folge von chronischer Bronchitis sein?
290.	Was verstehen Sie unter arterieller Hypertonie und wie entsteht diese?
291.	Welche Symptome erwarten Sie bei einem Patienten mit Bluthochdruck und welche Wirkung hat ein permanent erhöhter arterieller Bluthochdruck auf den Organismus?
292.	Was sagt Ihnen der Begriff „Blutdruckkrise“?
293.	Schildern Sie uns das Wichtigste über Cholera!
294.	Wie definieren Sie ein nephrotisches Syndrom? Wie äußert sich diese Erkrankung und was sind die Ursachen?
295.	Bei welchen Erkrankungen ist die seitengleiche Atmung gestört?
296.	Welchen weiteren Untersuchungsbefund würden Sie bei einer Brustfellentzündung erheben?
297.	Welche Ursachen vermuten Sie bei einer Brustfellentzündung?
298.	Was ist Cholelithiasis?
299.	Welche Risikofaktoren zur Bildung einer Cholelithiasis kennen Sie?
300.	Wie kann sich die Cholelithiasis in ihrer Symptomatik äußern?
301.	Was ist ein Volvulus und wozu kann dieser führen?
302.	Welche Ursachen eines mechanischen Darmverschlusses kennen Sie noch?
303.	Nennen Sie die Ursachen und Symptome einer akuten Cholangitis!
304.	Nennen Sie die Ursache und Symptome einer Lungenembolie!
305.	Wie verhalten Sie sich bei einem Patienten, der offensichtlich eine Lungenembolie erleidet?
306.	Beschreiben Sie mir das Exanthemstadium von Scharlach!
307.	Welche anderen Scharlach-Symptome kennen Sie neben Ausschlag?
308.	Welche Komplikationen von Scharlach kennen Sie?
309.	Wie ist die Symptomatik einer akuten Appendizitis?
310.	Welche Untersuchungsmöglichkeiten bei einer akuten Appendizitis kennen Sie?
311.	Welche Ursachen der Polyneuropathie kennen Sie, wie sind die Symptome?
312.	Ein Patient kommt zu Ihnen und berichtet von einem plötzlichen Juckreiz. Bei der Inspektion stellen Sie einen deutlichen Ikterus fest. Der Patient fühlt sich sonst gesund. Woran denken Sie? Wie gehen Sie vor?
313.	Was ist die Blutsenkungsgeschwindigkeit und wann ist sie erhöht?
314.	Kennen Sie Erkrankungen, die zu einer erniedrigten Blutsenkungsgeschwindigkeit führen?
315.	Welche Symptome erwarten Sie bei einem Magenkarzinom?
316.	Welche Komplikationen sind Ihnen bekannt, die aus einem Magenkarzinom resultieren?
317.	Nennen Sie mir die Symptome einer Magenperforation!
318.	Können Sie mir etwas über Arteriitis temporalis berichten?
319.	Was wissen Sie über Endokarditis?
320.	Kennen Sie Faktoren, die eine Endokarditis begünstigen?
321.	Durch was ist Diabetes mellitus verursacht?
322.	Was verstehen Sie unter Stridor und welche Ursachen kennen Sie?
323.	Beschreiben Sie uns das klinische Bild des Pfeiffer'schen Drüsenfiebers!
324.	Welche Auswirkungen hat Hypothyreose auf das ungeborene Kind im fetalen Stadium?
325.	Was verstehen Sie unter Cor pulmonale?

► **Tab. 5.1** Fortsetzung.

Nr.	Frage
326.	Worüber klagt ein Patient mit Neurodermitis?
327.	Was ist die Ursache von Neurodermitis?
328.	Zu welcher Erkrankung führt der Hundebandwurm beim Menschen?
329.	Welche Erkrankungen kennen Sie, die mit einer Tonsillitis einhergehen?
330.	Was ist ein Lungenemphysem und welche Ursachen sind Ihnen bekannt?
331.	Wie ist die typische Symptomatik eines Emphysematikers, welchen Untersuchungsbefund würden Sie erheben?
332.	Es gibt eine Unterscheidung der Emphysempatienten in zwei Emphysemtypen, kennen Sie diese?
333.	Ein Mann kommt in Ihre Praxis mit einem Tremor. Welche Krankheiten kennen Sie, die mit Tremor einhergehen?
334.	Ein Patient berichtet von feinen Zuckungen der Augenlider. Manchmal würden auch andere Gesichtsmuskel betroffen sein. Ist dieser Befund als pathologisch zu bewerten?
335.	Warum würden Sie einem Patienten raten, sich das Rauchen abzugewöhnen?
336.	Welche Anamnese erheben Sie bei Verdacht auf Zuckerkrankheit?
337.	Nennen Sie die Ursachen und die wichtigsten Symptome einer Nebennierenrindeninsuffizienz!
338.	Wie sind die Ursachen und Symptome einer Peritonitis?
339.	Können Sie uns erklären, wie es zu einer Wirbelsäulenverkrümmung kommen kann?
340.	Wie können Sie erkennen, dass es sich um eine Skoliose handelt?
341.	Welche weiteren Untersuchungsmethoden zur physiologischen Beweglichkeit der Wirbelsäule kennen Sie?
342.	Schildern Sie uns den Verlauf des Morbus Bechterew!
343.	Welche Untersuchungen können Sie als Heilpraktiker durchführen, um den Verdacht auf Morbus Bechterew zu erhärten?
344.	Was verstehen Sie unter Morbus Scheuermann?
345.	Ein Patient kommt zu Ihnen mit Schmerzen hinter dem Sternum. Welche Erkrankungen kommen dafür in Betracht?
346.	Erzählen Sie mir etwas über Influenza!
347.	Welche Komplikationen einer Virusgrippe kennen Sie?
348.	Was wissen Sie über die Creutzfeldt-Jakob-Krankheit?
349.	Schildern Sie das Krankheitsbild des Morbus Crohn!
350.	Was wissen Sie über Colitis ulcerosa? Grenzen Sie sie zum Morbus Crohn ab!
351.	Schildern Sie das klinische Bild einer akuten Virushepatitis!
352.	Welche Erreger der Virushepatitiden kennen Sie? Unterscheiden Sie die Formen!
353.	Kennen Sie außer den Hepatitisviren noch andere Ursachen, die zu einer Hepatitis führen können?
354.	Erzählen Sie uns das Wichtigste über die bakterielle Ruhr!
355.	Woran erkennen Sie eine Rechtsherzinsuffizienz?
356.	Welche Ursachen liegen der Rechtsherzinsuffizienz zugrunde?
357.	Welche Ursache kennen Sie, die zu einer akuten Rechtsherzinsuffizienz führen kann?
358.	Was bedeutet für Sie Polyglobulie?
359.	Erklären Sie uns die Ursachen und Symptome der Osteoporose!

► **Tab. 5.1** Fortsetzung.

Nr.	Frage
360.	Kennen Sie Faktoren, die eine Osteoporose begünstigen können?
361.	Nennen Sie mögliche Ursachen von Gleichgewichtsstörungen!
362.	Zählen Sie uns die Symptome der Ménière-Krankheit auf!
363.	Welche Stadien unterscheidet man bei der chronischen Niereninsuffizienz?
364.	Nennen Sie bitte die häufigsten Ursachen der Niereninsuffizienz!
365.	Welche Symptome finden Sie mit Sicherheit im terminalen Stadium der Niereninsuffizienz, dem urämischen Stadium?
366.	Eine Ihnen bekannte Patientin berichtet von ihrer 60 Jahre alten Schwester, die plötzlich schwer erkrankt ist und bei der man im Krankenhaus die Erhöhung aller drei Blutzellarten festgestellt hat. Können Sie Ihrer Patientin darüber etwas berichten?
367.	Ein Patient ist mit Anthrax-Erregern in Kontakt gekommen. Wie kann sich die Erkrankung zeigen?
368.	Was ist ein Sportlerherz?
369.	Welche arteriellen und venösen Durchblutungsstörungen kennen Sie?
370.	Ein Patient berichtet über Schmerzen im Fuß. Wie unterscheiden Sie zwischen arterieller und venöser Durchblutungsstörung?
371.	Was verstehen Sie unter „Schockniere“?
372.	Ein alkoholkranker Patient von Ihnen wird in die Intensivstation eingeliefert, da er nicht mehr bei vollem Bewusstsein ist. Kommentieren Sie bitte!
373.	Berichten Sie uns über die Viruserkrankung, die durch Zecken übertragen wird und die hier vor allem im Frühsommer im Süden des Landes auftritt!
374.	Definieren Sie die Erkrankung Leukämie! Welche Formen der Leukämie kennen Sie?
375.	Ein Patient, der angibt Kettenraucher zu sein, berichtet Ihnen, dass er jeden Morgen größere Mengen eines übel riechenden Schleims hervorhusten würde. Kommentieren Sie bitte das Krankheitsbild!
376.	Welche Erkrankung verbirgt sich hinter einem massenhaften Auftreten von funktionsunfähigen Immunglobulinen? Beschreiben Sie die Symptome!
377.	Was können Sie mir über das Cushing-Syndrom berichten?
378.	Wo entstehen Embolien und welche Schäden verursachen sie?
379.	Was kann zu einer Polyurie führen?
380.	Worum handelt es sich beim Diabetes insipidus?
381.	Nennen Sie ein paar Infektionskrankheiten der Haut!
382.	Was kann bakterielle Hauterkrankungen begünstigen?
383.	Was wissen Sie über Hüftgelenkarthrose?
384.	Ein Patient erzählt Ihnen bei der Anamnese, dass er unter chronisch venöser Insuffizienz leide. Welche Ursachen kommen dafür in Betracht und welches klinische Bild erwarten Sie bei der Untersuchung?
385.	Wie versorgen Sie eine Brandwunde?
386.	Schildern Sie uns die Einteilung der Verbrennung!
387.	Wie können Sie ungefähr die von einer Verbrennung betroffene Körperoberfläche abschätzen?
388.	Darf der Heilpraktiker Psychotherapie ausüben?
389.	Was muss der Heilpraktiker bei einer psychotherapeutischen Behandlung beachten?
390.	Erklären Sie uns, was Sie unter Psychose verstehen! Welche Unterteilung kennen Sie?

▶ **Tab. 5.1** Fortsetzung.

Nr.	Frage
391.	Wie grenzen Sie neurotische Störungen zu Psychosen ab?
392.	Was verstehen Sie unter Furunkel und Karbunkel?
393.	Was wissen Sie über Tetanus?
394.	Was ist der Unterschied zwischen einer aktiven und einer passiven Impfung?
395.	Welche Beschwerden erwarten Sie bei einem Pankreaskarzinom?
396.	Um was handelt es sich bei Impetigo contagiosa?
397.	Bei welchen drei Infektionskrankheiten haben Patienten Atemlähmung bei vollem Bewusstsein?
398.	Bei einem vertrauenswürdigen Gespräch mit Ihnen reagiert der Patient infolge seiner Emotionalität mit einer massiven Atemsteigerung. Bitte kommentieren Sie!
399.	Was wissen Sie über Tubenruptur?
400.	Gibt es noch eine andere Möglichkeit, wie sich das Ei außerhalb der Gebärmutter einnisten kann?
401.	Erklären Sie den Begriff Kussmaul-Atmung!
402.	Was ist eine restriktive Lungenerkrankung?
403.	Welche Ursachen können zu einer Lungenfibrose führen?
404.	Welches Gesetz hat die Aufgabe, übertragbare Krankheiten beim Menschen vorzubeugen, Infektionen frühzeitig zu erkennen und ihre Weiterverbreitung zu verhindern? Erzählen Sie uns, welche Rolle der Heilpraktiker dabei spielt!
405.	Welche Ursachen kennen Sie, die zu einer Splenomegalie führen?
406.	Was verstehen Sie unter Leukozytose und welches sind die Ursachen?
407.	Was verstehen Sie unter Leukopenie und was sind die Ursachen?
408.	Was ist der Unterschied zwischen Anorexia nervosa und Bulimia nervosa?
409.	Nennen Sie uns die Ursache und die Symptome einer Myokarditis?
410.	Was wissen Sie über Nystagmus?
411.	Kennen Sie den Begriff „larvierte Depression"?
412.	Bei einem Patienten steht im Laborbefund „CRP erhöht". Was sagt Ihnen das?
413.	Nennen Sie mir die Zeichen eines akuten Glaukoms.
414.	Kennen Sie die Ursachen des chronischen Glaukoms? Welche Symptome sind dabei zu erwarten?
415.	Können Sie als Heilpraktiker ein chronisches Glaukom erkennen?
416.	Was ist ein Katarakt? Wie sind die Ursachen und die Symptome?
417.	Was können Sie uns zu der Epiglottitis, einer Entzündung des Kehldeckels berichten?
418.	Was gehört alles in Ihren Notfallkoffer?
419.	Was sagt Ihnen Beriberi?
420.	Welche Ursachen einer Fraktur kennen Sie?
421.	Welche sicheren Frakturzeichen gibt es?
422.	Was verstehen Sie unter einer Grünholzfraktur?
423.	Eine Patientin mit Krampfadern kommt zu Ihnen in die Praxis. Welche Untersuchungen können Sie durchführen, um die Funktionsfähigkeit der Venen am Bein festzustellen?
424.	Welche diabetischen Spätschäden am Auge kennen Sie?
425.	Welche Erkrankungen gehören zum rheumatischen Formenkreis?

▶ **Tab. 5.1** Fortsetzung.

Nr.	Frage
426.	Was verstehen Sie unter Kollagenosen und welche kennen Sie?
427.	Was verursacht Wachstumsstörungen bei Kindern?
428.	Was ist Rachitis für eine Erkrankung?
Teil III – Untersuchung und Fallbeispiele	
429.	Wie führen Sie eine Blutsenkungsgeschwindigkeit durch?
430.	Beschreiben Sie, wie Sie die Auskultation der Lungen durchführen! Was hören Sie im Normalfall?
431.	Welche pathologischen Atemgeräusche erwarten Sie bei welchen Erkrankungen?
432.	Beschreiben Sie, wie Sie die Perkussion der Lungen durchführen! Wie ist der normale Perkussionsschall der Lunge?
433.	Welche Schallqualitäten erwarten Sie bei welchen Erkrankungen?
434.	Bei der Inspektion eines Patienten erkennen Sie eine Augenrötung. Was müssen Sie alles differenzialdiagnostisch in Betracht ziehen?
435.	Wodurch ist ein Glaukom noch erkennbar?
436.	Wie können Sie als Heilpraktiker vor Ort einen erhöhten Augeninnendruck feststellen?
437.	Wie hoch ist denn der normale Augeninnendruck und welche Werte sind bei einem akuten Geschehen zu erwarten?
438.	Stellen Sie sich einen Patienten vor, der mit bloßem Oberkörper vor Ihnen steht. Welche pathologischen Veränderungen können Sie bei einer Inspektion feststellen?
439.	Ein Patient kommt das erste Mal zu Ihnen. Nach gründlicher Anamnese nehmen Sie Blut ab, um es im Labor untersuchen zu lassen. Was würden Sie untersuchen lassen bzw. an welche Erkrankungen würden Sie bei Veränderung der Normwerte denken?
440.	Ein Patient kommt das erste Mal zu Ihnen. Nach gründlicher Anamnese unternehmen Sie eine Harnanalyse mittels Mehrfachteststreifen. Was können Sie damit feststellen?
441.	Wie palpieren Sie die Leber?
442.	Welche Befunde sind bei welchen Erkrankungen der Leber zu palpieren?
443.	Wie palpieren Sie die Milz?
444.	Zeigen Sie uns bitte an dem Prüfungsbeisitzer/an der Prüfungsbeisitzerin, wie Sie eine stabile Seitenlage vornehmen! Wann wird diese angewandt?
445.	Wie führen Sie einen unblutigen Aderlass durch?
446.	Wie hoch ist die intravenöse Blutmenge, die bei einem Aderlass abgenommen wird? Wann ist ein Aderlass für Sie sinnvoll?
447.	Was kann bei der Inspektion auf Lungenerkrankungen hinweisen?
448.	Wo ist der Femoralispuls zu tasten?
449.	Welche Taststellen zur Pulsermittlung kennen Sie noch?
450.	Wie führen Sie eine Blutdruckmessung durch?
451.	Warum messen Sie den Blutdruck an beiden Armen?
452.	Wie führen Sie den Schellongtest durch und was besagt dieser?
453.	Was kann bei der Inspektion auf Herzerkrankungen hinweisen?
454.	Was können Sie am Herzen mittels Auskultation feststellen? Wo würden Sie genau Ihr Stethoskop ansetzen?
455.	Kennen Sie Faktoren, die für eine richtige Herzauskultation hinderlich sind?
456.	Wie untersuchen Sie bei Verdacht auf Kreuzbandriss?

► **Tab. 5.1** Fortsetzung.

Nr.	Frage
457.	Was können Sie am Kniegelenk noch alles untersuchen?
458.	Was verstehen Sie unter dem Begriff „tanzende Patella“?
459.	Eine 43-jährige Patientin kommt zu Ihnen und klagt über Kopfschmerzen, Übelkeit und Erbrechen und halbseitigen Gesichtsschmerz. Was machen Sie?
460.	Wie nehmen Sie eine i. m.-Injektion vor?
461.	Zeigen Sie uns am Beisitzer, wie Sie die wichtigsten Eigenreflexe untersuchen!
462.	Was verstehen Sie unter pathologischen Fremdreflexen? Nennen Sie uns einen!
463.	Ein Patient kommt zu Ihnen mit Kopfschmerzen. Was können Sie am Kopf alles ohne Geräte untersuchen?
464.	Worum handelt es sich beim Glukose-Toleranztest? Wie wird der Test durchgeführt?
465.	Welche Voraussetzung zur Durchführung des Glukose-Toleranztests kennen Sie?
466.	Welcher Laborwert außer dem Blutzuckerwert ist bei Diabetes mellitus ebenfalls wichtig?
467.	Eine Mutter kommt mit ihrer 15-jährigen Tochter zu Ihnen. Sie macht sich Sorgen, dass ihre Tochter magersüchtig sei, weil sie in der letzten Zeit so stark abgenommen hätte. Die Eigenanamnese ergibt: die Tochter hatte im letzten halben Jahr 3 grippale Infekte und erlitt einen Gewichtsverlust von 4 Kilogramm in den letzten 3 Monaten. Sie wirkt blass und ist oft müde. Der Stuhlgang ist normal, sie muss häufiger Wasser lassen.
468.	Was können Sie am Herzen palpieren?
469.	Ein Patient kommt zu Ihnen in die Praxis und berichtet, dass er auf der rechten Thoraxseite heftige Schmerzen gehabt hätte. Diese wären vor allem atemabhängig gewesen. Er hätte versucht, so wenig wie möglich Atembewegungen mit der rechten Brustseite auszuführen. Jetzt seien die Schmerzen mit einem Mal weg, dafür hätte er jetzt aber starke Atemnot bei der kleinsten körperlichen Anstrengung. Was machen Sie?
470.	Welche Ursachen einer Pleuritis können Sie uns nennen?
471.	Was verstehen Sie unter Kollagenosen?
472.	Ein Mann ruft Sie abends noch in Ihrer Praxis an, seiner Frau ginge es seit ein paar Stunden gar nicht gut, sie sei nicht mehr richtig ansprechbar. Er bittet Sie, unbedingt vorbeizukommen. Sie fahren hin. Die Frau liegt im Bett, hat trockene Haut und Bauchschmerzen. Wie verhalten Sie sich?
473.	Wie nehmen Sie eine Blutentnahme vor?
474.	Wie entsorgen Sie die Abfälle der Blutentnahmen-Injektion?
475.	Ein 63-jähriger Mann kommt in Ihre Praxis. Er berichtet, er hätte vor 2–4 Wochen kurz eine Grippe erlitten. Er habe auch Fieber gemessen und die Temperatur läge bei 38,3 °C. Jetzt würde er sich schlapp fühlen. Wie gehen Sie vor?
476.	Ich gebe Ihnen jetzt einmal ein paar Werte: alkalische Phosphatase erhöht, Bilirubin ohne Befund, Transaminasen ohne Befund, Amylasen und Lipasen erhöht, Hb 11, normozytär, Leukozyten 9000, BSG stark erhöht. Welchen Verdacht haben Sie?
477.	Ein Mann kommt zu Ihnen in die Praxis und klagt über Missempfindungen an der Innenseite der Oberschenkel und über Harninkontinenz.
478.	Eine Mutter kommt mit ihrem 13-jährigen Sohn, der auf dem Weg zur Praxis mit dem Fahrrad gestürzt ist und jetzt von akuten einseitigen Hodenschmerzen berichtet. Er hätte sich aber nicht den Hoden gestoßen, die Schmerzen seien kurz nach dem Unfall aufgetreten. Zudem leide er seitdem unter Übelkeit. Wie verhalten Sie sich?
479.	Ein bekannter Diabetiker ist bei Ihnen zur wöchentlichen Sprechstunde und kippt plötzlich vom Stuhl. Was machen Sie?

► **Tab. 5.1** Fortsetzung.

Nr.	Frage
480.	Eine Mutter ruft bei Ihnen an und möchte, dass Sie zu einem Hausbesuch kommen. Ihr 4-jähriges Kind hätte 39 °C Fieber. Wie verhalten Sie sich?
481.	Ein 40-jähriger Geschäftsmann kommt zu Ihnen und berichtet von einem grippalen Infekt vor einigen Wochen, den er nicht mehr loswird. Im Gegenteil, es werde immer schlimmer, jetzt hätte er wieder Fieber und käme kaum noch hoch. Was machen Sie?
482.	Ein 12-jähriger Junge stürzt auf dem Gehsteig vor Ihrer Praxis mit seinem Fahrrad zu Boden. Was machen Sie?
483.	Eine Mutter kommt mit ihrer 4-jährigen Tochter in Ihre Praxis. Die Mutter berichtet, ihr Kind leide unter Augenjucken und die Nase würde „laufen". Es wäre ein klares Nasensekret. Wie behandeln Sie?
484.	Eine 30-jährige Frau kommt zu Ihnen in die Praxis und berichtet von Fieber und Bauchschmerzen.
485.	Ein 63-jähriger Mann berichtet von Erektionsproblemen und Krämpfen und Kribbeln in beiden Beinen. Bei der Inspektion können Sie deutlich Übergewicht und einen roten Kopf feststellen. Was machen Sie?
486.	Ein 59-jähriger Schreinermeister kommt zu Ihnen und berichtet über zunehmende Rückenschmerzen während der Arbeit. Er möchte von Ihnen eingerenkt werden.

Sachverzeichnis

C

D

E

F

G

Sachverzeichnis

H

I

J

K

L

M

N

O

P

R

S

T

U

V

W

X

Z